Durchführung des Kolloquiums
und Drucklegung der Referate
erfolgt mit Unterstützung der
Beiersdorf AG Hamburg

Arzt und Hypertoniker
Allgemeinärztliche Aspekte der Zusammenarbeit

Ein interdisziplinäres Gespräch

2. Essener Hypertonie-Kolloquium
Schloß Hugenpoet
17./18. November 1978

Herausgegeben von
K. D. Bock
K. D. Haehn
D. Vaitl
unter Mitarbeit von
L. Hofmann

Mit Beiträgen von:
M. Anlauf
D. Beckmann
K. D. Bock
U. Eibach
K. D. Haehn
H. Hamm
D. Kallinke
B. Krönig
G. Krüskemper
H. Levenig
K. Pabst
K. Rosenbaum
I. Siegfried
M. Thienhaus-Grotjahn
J. von Troschke
D. Vaitl

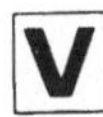

Friedr. Vieweg & Sohn · Braunschweig/Wiesbaden

CIP-Kurztitelaufnahme der Deutschen Bibliothek

**Arzt und Hypertoniker, allgemeinärztliche
Aspekte der Zusammenarbeit:** e. interdisziplinäres
Gespräch / 2. Essener Hypertonie-Kolloquium.
Hrsg. von K. D. Bock . . . unter Mitarb. von
L. Hofmann. –
Braunschweig, Wiesbaden: Vieweg, 1979.
  ISBN 978-3-663-05267-8   ISBN 978-3-663-05266-1 (eBook)
  DOI 10.1007/978-3-663-05266-1
NE: Bock, Klaus Dietrich [Hrsg.];
Essener Hypertonie-Kolloquium <02, 1978>

Die Vervielfältigung und Übertragung einzelner Textabschnitte, Zeichnungen oder Bilder,
auch für Zwecke der Unterrichtsgestaltung, gestattet das Urheberrecht nur, wenn sie mit
dem Verlag vorher vereinbart wurden. Im Einzelfall muß über die Zahlung einer Gebühr für
die Nutzung fremden geistigen Eigentums entschieden werden. Das gilt für die Vervielfältigung durch alle Verfahren einschließlich Speicherung und jede Übertragung auf Papier,
Transparente, Filme, Bänder, Platten und andere Medien.
Gesamtherstellung: Mohndruck Graphische Betriebe GmbH, Gütersloh

ISBN 978-3-663-05267-8

Verzeichnis der Referenten und Teilnehmer

Anlauf, M., Priv.-Doz. Dr. med., Oberarzt der Abteilung für Nieren- und Hochdruckkranke, Medizinische Klinik und Poliklinik der Universität Essen (GHS), Hufelandstraße 55, 4300 Essen 1

Beckmann, D., Prof. Dr. phil., Zentrum für Psychosomatische Medizin, Abteilung für Med. Psychologie am Klinikum der Justus-Liebig-Universität, Friedrichstraße 36, 6300 Gießen

Bock, K. D., Prof. Dr. med., Direktor der Abteilung für Nieren- und Hochdruckkranke, Medizinische Klinik und Poliklinik der Universität, Hufelandstraße 55, 4300 Essen 1

Dorst, K. G. D., Dr. med., Medizinische Klinik und Poliklinik der Westf. Wilhelm-Universität, Westring 3, 4400 Münster

Eibach, U., Dr. theol., Evangelisch-Theologische Fakultät der Universität Bonn, Am Hof 1, 5300 Bonn

Eisenhut, F., Dr. med., Arzt für Allgemeinmedizin, Prangstraße 20, 8381 Mamming

Haehn, K. D., Prof. Dr. med., Lehrstuhl für Allgemeinmedizin der Medizinischen Hochschule Hannover, Karl-Wiechert-Allee 3, 3000 Hannover 61

Hamm, H., Dr. med., Arzt für Allgemeinmedizin, Lehrbeauftragter für Allgemeinmedizin an der Universität Hamburg, Alter Postweg 20, 2100 Hamburg 90

Hensel, B., Dr. med., Arzt für Allgemeinmedizin, Schlüterstraße 4, 8500 Nürnberg

Herrlinger, J. D., Priv.-Doz. Dr. med., Oberarzt der II. Medizinischen- und Poliklinik der Christian-Albrechts-Universität im Städt. Krankenhaus Kiel, Metzstraße 53, 2300 Kiel

Hilgert, A., Dr. med., Arzt für Allgemeinmedizin, Grabenstraße 25, 5400 Koblenz 1

Höhfeld, H. H., Dr. med., Arzt für Allgemeinmedizin, An den Tannen 13, 5880 Lüdenscheid

Hofmann, L., Dr. rer. nat., Leiter des Institutes für Kommunikation in der Wissenschaft, Angermunder Weg 50, 4030 Ratingen bei Düsseldorf

Hüttemann, W., Dr. med., Facharzt für Innere Krankheiten, Oppenhofallee 48, 5100 Aachen

Kallinke, D., Dr. med., Forschungszentrum für Rehabilitation und Prävention, Bonhoeffer-straße, 6900 Heidelberg

von Koerber, H., Report und Dokumentation, Hansastraße 41, 2000 Hamburg 13

Krönig, B., Prof. Dr. med., Chefarzt der Inneren Abteilung des Ev. Elisabeth-Kranken-hauses, Theobaldstraße 12, 5500 Trier

Krüskemper, G., Prof. Dr. phil., Lehrstuhl für Med. Psychologie an der Ruhruniversität, Universitätsstraße 150, 4630 Bochum

Levenig, H., Dipl.-Päd., Wissenschaftlicher Rat am Institut für Erziehungswissenschaften RWTH Aachen, Eilfschornsteinstraße 7, 5100 Aachen

Pabst, K., Dipl.-Soz., Geschäftsführer der AOK Mettmann, Neanderstraße 18, 4020 Mettmann

Rosenbaum, K., Dr. med., Arzt für Allgemeinmedizin, Friedrichstraße 6, 5120 Herzogen-rath-Kohlscheid

Schmitz, H., Dr. med., Leiter der Medizinisch-Wissenschaftlichen Abteilung der Beiersdorf AG, Unnastraße 48, 2000 Hamburg 20

Siegfried, I., Dr. med., Ärztin für Allgemeinmedizin, Lehrbeauftragte für Allgemeinmedizin an der Justus-Liebig-Universität Gießen, Am Hain 2, 6301 Biebertal 6

Thienhaus- Grotjahn, M., Dr. med., Institut für Epidemiologie und Sozialmedizin an der Medizinischen Hochschule Hannover, Karl-Wiechert-Allee 9, 3000 Hannover 61

von Troschke, J., Prof. Dr. med., Abteilung für Medizinische Soziologie an der Albert-Lud-wigs-Universität Freiburg, Stefan-Meier-Straße 17, 7800 Freiburg

Vaitl, D., Prof. Dr. phil., Fachbereich 06 Psychologie der Justus-Liebig-Universität, Abtei-lung für Klinische Psychologie, Otto-Behagel-Straße 10/F 1, 6300 Gießen

Inhaltsverzeichnis

Einführung

von K. D. Bock

Zugleich im Namen von Herrn Professor Haehn und Herrn Professor Vaitl begrüße ich Sie zu unserem 2. Essener Hypertonie-Kolloquium. Bei unserem ersten Kolloquium im vergangenen Jahr über sozialmedizinische Probleme der Hypertonie stießen wir immer wieder auf den niedergelassenen Arzt als eine Schlüsselfigur, ohne deren aktive Mitarbeit kein noch so gutes Präventions-, Früherfassungs- und Behandlungs-Programm Erfolg haben kann. Alle derartigen Programme müssen daher so gestaltet werden, daß sie in jeder Praxis anwendbar sind, d. h., sie müssen zeitlich praktikabel sein, sie müssen ökonomisch tragbar sein, und sie müssen methodisch so weit entwickelt sein, daß der Patient nicht nur begreift, was von ihm verlangt wird, sondern auch zur aktiven Mitarbeit motiviert wird. Diese Programme müssen auch angepaßt, um nicht zu sagen maßgeschneidert sein für unser System der ärztlichen Versorgung in der Bundesrepublik. Die medizinische Basisversorgung erfolgt bei uns durch einige zehntausend private Kleinbetriebe, die in ihren unternehmerischen Entscheidungen, d. h. im Leistungsangebot und der dafür geforderten Vergütung, nicht vollkommen frei, sondern zu einem beträchtlichen Teil gebunden sind durch gesetzliche Vorschriften, durch Entscheidungen von Verbänden und durch ökonomische Zwänge. Diese Faktoren modifizieren teils bewußt, teils unbewußt, teils positiv, teils negativ das ärztliche Handeln, das im – nirgendwo in der Welt realisierten – Idealfall eigentlich ausschließlich vom ärztlichen Wissen und Gewissen bestimmt sein sollte. Die Rahmenbedingungen ärztlichen Handelns an der Basis sind verschieden in vielen westlichen Industrienationen, und erst recht in den Entwicklungsländern oder in Ländern mit staatlichen Gesundheitsdiensten unterschiedlicher Struktur. Wir haben Grund zu der Annahme, daß unser derzeit praktiziertes System der ärztlichen Versorgung dem sozialen und ökonomischen Standard unseres Landes, nicht zuletzt aber auch unserem Freiheitsbegriff angemessen ist, und daß es im wesentlichen gut funktioniert, was keineswegs ausschließt, daß es in manchen Einzelheiten verbessert werden sollte, daß Auswüchse und gewisse Fehlentwicklungen korrekturbedürftig sind. Auf jeden Fall muß aber die spezifisch deutsche sozio-ökonomische Struktur der Allgemeinpraxis bei allen individual- und sozialmedizinischen Empfehlungen berücksichtigt werden. Das war in der Vergangenheit bei weitem nicht immer der Fall, weder bei den Ratschlägen, die von der Hochschulmedizin ausgingen, noch bei den gesundheitspolitischen Maßnahmen der Politiker.

Diese Gesichtspunkte sollten auch bei unserem diesjährigen Kolloquium immer im Hintergrund stehen, und aus diesem Grunde sind fast die Hälfte der Teilnehmer praktische Ärzte. Die Behandlung des Hochdrucks ist eine Langzeittherapie, oft eine lebenslange Behandlung. Sie bleibt erfolglos, wenn kein Vertrauensverhältnis zwischen Arzt und Patient besteht und wenn der Patient nicht dauerhaft zur Kooperation motiviert werden kann. Das betrifft die Pharmakotherapie ebenso wie die sogenannte Allgemeinbehandlung, deren Bedeutung zwar von Wissenschaftlern wie von Praktikern immer wieder betont, die aber kaum effektiv praktiziert wird. Unser verehrter, leider kürzlich verstorbener Kollege Dr. Friedrich Deich, hat das im vergangenen Jahr hier treffend durch den Satz charakterisiert: „Ich rege mich immer auf, wenn Ärzte mir sagen, ich dürfe mich nicht aufregen". Solche oder ähnliche Ratschläge, z. B. „Sie sollten weniger essen", „Sie sollten nicht mehr rauchen" sind keine Allgemeinbehandlung, sondern nutzlose Phrasen. Für jede allgemeintherapeutische Maßnahme gilt im Prinzip das gleiche wie für die Pharmakotherapie: Ihre Wirkung sollte erwiesen sein. Nur dann soll sie verordnet werden, aber dann ist auch die Wissenschaft verpflichtet, für den niedergelassenen Arzt praktikable und effiziente Methoden zu erarbeiten, die eine erfolgreiche Anwendung ermöglichen. Hier liegt ein Schwerpunkt unseres Kolloquiums.

Im Namen aller Teilnehmer möchte ich der Firma Beiersdorf sehr herzlich danken, daß sie uns in so großzügiger Weise diese Zusammenkunft ermöglicht hat; ebenso gilt unser Dank Herrn Dr. Hofmann, in dessen Händen die organisatorische Vorbereitung lag.

Primärdiagnostik des Hochdrucks in der Praxis

von M. Anlauf und F.-J. Rott

Die Erwartungen des Patienten und des Arztes im Verlaufe einer Hochdruckdiagnostik sind im allgemeinen durchaus unterschiedlich. Der Patient erhofft, wie auch bei anderen Erkrankungen, eine ihm verständliche Begründung für seine eventuell vorhandenen Beschwerden, ein Urteil über seine Belastbarkeit und seine Gesundheitsgefährdung sowie Ratschläge in bezug auf seinen eigenen Behandlungsbeitrag. Diesen Erwartungen versucht der Arzt im Falle des Hochdrucks gerecht zu werden, indem er erstens nach einer Hochdruckursache sucht und zweitens die Schwere des Hochdrucks sowie eventueller Hochdruckfolgen abschätzt. Zusätzlich wird er drittens nach weiteren kardio-vaskulären Risikofaktoren fahnden, die möglicherweise den pathogenetischen Einfluß des Hochdrucks auf das Gefäßsystem potenzieren.Die Ergebnisse aus jedem dieser Teilbereiche der Hochdruckdiagnostik können zur Antwort auf die Fragen des Patienten beitragen, sie müssen entsprechend übersetzt und verständlich gemacht werden. Die Interessen der Gesellschaft sowie der beiden Partner Patient und Arzt verlangen darüber hinaus eine Diagnostik unter den Bedingungen vernünftiger Nutzen/Risiko- und Nutzen/Kosten-Relationen.

Theoretisch sollte ein Screening-Programm für die Hochdruckdiagnostik auf harten Daten beruhen, die Auskunft über die Prävalenz verschiedener Hochdruckformen geben. Die klinische Bedeutung jedes einzelnen diagnostischen Parameters sollte feststehen. Darüber hinaus wäre es wünschenswert, daß der Nutzen einer Frühbehandlung leichter Blutdrucksteigerungen und derjenigen Erkrankungen, die einem Hochdruck zugrunde liegen können, belegt ist, wie u. a. auch die von uns erhobenen Daten zeigen werden. Da harte Daten in diesem Bereich weitgehend fehlen, wurden anhand der z. Z. verfügbaren weichen Daten sowie aufgrund des „common sense" erfahrener Hochdruckspezialisten von der „Deutschen Liga zur Bekämpfung des hohen Blutdrukkes" Empfehlungen zur Basisdiagnostik des Hochdrucks ausgearbeitet (3). Dieses Programm besteht aus einem obligatorischen Teil, der bei allen Patienten angewendet werden sollte (Anamnese, körperliche Untersuchung, Harn- und Blutuntersuchungen) und einem fakultativen

(EKG, Röntgen-Thorax, Ausscheidungsurogramm, Augenhinter-grunduntersuchung) für Patienten mit diastolischen Blutdruckwerten über 100 mmHg und/oder bestimmten anderen Befunden im obligatorischen Untersuchungsteil.

Die Validisierung eines derartigen Untersuchungsprogramms erscheint auf folgende Weise möglich: Es könnte durch eine umfassende Untersuchung mit allen diagnostischen Möglichkeiten an entsprechend großen Kollektiven geprüft werden, wieviel diagnostische Fehler unterlaufen wären bei Untersuchung anhand eines in der beschriebenen Weise reduzierten Programms. Dies würde jedoch zwangsläufig eine Selektion in Richtung auf Patienten mit hoher diagnostischer Compliance bedeuten, außerdem wäre hierzu ein erheblicher materieller und zeitlicher Aufwand notwendig, der in der ärztlichen Allgemeinpraxis nicht mehr vertretbar ist. In unserer Abteilung wurde daher zur Testung des Programms ein anderer Weg beschritten, und zwar wurden die mit ihm erzielbaren diagnostischen Ergebnisse kritisch geprüft.

Eigene Untersuchungsbefunde

In einer Allgemeinpraxis einer westdeutschen Großstadt wurden im Laufe von 10 Monaten 167 Hypertoniepatienten dem Basisprogramm der Liga unterzogen. Die Altersverteilung dieses *Patientenkollektivs* hatte mit 68 Patienten ein Maximum im Bereich des 5. Lebensjahrzehnts, 21 Patienten waren jünger als 21, 12 älter als 60 Jahre. 86 der Untersuchten waren Männer, 81 Frauen. 21 brachen die Diagnostik vorzeitig ab, so daß die diagnostische Compliance mit 146 von 167 Patienten 87% betrug.

Anamnese und körperliche Untersuchung hatten folgende wichtige Ergebnisse: In bezug auf die Schwere des Hochdrucks ist von Bedeutung, daß nur bei 17% der diastolische Blutdruck auf 100 mmHg oder mehr gesteigert war, während 83% der Patienten mit ihrem diastolischen Druck unter 100 mmHg lagen. Bei 49% der Untersuchten wurde ein Übergewicht registriert. 39% der Frauen (d. h. 19% aller Patienten) nahmen orale Kontrazeptiva, die möglicherweise zu der festgestellten Blutdruckerhöhung beitrugen. 21% der Patienten nahmen Laxantien, dies stellt die Hauptursache beobachteter Erniedrigungen des Serum-Kalium-Wertes dar. Bei 1 Patienten (0,7%) wurde ein Analgetika-Abusus festgestellt.

Bei den *Blut- und Harnuntersuchungen* wurden pathologische Befunde mit folgenden Häufigkeiten erhoben: 2% der Patienten wiesen eine Serum-Kreatinin-Konzentration von mehr als 1,3 mg/dl auf, 7% hatten eine Hypokaliämie mit Serum-Kalium-Werten unter 3,5 mval/l. Häufiger waren pathologische Harnstaten, bei der Erstuntersuchung in 18% der Fälle, bei der Kontrolluntersuchung nur noch in 10%.

Bei 31 Patienten, d. h. 21% des Gesamtkollektivs, war das *fakultative Untersuchungsprogramm* notwendig. Die höchste „Trefferquote" wurde mit dem EKG in 69% der untersuchten Fälle erzielt. Überwiegend handelte es sich um Störungen der Phase der Gesamterregung und Erregungsrückbildung sowie um Rhythmusstörungen. 32% der untersuchten Patienten wiesen Linksumformungen des Herzens und Aortensklerosen bei der Röntgen-Thoraxuntersuchung auf. Pathologische Urogramme waren bei 52% der Fälle zu beobachten, und zwar bei 6 Patienten eine beidseitige, bei 2 Patienten eine einseitige Pyelonephritis, bei 4 Patienten eine Kombination von Pyelonephritis und Urolithiasis, in 2 Fällen eine Ren mobilis, in 2 weiteren Fällen Raumforderungen, die sich angiographisch als Zysten erwiesen. Bei keinem Patienten lag eine maligne Hypertonie vor, gekennzeichnet durch einen Fundus hypertonicus III öder IV. Für das Gesamtkollektiv ergaben sich bei dieser Selektion 14% pathologische EKGs, 7% pathologische Röntgen-Thoraxbefunde und 11% pathologische Urogramme.

Nach Abschluß der Untersuchungen wurde bei 91,8% der 146 Patienten die *Diagnose* einer primären Hypertonie gestellt. 74,7% hatten eine leichte primäre Hypertonie mit diastolischen Werten unter 100 mmHg, 17,1% eine schwere mit Werten über 100 mmHg. Eine sekundäre Hypertonie lag bei 8,2% der Patienten vor, davon waren 2,7% nur leichte und 5,5% schwere Hypertonien. Alle 12 sekundären Hypertonien waren renoparenchymatös. Bemerkenswert ist, daß bei 3 Patienten dieser Gruppe alle Laboratoriumsbefunde normal waren. Renovaskuläre oder endokrine Hypertonien sowie Aortenisthmusstenosen wurden in unserem Kollektiv nicht beobachtet.

Zusammenfassung und Diskussion

1. Das von der „Deutschen Liga zur Bekämpfung des hohen Blutdruckes" entworfene Programm zur Basisdiagnostik der Hypertonie ist in der Praxis mit einem vertretbaren Aufwand durchführbar.

2. Die an einem Patientenkollektiv einer Allgemeinpraxis gewonnenen Ergebnisse mit diesem Untersuchungsprogramm zeigen einen unter dem Gesichtspunkt klinischer Erfahrungen relativ hohen Anteil leichter Hochdruckformen mit diastolischen Blutdruckwerten unter 100 mmHg. Zudem ist der Anteil sekundärer Hochdruckformen geringer als in klinisch behandelten Patientenkollektiven (2, 4). Bisher wurden nur selten die Häufigkeiten primärer und sekundärer Hypertonien in repräsentativen Bevölkerungsstichproben ermittelt. In einer Studie aus Ost-Berlin (5) wurden 50- bis 54jährige Männer, in einer zweiten aus Schweden (1) 47- bis 54jährige Männer untersucht (Abbildung). In beiden Untersuchungen war das Screening unvollständig, und es wurden, wie auch bei unserem Vorgehen, entsprechend den zur Verfügung stehenden Möglichkeiten verschiedene Kompromisse geschlossen. Trotzdem finden sich im Ergebnis relativ gute Übereinstimmungen zwischen den beiden zitierten Untersuchungen und auch im Vergleich zu unseren eigenen Befunden. In Ost-Berlin wurde eine primäre Hypertonie in 89,4%, in Schweden in 94,2% der Fälle gefunden. Eine renoparenchymatöse Hypertonie bestand in 7,1 bzw. in 3,6% der Fälle. Ordnet man die schwedischen Zahlen entsprechend unserer Nomenklatur um, so steigt der Anteil der renoparenchymatösen Fälle auf 4,9%. Der Anteil der renovaskulären Hypertonien war mit 3,5% in Ost-Berlin deutlich höher als in Schweden mit 0,6%. Nur in Schweden wurden eine endokrine Hypertonie (primärer Aldosteronismus) und eine Aortenisthmusstenose gefunden. Ein Phäochromozytom wurde in keinem Kollektiv beobachtet.

	Alter	Geschl.	Prim. Hyp.	Sek. Hyp. renop.	renov.	sonst.
Linß et al. 1972	50–54 J.	♂	89,4	7,1	3,5	–
Berglund et al. 1976	47–54 J.	♂	94,2	3,6	0,6	1,6
Eigene Unters. 1978	14–78 J.	♂ + ♀	91,8	8,2	–	–

Abbildung: Häufigkeiten primärer und sekundärer Hypertonien in repräsentativen Bevölkerungsstichproben (1,5) und im eigenen Kollektiv aus einer ärztlichen Allgemeinpraxis.

3. In der Gruppe der renoparenchymatösen Hypertonien hat ein auffällig hoher Anteil von Patienten entweder nur eine leichte Hypertonie und/oder unauffällige Laboratoriumsbefunde. Dies legt die Vermutung nahe, daß wahrscheinlich bei einigen Patienten eine renoparenchymatöse Erkrankung unentdeckt geblieben ist. Aus diesen Gründen sollte erwogen werden, bei Patienten, die aufgrund des Praxis-Basis-Programms als leichte primäre Hypertoniker klassifiziert wurden, nach 2–3 Jahren eine eventuell eingeleitete medikamentöse Therapie nochmals zu unterbrechen. Sollte dann der diastolische Blutdruck über 100 oder 110 mmHg ansteigen, wäre das Programm zu ergänzen bzw. ganz oder teilweise zu wiederholen.

4. Die eingangs skizzierten möglichen Patientenfragen werden in vielen Fällen nach Abschluß der Diagnostik wie folgt beantwortet werden müssen: „Die Schwere Ihres Hochdrucks verursacht im allgemeinen keine Beschwerden. Ihre Belastbarkeit ist nicht wesentlich eingeschränkt, Ihre Gesundheit jedoch nach den vorliegenden internationalen Statistiken deutlich gefährdet. Ihr entscheidender Behandlungsbeitrag ist das Befolgen der Basistherapie, d. h. Gewichtsnormalisierung und die Einschränkung des Kochsalzverbrauches."

Literatur

1. BERGLUND, G., O. ANDERSSON, L. WILHELMSEN: Prevalence of primary and secondary hypertension: studies in a random population sample. Brit. Med. J. p. 554–556, 1976 II

2. BOCK, K. D.: Arterielle Hypertonie In: COBET, R., K. GUTZEIT, H. E. BOCK, S. HARTMANN: Klinik der Gegenwart, München-Berlin 1967

3. Deutsche Liga zur Bekämpfung des hohen Blutdruckes: Empfehlungen zur Basisdiagnostik des Hochdrucks. Heidelberg, November 1975.

4. JAHNECKE, J.: Die essentielle Hypertonie, ihre Beurteilung und die Grundsätze moderner Therapie. Ärztl. Fortb. 18, S. 206–212, 1970.

5. LINSS, G., S. BÖTHIG, I. RADEMACHER: Die arterielle Hypertonie bei Männern mittleren Alters. Deutsch. Ges. Wesen 27, S. 1873–1879, 1972.

Diskussion

Haehn:
Diese interessanten, ersten Untersuchungsergebnisse bestätigen den Verdacht, den wir
Allgemeinärzte immer haben, daß diese Programme zwar sicherlich, wenn ich das provozierend sagen darf, gut und weit angelegt sind, aber daß wir tatsächlich sehr wenig pathologische Befunde finden, zumindest bei einigen Untersuchungen. Ich denke an die Labor-
untersuchungen.

v. Troschke:
Ich habe eine Frage bezüglich Ihrer Kriterien, mit denen Sie die Vertretbarkeit des Auf-
wandes gemessen haben. Sie kombinieren die Schlußfolgerung dazu, daß der Aufwand der
Durchführung eines solchen Basisprogramms in der Allgemeinpraxis vertretbar ist. Sie
haben aber in Ihren Ausführungen wenig dazu gesagt, wie Sie das gemessen haben und was
da Ihre Kriterien sind.

Anlauf:
Vielleicht eine etwas hypothetische Feststellung. Zumindest sind keine organisatorischen
und materiellen Widerstände gegen dieses Programm in der Praxis aufgetreten. Im Durchschnitt war die Diagnostik in 15 Tagen abgeschlossen. Ob das Ergebnis der Untersuchungen
den Aufwand rechtfertigt, ist eine Frage, die sicher noch weiter diskutiert werden müßte.

Bock:
Die Frage Risiko-Nutzen läßt sich dahingehend beantworten, daß das Risiko praktisch Null
ist. Die Kosten haben wir noch nicht berechnet. Aber es ist nochmals darauf hinzuweisen,
daß das ausführliche Programm, das ja in erster Linie durch die Röntgen-Untersuchungen
teuer ist, nur bei 31 von 136 Fällen zum Zuge kam. In dieser kleinen Gruppe von 31 Fällen
war die Ausbeute relativ groß. Etwa die Hälfte der Urogramme zeigte Normabweichungen.
Was die Laboratoriumsuntersuchungen betrifft, so beziehen sich nur der Urinstatus,
Serum-Kalium und das Serum-Creatinin auf die Hochdruck-Diagnostik. Diese Untersuchungen sind nicht sehr teuer. Das Serum-Kalium war ursprünglich intendiert als Such-
test auf einen Mineralocorticoid-Hochdruck. Immerhin hatten 7% eindeutig pathologische
Kalium-Werte, aber das waren fast alles Laxantien-Benutzer oder -Mißbraucher. Die
Kenntnis eines solchen niedrigen Kalium-Wertes ist in der Praxis wichtig, einmal wegen
der Auswahl des Saluretikums zur Hochdrucktherapie, zum anderen bei gleichzeitiger Anwendung von Digitalis. Im übrigen ist die Untersuchung natürlich nicht repräsentativ, weil
es nur 136 Fälle sind. Sie soll nur eine grobe Orientierung sein, die immerhin gezeigt hat,
daß man nicht ganz falsch liegt.

Krönig:
Darf ich einmal eine etwas provokatorische Frage stellen? Von diesen 31 Patienten, bei denen ein Urogramm durchgeführt worden ist, hat sich irgendeine andere therapeutische Konsequenz als evtl. allein die Behandlung durch Allgemeinmaßnahmen oder durch antihypertensive Substanzen ergeben? Die Alternative zu einem nicht konservativen Vorgehen ist ja eigentlich nur dann gegeben, wenn eine renovasculäre Hypertonie vorliegt und das auch bei einem Alter, um es extrem zu sagen, unter 40 Jahren.

Anlauf:
Die Prognose der Patienten ist ja nicht allein durch den Hochdruck bestimmt, sondern auch durch die möglicherweise zugrundeliegende Erkrankung. Ich meine, daß es schon von Bedeutung ist für das weitere Schicksal der Patienten, daß man weiß, ob und daß eine Pyelonephritis vorliegt. Dies muß sicherlich in die Kosten-Nutzen-Analyse dieser Untersuchungen mit eingehen. Ich gebe Ihnen Recht, daß die Alternative in der Hochdruckbehandlung praktisch hier nicht deutlich geworden ist. Man muß aber nach aller Erfahrung davon ausgehen, daß bei größeren Kollektiven, so wie es hier gezeigt wurde in Ost-Berlin und Schweden, eben doch ein gewisser Prozentsatz an operativ behandelbaren Hypertonien anfällt.

Krönig:
Die Pyelonephritis haben Sie aber doch in Ihrer Relevanz nicht allein nach dem Urogramm sondern nach dem Urinbefund erfahren.

Anlauf:
Nicht in allen Fällen war der Urinbefund pathologisch. Es gab auch Fälle, in denen der Urinbefund normal war. Die Fälle werden weiter beobachtet, ohne gleich eine antibiotische Therapie einzuleiten.

Thienhaus/Grotjahn
Ich möchte in diesem Zusammenhang den methodischen Ansatz einer Pilotstudie zur Qualitätskontrolle ärztlicher Leistung am Beispiel der Hypertonie erwähnen: Eine Gruppe von Ärzten wurde gebeten, ihre Diagnostik bei einem aktuellen Fall von Hypertonie zu beschreiben. Einer zweiten Gruppe wurden stufenweise die Befunde zu einem Paradefall vorgelegt, und die Ärzte sollten jeweils die weitere Diagnostik vorschlagen. Die dritte Gruppe diente als Standard dafür, was wirklich getan wurde. Der Interviewer besuchte sie in der Praxis und wertete die Karteikarten von Hypertoniekranken aus. Dabei kam u. a. heraus, daß viele Ärzte sich praktisch anders verhielten als es ihrem Wissen und ihrer Einstellung entsprach. Die Internisten schnitten besser ab hinsichtlich körperlicher Untersuchung und Erheben technischer Daten, die Praktiker aber hinsichtlich Anamneseerhebung und Diagnosestellung.

Anlauf:

Wir haben eine Pilotstudie in der gleichen Richtung gemacht. Die Ergebnisse sind im ersten Essener Hochdruck-Kolloquium veröffentlicht. Da ist ebenfalls herausgekommen, daß das, was tatsächlich getan wird, in keinem Verhältnis steht zu dem, was Ärzte glauben, was getan werden sollte. Nur muß man sagen, daß von den Dingen, die nach Meinung der Praktiker getan werden sollten, nach Meinung der Spezialisten eine ganze Reihe überflüssig ist.

Bock:

Im Zusammenhang mit der früheren Studie ist noch zu erwähnen, daß viele praktisch tätige Kollegen die Hypertoniker mehr oder weniger über einen Leisten geschlagen haben. Bei der Analyse einer Gruppe von Patienten mit maligner Hypertonie kam heraus, daß diese Fälle, die ja dringend einer äußerst intensiven und wirksamen Behandlung bedürfen, diagnostisch und therapeutisch ähnlich betreut wurden wie die leichten Hypertonien. Aus diesem Grunde ist eine gestufte Diagnostik, die für die große Mehrzahl der Patienten billig ist, eben doch ein passabler Vorschlag.

Zu Herrn Krönig: Man sollte das Ergebnis der Diagnostik nur dann positiv bewerten, wenn man eine operable Hochdruckursache gefunden hat. Die Aufdeckung einer Grundkrankheit, selbst wenn sie nicht operabel ist, wie z. B. eine Glomerulonephritis oder Pyelonephritis, kann auch sehr wichtig für die weitere Betreuung sein.

Haehn:

Hier drängt sich ja für den niedergelassenen Arzt sofort die Kassenarzt-Problematik auf. Es vergeht kein Monat, wo uns nicht gesagt wird: Ihr seid zu teuer, ihr macht zu viel. Böse Leute sagen, ihr macht das, weil ihr Geld verdienen wollt usw. Jetzt gibt es unter den Hypertonikern große Gruppen, wo man keine pathologischen Befunde findet. Der Kassenarzt überlegt daher ständig, an welcher Stelle er vielleicht etwas einsparen kann. Da bietet sich z. B. an, auf das Creatinin in Zukunft zu verzichten.

Hensel:

Ich glaube nicht, daß das Problem hier liegt. Es wird weit mehr gemacht, gerade auf labordiagnostischem Gebiet, als hier in unserem Konzept vorgeschlagen wird. Die Frage ist, wie jetzt die Konsequenzen aus den Ergebnissen sind. Diese Folgerungen aus den Laboruntersuchungen werden meiner Ansicht nach vielleicht zu selten gezogen. Ich glaube nicht, daß das ein Problem der Kosten ist, jedenfalls, was das Labor angeht.

Höhfeld:

Ich bin der Meinung, daß jeder Aufwand bei der Erkennung des Hochdrucks wichtig ist. Wenn ich z. B. einen übergewichtigen Hypertoniker behandele, interessieren mich sicher die Blutfettwerte. Ebenso wird man den Diabetikern erhöhte Aufmerksamkeit in bezug auf den Bluthochdruck zukommen lassen müssen, denn im Verlauf ihres Leidensweges werden manche Diabetiker sicher ihr Kimmelstiel-Wilson-Syndrom entwickeln. Vorher getriebener Aufwand in der Behandlung der Hypertonie schlägt sich dann auch letztlich in geringeren Krankfeierzeiten und einer Verlängerung der Dauer der Erwerbsfähigkeit nieder.

Hüttemann:

Mich würde interessieren, wie groß der Prozentsatz der Hypertoniker – nach der allgemeinen Erfahrung – in der Allgemeinmedizin ist, um damit auch die Kosten für das Creatinin oder für das Kalium abschätzen zu können.

Haehn:

Die Hypertonie ist eine der häufigsten Erkrankungen in der Allgemeinpraxis, etwa 9% in meiner Kassenarztpraxis von etwa 1.500 Fällen pro Vierteljahr.

Hüttemann:

Dann verstehe ich die Diskussion über die Kosten noch viel weniger. Wenn man sich in der Summenliste der Kassenärzte ansieht, was bei einem einzelnen Patienten pro Quartal untersucht wird, dann kann ich mir nicht vorstellen, wenn man die Hypertoniker nach diesem Programm untersucht, daß man auch nur einmal in Schwierigkeiten kommt.

Haehn:

Mit einer einmaligen Untersuchung kommen Sie sicherlich nicht in Schwierigkeiten, nur bei einer Langzeitbehandlung. Sie müssen ja die Niereninsuffizienz möglichst früh herausfinden. Sie sind also verpflichtet, immer wieder zu suchen und werden selten fündig. Schließlich verzichten Sie auf weitere Untersuchungen.

Hilgert:

Ich darf vielleicht aus der Sicht des Prüfarztes zu der Frequenz der Labor-Untersuchungen folgendes sagen: Man muß hier zwischen älteren und jüngeren Kollegen unterscheiden! Bei den letzteren ist die Labortätigkeit häufig übertrieben hoch, bei den älteren oft zu gering. Und darum haben sie keine Schwierigkeiten mit den Kosten. Wenn alle Untersuchungen so gezielt durchgeführt würden, wie es hier angegeben wird, gäbe es bestimmt keine Schwierigkeiten.

Haehn:

Aber Sie müssen bedenken, daß die älteren Kollegen mit dem Überweisungsschein sehr viel schneller sind als die jüngeren. Die jüngeren Kollegen haben häufiger ein eigenes Labor oder eine Laborgemeinschaft, während die älteren Kollegen überweisen und dadurch bei Ihnen im Prüfgeschäft durch niedrige Laborleistung auffallen. Die werden aber an einer anderen Stelle abgerechnet.

Hilgert:

Das hat sich in den letzten Jahren etwas verschoben, weil sich viele Ärzte ohne eigenes Labor Laborgemeinschaften angeschlossen haben, so daß sie ihre Untersuchungen selber abrechnen können bzw. müssen.

Hüttemann:

Meine eigene Erfahrung spricht etwas dagegen. Ich bin niedergelassener Internist und habe festgestellt, daß ich nicht nur in meinen beiden ersten Quartalen mit meinen Laborleistungen unter dem Durchschnitt gelegen habe. Für mich selbst hatte ich das Gefühl, eher großzügig

18

Laborleistungen angeordnet zu haben. Von dort her erwartete ich, erheblich über dem Durchschnitt der Kollegen zu liegen. Nach der Abrechnung mußte ich feststellen, daß die Kollegen zum Teil noch über 300% über meinen Laborleistungen lagen. Ich frage mich, wo werden diese Leistungen erbracht?

Krönig:

Vielleicht ein noch mehr psychologisches Problem. Wenn wir doch sehr dahinter her sind, die Hypertonien zu finden, dann ist es insbesondere für jüngere Patienten, so wie ich es sehe, enttäuschend, nachdem man die Diagnose aufgrund der Blutdruckmessung gestellt hat, eigentlich nichts zu tun. Ich habe so das Gefühl, es kommt etwas auch die Erwartung dahinein, daß ein diagnostischer Schritt noch weiter geführt wird. Und dann sind solche Dinge wie Creatinin und Kalium als Blutuntersuchung durchaus sinnvoll.

Hofmann:

Kommt nicht schon bei der Diagnose der Information des Patienten eine große Bedeutung zu? Wenn der Patient bereits Informationen über das diagnostische Vorgehen erhält, könnte nicht dadurch für den folgenden Behandlungsplan schon eine Vertrauensbasis hergestellt werden, die zur Mitarbeit des Patienten beiträgt und seine Erwartungshaltung hinsichtlich der Therapie positiv beeinflußt? Ich glaube, daß da ein Weg wäre, der – auch von der psychologischen Seite her – schon vom ersten Tag an im Sinne eines langfristigen Denkens bei der Behandlung beschritten werden könnte.

Hensel:

Den kann man dabei einbringen, wenn man sich den zweiten Block im Diagnostik-Programm der Hochdruck-Liga anschaut; die körperlichen Untersuchungen, dann ist das ein Punkt, an den man ansetzen kann. Mich würde interessieren, inwieweit diese körperliche Untersuchung wirklich aus der Feststellung eines erhöhten Blutdrucks in der Praxis resultiert. Wenn ich einen Patienten schon 10 Jahre behandle, und ich habe aufgrund irgendeiner Klage den Blutdruck jetzt gemessen, inwieweit folgt jetzt die körperliche Untersuchung daraus? Wird es nicht oft so gemacht, daß der Blutdruck gemessen wird und dann sofort die Behandlung einsetzt?

Beckmann:

Die Frage geht für mich dahin, warum nicht gleich in dem Grundschema eine psychologische Diagnostik mit eingeplant ist. Zumindest bei Patienten, die man länger kennt, gibt es eine Reihe von Dingen, die sich auf die Lebensgeschichte beziehen, so daß man von daher auch das Motivationsproblem gleich aufgreifen kann. Andererseits glaube ich auch, daß in der Praxis, wie Sie es betonen, eine psychologische Diagnostik schon immer beteiligt ist.

Haehn:

Ich möchte doch davon ausgehen, daß jeder Arzt, der einen Hypertoniker behandelt, den körperlichen Status und auch den psychologischen Status des Patienten kennt. Was er an Vorwissen mit einbringt, braucht er daher nicht noch einmal neu zu erheben. Aber was zweifelhaft ist oder was ihm noch fehlt, wird er nachholen.

Anlauf:

Ich meine, man müßte einen solchen Programmpunkt auch auf seine Effektivität hin befragen, d. h., inwieweit sich daraus therapeutische Konsequenzen ergeben. Ich gebe Ihnen aber recht, daß man häufig aus der Praxis die Erfahrung hört, daß Patienten wegen anderer Leiden in Behandlung sind und für einige Tage oder Wochen eine Blutdrucksteigerung haben, die ganz eindeutig korreliert ist mit einer Konfliktsituation. In solchen Fällen wäre sicherlich das ganze Programm nicht notwendig, wenn man das persönliche Problem gleich am Anfang erfassen würde.

Therapieplan beim Hochdruck

von K. D. Bock

Wie bei jeder anderen Krankheit müssen auch bei der chronischen Hypertonie Krankheitsrisiko und Beschwerden gegen die Risiken und Begleiterscheinungen der Therapie abgewogen werden, bevor ein Therapieplan aufgestellt wird. Voraussetzung für eine solche Abwägung ist die Kenntnis der Form und der Schwere der Hypertonie, d. h. diagnostische Informationen, die eine Abschätzung sowohl des Risikos der Erkrankung, als auch der je nach Art des Hochdrucks unter Umständen verschiedenen Therapieverfahren ermöglichen. Diese Informationen lassen sich durch ein gestuftes Diagnose-Schema gewinnen, wie das Herr Anlauf eben vorgetragen hat. Daß es sich hierbei keineswegs um eine banale Selbstverständlichkeit handelt, zeigt der Vorschlag einzelner Autoren, sofort nach Feststellung eines erhöhten Blutdrucks mit der Behandlung zu beginnen und die Diagnostik erst dann nachzuholen, wenn der Therapieerfolg nicht befriedigt oder bestimmte Krankheitssymptome dies ratsam erscheinen lassen. Mag ein solch extrem pragmatisches Verfahren in Regionen mit einem institutionell, personell und finanziell schlecht ausgestatteten Gesundheitsdienst vertretbar erscheinen, weil es dann immer noch besser ist, als wenn gar nichts geschähe, so halte ich es in einem hochentwickelten und von der Bevölkerung mit viel Geld bezahlten System der ärztlichen Versorgung wie bei uns nicht für zumutbar. Hier hat der Patient einen Anspruch auf eine bestmögliche Behandlung, und diese erfordert nun einmal eine angemessene Diagnostik.

Unter diesen Voraussetzungen umfaßt der Therapieplan beim Hochdruck die folgenden Maßnahmen:
  I. Blutdrucksenkende Therapie
 II. Eliminierung zusätzlicher Risikofaktoren
III. Behandlung von Komplikationen
IV. Rehabilitation

I.

Bei den *blutdrucksenkenden Maßnahmen* (Abb. 1) ist zwischen der primären Hypertonie und den sekundären Hypertonien zu unterscheiden. Bei einem sehr kleinen Teil, etwa 1% aller Hypertoniker, kommen operative Verfahren, bei dem Rest konservative Maßnahmen in Betracht, während bei der primären Hypertonie, die etwa 90% aller Hochdruckfälle umfaßt, nur konservative Verfahren zur Blutdrucksenkung angewendet werden.

Blutdrucksenkende Maßnahmen

---

1. Primäre Hypertonie (~ 90%)

   a) Allgemeinbehandlung

     Gewichtsreduktion bei Adipösen
     NaCl - Restriktion (5 - 6 g / Tag)
     Lebensführung, körperl. Aktivität,
        Empfängnisverhütung
     Psychotherapie

   b) Pharmakotherapie

     Saluretika, β - Blocker, Reserpin
     Clonidin, α - Methyldopa,
     Dihydralazin, Prazosin. Guanethidin

2. Sekundäre Hypertonien (~ 8–10%)

   a) Operative Verfahren (~ 1%)

     Endokrin aktive Tumoren
     (Phäochr., NNR - Tumoren, Reninom)
     Nierenarterienstenose
     Einseitige Schrumpfniere
     Harnabflußstörungen, Reflux
     Aortenisthmusstenose

   b) Konservative Maßnahmen

     Behandlung von Nierenerkrankungen
     Spezif. Pharmakotherapie
        z. B. bei inoperablem Phäochr.
          bei NNR - Funktionsstörungen
     Blutdrucksenkende Therapie
     wie bei primärer Hypertonie

Die *operativen Verfahren bei den sekundären Hypertonien* betreffen die Exstirpation endokrin aktiver Tumoren, z. B. von Phäochromozytomen, Nebennierenrinden-Tumoren, Reninomen, ferner die Korrektur von Nierenarterienstenosen, in Einzelfällen auch die Entfernung einseitiger Schrumpfnieren, die Beseitigung von Harnabflußstörungen oder eines vesicoureteralen Refluxes, und schließlich die Operation der Aortenisthmusstenose. Bei einem Teil dieser Fälle bewirken diese Operationen das definitive Verschwinden des Hochdrucks, in anderen Fällen wird die Hypertonie gebessert oder leichter behandelbar, jedoch gibt es bei einzelnen Indikationen auch Versager.

Die *konservativen Maßnahmen bei sekundären Hypertonien* erstrecken sich auf die Behandlung zugrunde liegender Nierenerkrankungen; als Beispiel sei nur die durchaus aussichtsreiche Behandlung der chronischen Pyelonephritis genannt. Ferner kommen spezifische pharmakotherapeutische Verfahren, z. B. bei inoperablen Phäochromozytomen oder bei manchen Formen der Nebennierenrindenüberfunktion in Betracht. In den meisten Fällen entsprechen die blutdrucksenkenden Maßnahmen aber denen, die auch bei der primären Hypertonie angewendet werden.

Bei der *primären Hypertonie* gibt es sogenannte *allgemeine Behandlungsverfahren* und die *spezielle Pharmakotherapie* mit blutdrucksenkenden Substanzen. Die Allgemeinbehandlung besteht in einer Gewichtsreduktion bei Adipösen, in einer Kochsalz-Restriktion auf 5–6 g pro Tag, in Ratschlägen zur Lebensführung, zur körperlichen Aktivität, zur Empfängnisverhütung und gegebenenfalls in einer Psychotherapie.

Als *antihypertensive Pharmaka* werden heute Saluretika, ß-Blocker, Reserpin, Clonidin, Methyldopa, Dihydralazin, Prazosin und Guanethidin verwendet, neben einigen selten benötigten Präparaten und weiteren Substanzen, die nur bei der Behandlung hypertensiver Notfälle in Betracht kommen. Auf Einzelheiten der Anwendung der verschiedenen Antihypertensiva, ihre Vorteile und ihre Nebenwirkungen kann ich hier nicht eingehen und verweise auf die Therapieempfehlungen der „Deutschen Liga zur Bekämpfung des hohen Blutdruckes".

Die *Allgemeinbehandlung* wird zu unrecht meist sehr stiefmütterlich abgehandelt, obwohl mindestens einzelne Allgemeinmaßnahmen eindeutige blutdrucksenkende Wirkungen haben, wenn sie konsequent angewendet werden. Dies gilt insbesondere für die Gewichtsreduktion und die Kochsalz-Restriktion, und es steht außer Frage, daß in zahlreichen Fällen von leichter Hypertonie allein durch diese beiden Maßnahmen das Behandlungsziel, nämlich Normotonie, erreicht werden kann, ohne daß die Gabe von Medikamenten erforderlich ist. Diese Tatsache gewinnt besonderes Gewicht noch dadurch, daß, wie Herr Anlauf eben zeigte, rund 80% der in einer Allgemeinpraxis neu in Behandlung kommenden Hypertoniker den leichten Formen zuzuordnen sind.

Die *Vorteile und Nachteile der Maßnahmen zur Allgemeinbehandlung* lassen sich wie folgt zusammenfassen: Die Allgemeinbehandlung hat keine Nebenwirkungen, die meisten Formen sind sehr preisgünstig, z. B. die diätetischen Verfahren, einzelne teurer, z. B. die Psychotherapie; manche Maßnahmen sind nur teilweise anwendbar, z. B. die Gewichtsreduktion, weil nur 30–50% der Patienten überhaupt eine Adipositas haben, oder die Psychotherapie, die eine Bereitschaft des Patienten, sich einem solchen Verfahren zu unterziehen, voraussetzt. Schließlich ist die Compliance bei allen allgemein-therapeutischen Verfahren sehr schlecht, meist noch schlechter als die Compliance bei der Pharmakotherapie. Schließlich sind dem blutdrucksenkenden Effekt Grenzen gesetzt: Mittelschwere und schwere Hypertonien sind allein mit Allgemeinbehandlungsmaßnahmen in der Regel nicht ausreichend einzustellen, hier wirkt die Allgemeinbehandlung nur unterstützend. Trotz der genannten Nachteile sind die Vorteile der allgemeintherapeutischen Verfahren, insbesondere ihre Nebenwirkungsfreiheit und ihr günstiger Preis, so groß, daß alle Anstrengungen gemacht werden sollten, Behandlungstechniken z. B. zur Gewichtsreduktion und zur Einhaltung der Kochsalz-Restriktion zu entwickeln, die wirksam, aber doch auch so einfach sind, daß sie jeder niedergelassene Arzt in die Praxis umsetzen kann, und mit denen sich außerdem eine hohe Compliance erreichen läßt.

II.

Neben der Behandlung des Hochdrucks selbst sollten auch gleichzeitig *zusätzliche Risikofaktoren* für cardiovasculäre Erkrankungen eliminiert werden. Es sind dies wiederum das Übergewicht, ferner eine Hyperlipidämie, das Rauchen, die Einschränkung eines übermäßigen Coffeinverbrauchs oder die Ausschaltung von Stimulantien. Ovulationshemmer sollten abgesetzt und nicht-hormonale Methoden der Empfängnisverhütung verwendet werden. Schließlich sollte ein gleichzeitiger bestehender Diabetes oder eine Gicht bestmöglich unter Kontrolle gebracht werden.

III.

Nur der Vollständigkeit halber sei erwähnt, daß auch *Komplikationen* gezielt behandelt werden müssen. Eine Herzinsuffizienz benötigt Digitalis, wobei anzumerken ist, daß die kausale Behandlung der Linksherzinsuffizienz des Hypertonikers die Senkung des arteriellen Blutdrucks ist. Auch manche Angina pectoris verschwindet bei guter Einstellung des Blutdrucks; die Gabe eines ß-Blokkers hat hier eine doppelte Indikation: die Blutdrucksenkung und die Angina pectoris. Bei der Hochdruckencephalopathie, einem akuten, gewöhnlich im Verlauf einer malignen Hypertonie auftretenden lebensbedrohlichen Krankheitsbild, ist eine schnelle Diagnose und eine sofortige wirksame Blutdrucksenkung lebensrettend.

IV.

Die große Mehrzahl der Hypertoniker bedarf keiner speziellen *Rehabilitations-maßnahmen*, weil sie bei ausreichender ambulanter Betreuung allenfalls vorübergehend arbeitsunfähig, im übrigen aber berufs- und erwerbsfähig bleiben. Allenfalls kommt ein Wechsel des Arbeitsplatzes, unter Umständen nach Umschulung in Betracht. Besondere Rehabilitationsprobleme ergeben sich nur in schwereren und komplizierten Fällen, die dann entweder einer stationären Klinikbehandlung oder eines Heilverfahrens in einer Kurklinik bedürfen. Eine *stationäre Klinikbehandlung* ist erforderlich bei maligner Hypertonie, bei therapieresistenter Hypertonie und bei Komplikationen, z. B. Apoplexie oder Herzinfarkt. Im Anschluß an eine derart begründete Klinikaufnahme empfiehlt sich dann ein Heilverfahren in einer Kurklinik.

Ein solches *Heilverfahren* kann durchaus von Nutzen sein, wenn es sich nicht nur, wie es heute leider immer noch vorkommt, auf das Absetzen aller Medikamente und statt dessen der Anwendung von physikalischen Maßnahmen, Bädern oder Trinkkuren beschränkt. Es sollte bei folgenden Indikationen eingeleitet werden: zur Anschlußbehandlung schwerer Fälle, wie sie eben erwähnt wurden, sowie nach Operationen zur Ausschaltung einer hochdruckerzeugenden Ursache; ferner zur Neueinstellung mittelschwerer und schwerer Hypertonien, die unzureichend behandelt oder schwer behandelbar sind, sowie zur Behandlung von Komplikationen und Risikofaktoren. Von größter Bedeutung ist während des Heilverfahrens eine Gesundheitserziehung mit folgenden Schwerpunkten: Bedeutung und Durchführung der Langzeittherapie, Selbstkontrolle des Blutdrucks, Entfettung, „Gewichtsbewußtsein", salzarme Diät, Entwöhnung vom Rauchen und körperliches Training. Schließlich soll die soziale Wiedereingliederung, unter Umständen mit Berufs- oder Arbeitsplatzwechsel, vorbereitet werden.

Die *Dauer der Behandlung* eines Hypertonikers erstreckt sich meist über das ganze Leben. Ein Absetzversuch ist nur gerechtfertigt, wenn während der vorausgehenden Behandlung ständig Normotonie erreicht worden war. Bei leichten Hypertonien kann ein Auslaßversuch nach einem Jahr, bei mittelschweren und schweren Fällen nach 2–3 Jahren gemacht werden. Auch in diesen Fällen sollte die Dosis der Antihypertensiva nur ganz allmählich und unter engmaschiger Blutdruckkontrolle reduziert werden; die Behandlung muß sofort wieder einsetzen, wenn der Blutdruck eine Tendenz zum Wiederanstieg erkennen läßt.

Diskussion

Rosenbaum:

Ich würde es gerne sehen, wenn verhaltensmodifizierende Maßnahmen extra betont würden und nicht einfach unter Allgemeinbehandlung subsumiert werden, da wir ganz neue Denkansätze für uns Praktiker draußen fordern. Dann hätte ich gerne Gesundheitserziehung und Aufdeckung von subjektiven Therapiewiderständen mitaufgeklärt. Ich halte dies sehr wichtig für die Praxis draußen.

Beckmann:

Zunächst eine Frage zu der Tabelle. Da stand Psychotherapie. Soweit ich die Praxis kenne, ist es ja so, daß Psychotherapeuten so etwas nicht behandeln. In Ausnahmefällen vielleicht zu Forschungszwecken. Ich glaube, wir sind hier, um darüber zu reden, welche ärztlichen psychologischen Maßnahmen in der Praxis möglich sind. Es steht dann da, Compliance schlecht, ich würde das herumdrehen, wie erhöht man die Compliance, damit man zu einer Beziehung zum Patienten kommt.

Bock:

Unter Psychotherapie habe ich in diesem Zusammenhang nicht Maßnahmen verstanden, die eine Verhaltensänderung etwa mit dem Ziel einer Gewichtsreduktion oder einer Einschränkung der Kochsalz-Zufuhr bezwecken. Mit Psychotherapie sind hier nur solche Maßnahmen gemeint, die selbst das Ziel haben, den Blutdruck zu senken. Die Psychoanalyse hat sich in dieser Hinsicht zwar als ineffektiv und zu teuer erwiesen, aber es gibt andere Ansätze, z. B. verhaltenstherapeutische Verfahren oder Entspannungstechniken, wie das autogene Training oder die transzendentale Meditation. Das ist hier gemeint mit Psychotherapie, nicht aber psychologische Techniken mit dem Ziel, die Compliance bei diätetischen oder medikamentösen Behandlungsverfahren zu verbessern.

Beckmann:

Die Compliance ist natürlich nicht nur abhängig von der Verhaltensmodifikation, sondern sie ist auch wieder abhängig von psychodynamischen Gesichtspunkten während der Therapie. Insofern ist das ja nicht ausschließend. Der Patient kann ja einen Konflikt haben mit der Diät.

Krönig:

Es ist doch sicher so, daß die Pharmakotherapie etwas ist, was in den letzten Jahren Fortschritte gemacht hat und daß bei vielen Patienten vielfach gegen Tabletten jeder Form ein gewisser Widerstand besteht. Ich glaube, daß es auch eine sinnvolle Aufgabe ist, schon auf die günstigen Wirkungen gerade der neueren Substanzen in Relation zu den Nebenwirkungen hinzuweisen. Was der Patient als erstes macht, wenn er aus der Apotheke kommt, ist, sicher sehr genau den Beipackzettel durchzulesen. Leider stehen ja heute zwangsnotwendig eine sehr große Zahl von Nebenwirkungen auf dem Beipackzettel, die den Patienten enorm verunsichern. Je mehr er aus dem Munde seines behandelnden Arztes von vornherein eine gewisse Relativierung dieser Nebenwirkungen hört, um so eher wird er auch geneigt sein, die Pharmakotherapie wirkungsvoll durchzuführen.

Hüttemann:
Daraus folgert man eigentlich, daß man den Patienten, bevor er ein Rezept bekommt, erst einmal genau informiert und daß er möglichst, da er den Beipackzettel als ständiges „Ohr" zu Hause hat, genau über diesen Beipackzettel informiert wird. Ich möchte eigentlich auf eine programmierte Unterweisung hinaus, wobei natürlich auch die Nebenwirkungen, die z. T. erheblich sind, angesprochen werden müßten.

Hofmann:
Ist es sinnvoll, mit einem neuentdeckten Hypertoniker einen Therapieplan durchzusprechen? Ich meine damit, dem Patienten nicht nur eine Behandlung zu verordnen, sondern den möglichen Therapieplan, eventuell auch Alternativen, mit ihm zu besprechen und dabei auf seine Argumente – etwa: Herr Doktor, diese Behandlung kann ich nicht einhalten – einzugehen. Werden solche Planungsgespräche geführt? Sind sie realistisch oder utopisch?

Siegfried:
Ich glaube, daß diese Planungsgespräche sekundär sind. Primär, wenn ein Patient das erste Mal die Praxis betritt und sie stellen fest, daß er einen Hochdruck hat, dann sollte man ihn nicht einschüchtern, ihm nicht gleich Pläne geben, sondern Anamnese und Diagnose stehen ja mit Sicherheit davor. Man sollte ihn wieder bestellen. Wir wissen alle, wie wenig Wert eine erstmalige Messung hat.

Hüttemann:
Ich glaube, darüber besteht aber keine Streitigkeit. Wir gehen doch nicht hin und stellen die Diagnose „Hypertonie" nach einer einmaligen Messung. Wir reden doch nur von dieser Diagnose, nachdem wir unter verschiedenen Bedingungen den Blutdruck des Patienten mehrfach gemessen haben. Und dann fangen wir doch auch erst an, eine weitere Diagnostik zu machen, um dann später eine Therapie einzuleiten.

Haehn:
Ich glaube, Frau Siegfried ist falsch verstanden worden. Sie wollte vermeiden, daß ein Hochdruckkranker, auch wenn nach dreimaliger Messung die Diagnose sicher ist, nun mit einer Fülle von Aufgaben belastet wird, die ihm unerfüllbar erscheinen. Sie wollte fraktioniert anbieten, was er zu machen hat.

Siegfried:
Man sollte ihn nicht überfordern. Wir wissen, was es für Hypertoniker bedeutet, als Kranker angesehen zu werden. Wir wissen, daß der essentielle Hypertoniker sich nicht krank fühlt, und das ist eine Diskrepanz zu dem, was man mit vielen Plänen usw. dann von ihm verlangt.

Bock:

In einer Untersuchung aus Kanada (1) wurde festgestellt, daß nach einer Screening-Untersuchung auf Hochdruck die Fehlzeiten der neuentdeckten Hypertoniker unabhängig davon, ob sie behandelt wurden oder nicht, um 80% gegenüber der Zeit vor der Feststellung des Hochdrucks angestiegen sind. Anscheinend hat allein das Gefühl, jetzt als Kranker eingestuft worden zu sein, diesen Effekt hervorgerufen. Wenn wir hier von einem Therapieplan sprechen, heißt das selbstverständlich nicht, daß alle aufgeführten Möglichkeiten bei jedem Patienten angewendet werden. Der gezeigte Therapieplan enthielt eine Zusammenstellung aller zur Zeit vorhandenen therapeutischen Möglichkeiten, die selbstverständlich im Einzelfall nur selektiv eingesetzt werden.

v. Troschke:

Ich verstehe den Aufbau dieser Tagung so, daß in den beiden einführenden Referaten zu Diagnose- und Therapieplänen die Grundlage gelegt werden sollte, dessen, was medizinisch gesichert ist und als Ziel gesehen werden kann für die dann in der Praxis durchzuführenden Maßnahmen und Methoden. Deshalb fände ich es günstig, wenn wir die Zeit nutzen und uns in der Diskussion erst einmal auf die Zieldiskussion konzentrieren würden. Da habe ich zum Therapie-Plan einige Fragen. Es gibt eine Reihe von harten Daten, die medizinisch gesichert sind und nicht weiter befragt werden müssen. Es gibt aber auch eine ganze Reihe weicher Daten. Ein weiches Datum wurde vorhin schon unter dem Psychotherapie-Begriff angesprochen. Ein noch sehr viel weicheres Datum scheint mir das Problem der Lebensführung zu sein. Da würde ich Sie gerne fragen wollen, was verstehen Sie unter Lebensführung im Rahmen eines derartigen Therapieplanes.

Bock:

Gemeint ist damit, daß man sich zunächst bei der Erhebung der Anamnese über den Alltag des Patienten informiert und prüft, ob vielleicht Änderungen empfohlen werden sollten. Einige willkürlich herausgegriffene Beispiele: Der Patient arbeitet in ständigem Schichtwechsel, er macht überhaupt keinen Urlaub, die Wohnverhältnisse verursachen familiäre Schwierigkeiten, er hat viele Ehrenämter in Vereinen und ähnliche Dinge mehr. Hier zu raten und Änderungen vorzuschlagen für die Freizeitgestaltung und für den Beruf, unter Umständen sogar mit einem Wechsel des Arbeitsplatzes, würde in das Kapitel „Regelung der Lebensführung" gehören.

v. Troschke:

Ihre Antwort hat meiner Meinung nach gezeigt, daß wir uns noch einige Gedanken machen müssen darüber, wie wir die weichen Daten härter bekommen. Bei der Frage der Sozialanamnese ist das wahrscheinlich sehr viel einfacher als bei der Frage der Sozialtherapie. Dabei sollten wir betonen, daß sozialtherapeutische Maßnahmen im allgemeinen und Pläne zur Verhaltensänderung im besonderen immer nur gemeinsam mit dem Patienten entwickelt werden sollten.

Bock:

Die Schwierigkeit scheint mir zu sein, daß harte Daten auf diesem Sektor wahrscheinlich, wenn überhaupt, nur sehr schwer zu gewinnen sind, weil eben jedes Leben anders ist und sich das nicht in Zahlen oder feste Regeln fassen läßt.

Beckmann:

Das macht noch einmal deutlich, daß, was wir vorhin schon diskutiert haben, zur Diagnostik zunächst einmal eine psychosoziale Diagnostik gehört – die Anamnese. Es ist ja selbstverständlich, daß aus meiner Sicht eine Behandlung erst sinnvoll ist, wenn man auch eine ausführliche psychologische Diagnostik gemacht hat.

Krönig:

Nur noch ein kurzes Wort zu dem „Kranksein" und Hochdruck. Ich glaube, es ist doch in einem der ersten Gespräche schon ganz wichtig, dem Patienten klarzumachen, daß, wenn der Blutdruck gut behandelt ist, seine Lebenserwartung gleich der eines Blutdruck-Gesunden ist. Er braucht sich eigentlich nicht besonders krank zu fühlen, er braucht nicht besonders häufig Feierschichten einzulegen. Ganz im Gegenteil.

Literatur

1. New England Journal of Medicine 299, 741 (1978)

Selbstmessung des Blutdrucks

von B. Krönig

Es gibt kaum eine Meßgröße der körperlichen Befunderhebung, die einer so großen Variabilität unterliegt, wie der arterielle Blutdruck. Eine Einzelmessung kann somit immer nur als *Momentaufnahme* aus der Vielzahl alltäglich vorkommender Werte angesehen werden. Die tatsächliche Druckbelastung des Herzkreislaufsystems ist aber abhängig von allen innerhalb des 24-h-Tag-Nacht-Zyklus auftretenden Werten, worauf u. a. von *Moyer* (1975) hingewiesen wurde.

Die alltägliche *Variabilität* (Tab. 1) des Blutdrucks wird durch die Körperhaltung (z. B. Sitzen, Liegen, Stehen), das Ausmaß der emotionellen oder körperlichen Belastung und nicht zuletzt durch die circardiane Rhythmik beeinflußt. Dabei ist die absolute Schwankungsbreite bei Hochdruckkranken größer als bei Blutdruckgesunden, sie nimmt sogar – abgesehen von den malignen Verlaufsformen – noch mit dem Schweregrad der Hypertonie zu (u. a. *Krönig*, 1976).

A) Emotionelle Einflüsse
B) Reaktion auf körperliche Belastungen
C) Tageszeitliche Schwankungen

Tab. 1: Faktoren zur Beeinflussung der Blutdruckvariabilität

Praktisch bedeutsam ist die *circadiane Blutdruckrhythmik* insbesondere auch aus Sicht der Vergleichbarkeit verschiedener Meßwerte von Tag zu Tag, indem auf einen jeweils etwa gleichen Tageszeitpunkt bei Kontrollmessungen zu achten ist. In der Regel werden auch bei Hochdruckkranken die Höchsttageswerte in den Abendstunden zwischen etwa 17 und 20.00 h gemessen, es folgt nach dem Einschlafen ein relativ rascher Abfall bis zum Tiefstwert zwischen etwa 23 und 2.00 h, ein zweites Blutdruckmaximum wird in den Morgenstunden zwischen etwa 7 und 10.00 h erreicht, gefolgt von einer diskreten Mittagssenke zwischen etwa 12 und 15.00 h (z. B. *Bock* und *Kreutzenbeck, 1965).*

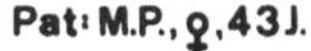

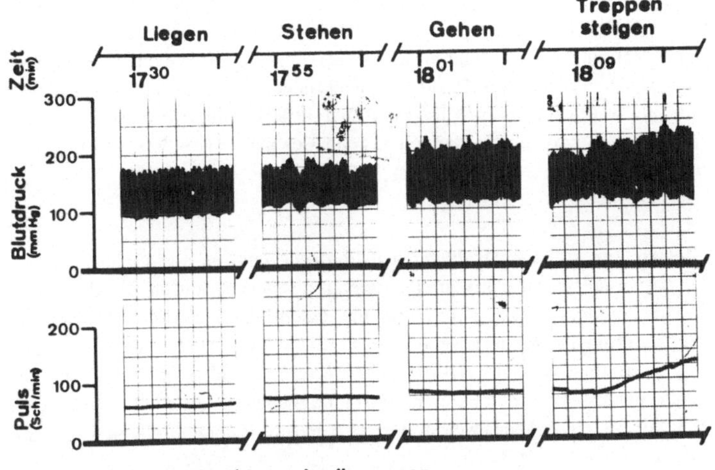

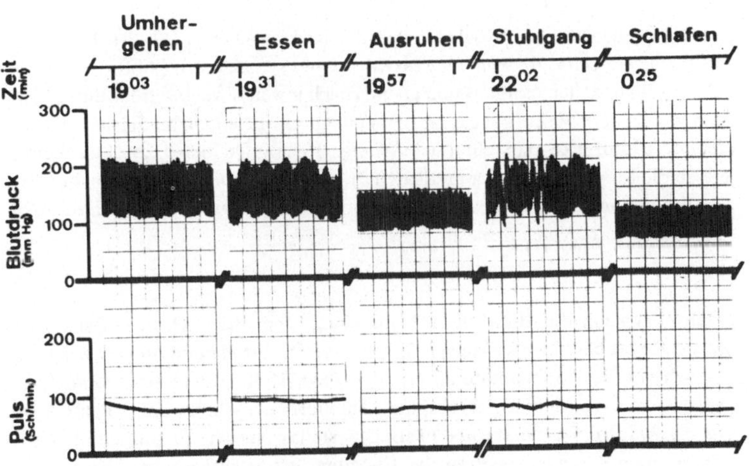

Abb. 1 Kurvenausschnitte (von 80–100 sec. Dauer) einer blutdrucktelemetrischen Langzeitmessung bei einer 43jährigen Patientin mit essentieller Hypertonie, als Beispiel für die erhebliche alltägliche Variabilität im Spontanverlauf des Blutdrucks Hochdruckkranker.

Eine etwas andere circadiane Blutdruckrhythmik wurde kürzlich nach kontinuierlichen intraarteriellen Messungen von *Millar-Craig* und Mitarb. (1978) sowohl bei Blutdruckgesunden wie bei Hochdruckkranken beschrieben. Danach ließ sich im wesentlichen nur noch eine eingipflige Kurve mit Tageshöchstwerten zwischen etwa 8 und 10.00 h bei nächtlichen Tiefstwerten zwischen etwa 0 und 3.00 h differenzieren. Eine zweifelsfreie Erklärung für dieses von zahlreichen Vorbefunden abweichenden Ergebnisses wurde von den Autoren nicht angeführt.

Als Beispiel für das Ausmaß *alltäglicher Blutdruckschwankungen* seien in Abb. 1 einige Kurvenausschnitte aus einer Originalregistrierung mittels Blutdrucktelemetrie bei einer 43jährigen Patientin mit essentieller arterieller Hypertonie (WHO-Stadium II) wiedergegeben. Während in körperlicher Ruhe (Liegen) bereits so unterschiedliche Werte wie 114/62 (Schlaf) und 175/95 mmHg (17.30 h) gemessen werden können, führt alltägliche körperliche Belastung, wie z. B. Treppensteigen über zwei Stockwerke, bereits zu einem Anstieg auf 239/125 mmHg (aus *Krönig*, 1976).

Betrachtet man nun die Möglichkeiten der herkömmlichen Blutdruckmessung (nach *Riva-Rocci/v. Recklinghausen/Korotkow*) so zeigt sich (Abb. 2), daß ein z. B. zweimal täglich morgens und abends nach jeweils zwei bis drei Minuten sitzend gemessener Wert (= „casual BP") ein gutes Mittelmaß alltäglich vorkommender Blutdrucke darstellt (aus *Krönig, 1976*). Da diese „Meßfrequenz" jedoch die Möglichkeiten der ärztlichen Praxis bei weitem übersteigt, bietet sich zur Erstellung alltagsnaher Blutdruckprofile die *Selbst-Messung durch den Patienten* in fast *idealer Weise* an.

Erfahrungen mit der Blutdruckselbstmessung, über die auch in jüngster Zeit immer wieder berichtet wurden (z. B. *Bock*, 1968, *Krönig* und *Jahnecke*, 1973), sind schon etliche Jahrzehnte alt (z. B. *Brown*, 1930, *Ayman* und *Goldshine*, 1940), so daß die Methode als durchaus etabliert angesehen werden kann. *Vorteile der Blutdruckselbstmessung* (Tab. 2) – sie lassen sich z. T. unmittelbar aus Vorgesagtem ableiten – sind in der Erstellung eines alltagsnahem Blutdruckprofils, in der Erleichterung der Beurteilung therapeutischer Maßnahmen und nicht zuletzt in einer Steigerung der Kooperationsbereitschaft des Patienten zu sehen. Dem Patienten, wie seinem behandelnden Arzt, sollte die Selbstmessung als sinnvolles „Werkzeug" im Gesamtbehandlungskonzept erscheinen, etwa entsprechend jenen vielerorts angewandten Selbstkontrollen der Urinzuckerausscheidung des Diabetikers.

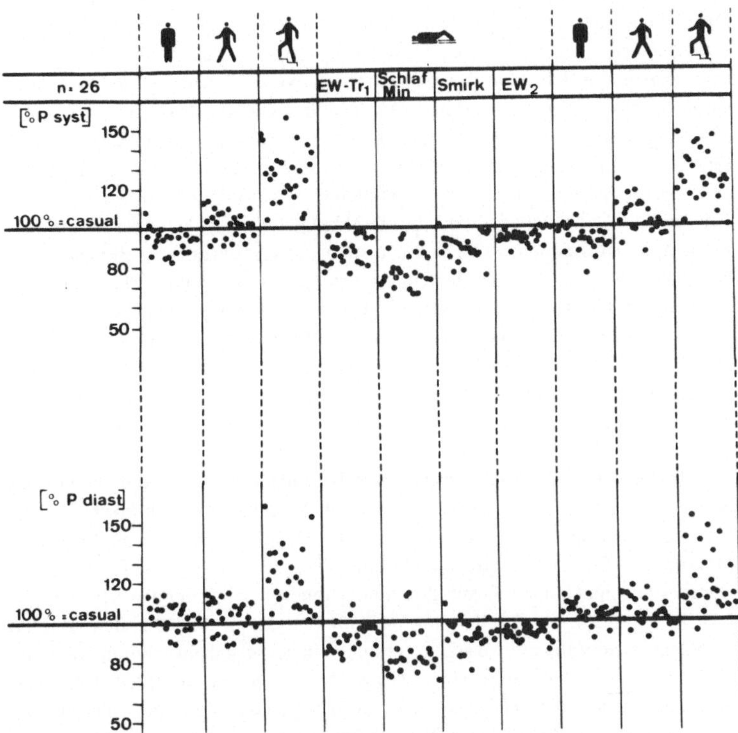

Abb. 2 Prozentuale Abweichung einzelner alltäglicher Blutdruckwerte von dem als 100% gesetzten Gelegenheitsdruck (Mittel aus abendlichem und morgendlichem Wert = „Casual") bei 26 Patienten mit essentieller arterieller Hypertonie während einer ca. 14stündigen kontinuierlichen telemetrischen Messung. Der Gelegenheitsblutdruck stellt systolisch wie diastolisch ein fast ideales Mittelmaß aller unter alltäglichen Bedingungen registrierten Werte dar.

Blutdruckselbstmessung

Ermöglicht bzw. erleichtert

A) Erstellung eines alltagsnahen Blutdruckprofils

B) Beurteilung therapeutischer Maßnahmen

C) Kooperationsbereitschaft des Patienten

Tab. 2 Vorteile der Blutdruckselbstmessung

33

Die täglichen Meßwerte sind vom Patienten sorgfältig zu protokollieren und mit evtl. Bemerkungen über Besonderheiten zu versehen, da er auf diese Weise selbst erkennt, welche Faktoren sich in welcher Weise auf sein eigenes Blutdruck- verhalten auswirken. Auch erinnert ihn die Selbstmessung an die Notwendigkeit einer *regelmäßigen Therapie,* indem bei längerer Medikamentenpause mit einer erneuten Überhöhung des Blutdruckniveaus zu rechnen ist. Es wird damit also ein weiterer Weg beschritten, die „Compliance" zu erhöhen. Dem *behandelnden Arzt* sind die *Selbstmeßprotokolle* (Abb. 3) bei jedem Sprechstundentermin vor- zulegen, da Konsequenzen hinsichtlich einer evtl. Änderung des Behandlungs- konzeptes in aller Regel ärztlicherseits gezogen werden sollten. Für den Ver- gleich der zu Hause vom Patienten selbst gemessenen mit jenen in der ärztlichen Praxis erhobenen Blutdruckwerten ist es wichtig zu wissen, daß – aufgrund der emotional-alterierten „Sprechstundensituation" – die letzteren Werte in der Regel systolisch 20 und diastolisch 10 mmHg höher als die häuslichen Selbst- meßwerte liegen (z. B. *Conway* und *Hoobler,* 1961).

Die *Technik der Blutdruckselbstmessung* ist einfach und erfordert keinesfalls höhere intellektuelle Fähigkeiten, als sie zur Erlangung eines Führerscheins oder zur Bedienung moderner Haushaltsgeräte erforderlich sind. Die mit Anaeroid- Manometer, Staumanschette und Stethoskop ausgestatteten herkömmlichen Geräte sind, nicht nur aus Kostengründen, am ehesten empfehlenswert, da sie ein- fach zu handhaben und zudem hinreichend zuverlässig sind. Die den Geräten beigelegten Gebrauchsanweisungen erlauben in der Regel ein ordnungsgemäßes Erlernen des Meßvorganges, im ergänzenden ärztlichen Gespräch sollte den- noch auf eine korrekte Handhabung beim Anlegen der Manschette und bei der Bedienung des Reduzierventils hingewiesen werden, wobei die Empfehlungen der Deutschen Gesellschaft für Kreislaufforschung (Editorial, 1971) mit z. B. einer Ablaßgeschwindigkeit des Stauungsdruckes von 2–3 mmHg/sec. auch für die Selbstmessung Gültigkeit haben. Der systolische Druck soll danach beim ersten Auftreten (Phase I), der diastolische Wert beim deutlichen Leiserwerden (Phase IV) der *Korotkow*-Geräusche registriert werden.

Halbelektronische Geräte mit akustischer (Minilautsprecher) bzw. optischer Anzeige (Blinkzeichen, Zeigerstop) haben ihre Bedeutung bei eingeschränktem Hörvermögen des Patienten, die Zuverlässigkeit dieser Geräte ist, insbesondere bezüglich Registrierung des diastolischen Druckes, z. T. noch nicht ganz befrie- digend, so daß hier häufigere Vergleichsmessungen erforderlich sind.

Die *Indikation* zur Verordnung eines Selbstmeßgerätes kann prinzipiell sehr weit gestellt werden, aus praktischer und „kostentechnischer" Sicht wird sich allerdings eine Beschränkung auf jene Patienten mit schwer einstellbarer Hyper- tonie bzw. jenen, die einer umfangreichen Pharmakotherapie bedürfen, ergeben

Blutdruckwerte
(Selbstmessung)

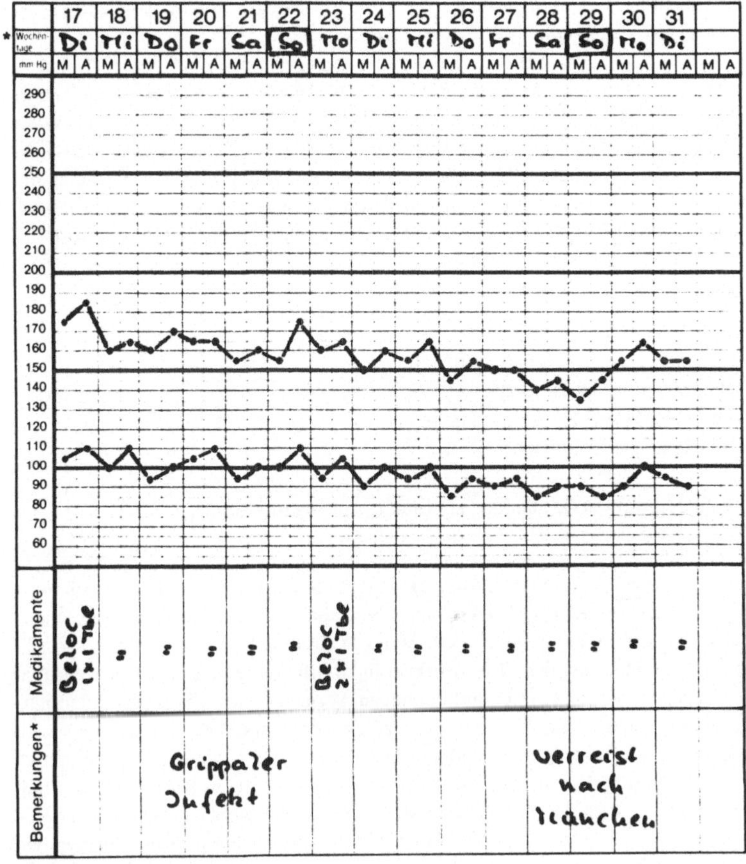

Abb. 3 Beispiel eines Blutdruckselbstmeßprotokolls, jeweils über einen halben Monat, Werte zweimal täglich im Sitzen nach 2–3 Minuten gemessen (M = Morgens nach dem Aufstehen, A = Abends nach der Arbeit).

(es sei denn, es besteht die Möglichkeit einer Selbstfinanzierung des Gerätes durch den Patienten). Eine *vorübergehende Indikation* zur Blutdruckselbstmessung kann bei jenen Patienten mit labiler arterieller Hypertonie bzw. bei Verdacht auf eine paroxysmale Hypertonieform gegeben sein, wobei sich z. B. Leihgeräte der Krankenkassen bewähren könnten.

Die Häufigkeit von „*Kontraindikationen*" zur Blutdruckselbstmessung (Tab. 3) ist höchstens mit 3 bis 5% zu veranschlagen, wobei der Gesamteindruck des Patienten die Selektion in der Regel sehr einfach werden läßt. Das Vorliegen einer ausgesprochenen Hypochondrie oder einer neurotischen Veranlagung sollte von der Verordnung eines Selbstmeßgerätes Abstand nehmen lassen, auch versteht es sich von selbst, daß bei fortgeschrittener Cerebralsklerose die Selbstmessung wenig sinnvoll ist.

Ausgesprochene Hypochondrie
Neurotische Veranlagung
Fortgeschrittene Cerebralsklerose
(Intellektuelle Insuffizienz)

Tab. 3 „Kontraindikationen" zur Blutdruckselbstmessung

Zusammenfassend läßt sich folgendes sagen: Die seit über 40 Jahren bekannte Selbstmessung des Blutdrucks durch den Hochdruckkranken stellt ein zuverlässiges Verfahren dar, um einen Einblick in das durch eine erhebliche Variabilität bestimmte alltägliche Blutdruckprofil zu erhalten und geht somit weit über den Wert des als Momentaufnahme zu betrachtenden „Sprechstundenblutdrucks" hinaus. Die Beurteilung ärztlich-therapeutischer Maßnahmen wird durch die Vielzahl der regelmäßig protokollierten Werte wesentlich vereinfacht. Letztlich läßt sich vielfach die Kooperationsbereitschaft des Patienten und damit indirekt die „Compliance" deutlich steigern, indem sowohl individuell sich negativ auswirkende blutdrucksteigernde Faktoren als auch ein Wiederanstieg des Blutdruckniveaus bei Auslassen der Therapie vom Patienten selbst erkannt werden.

Literatur

1. AYMAN, D., and A. D. GOLDSHINE: Blood Pressure Determinations by Patients with Essential Hypertension. I. The Difference between Clinic and Home Readings before Treatment.
Amer. J. med. Sci. 200, 465 (1940)

2. BOCK, K. D.: Nochmals: Selbstkontrolle des Blutdrucks.
Dtsch. Ärztebl. 65, 1107 (1968)

3. BOCK, K. D. und W. KREUZENBECK: Über die Tagesschwankungen des arteriellen Blutdrucks. In: Heilmeyer, L. und H. J. Holtmeier (Hrsg.): Hochdruckforschung. Thieme, Stuttgart 1965. p. 72

4. BROWN, G. E.: Daily and Monthly Rhythm in the Blood Pressure of a Man with Hypertension. A. Three-year Study.
Ann. intern. Med. 34, 1177 (1930)

5. CONWAY, J., and S. W. HOOBLER: Treatment of the Ambulatory Patient with Diastolic Hypertension. In: Brest, A. N., and J. H. Moyer (Ed.): Hypertension, Recent Advances, the 2nd Hahnemann Symposium. Lea & Febiger, Philadelphia, 1961. p. 493

6. EDITORIAL: Merkblatt: Empfehlungen zur indirekten Messung des Blutdrucks beim Menschen – herausgegeben von einer Kommission der Deutschen Gesellschaft für Kreislaufforschung.
Z. Kreisl.-Forsch. 60 (1971)

7. KRÖNIG, B.: Blutdruckvariabilität bei Hochdruckkranken. Ergebnisse telemetrischer Langzeitmessungen.
Hüthig, Heidelberg 1976

8. KRÖNIG, B. und J. JAHNECKE: Die Selbstmessung des Blutdrucks durch den Hochdruckkranken.
Therapiewoche 23, 998 (1973)

9. MILLAR-CRAIG, M. W., C. N. BISHOP, and E. B. RAFTERY: Circadian variation of Blood - Pressure.
Lancet 1978/I, 795

10. MOYER, J. J.: Blood Pressure Should be Measured in Supine and Standing Positions.
J. Amer. med. Ass. 231, 520 (1975)

Diskussion

Hilgert:

Was bringen die Werte rund um die Uhr mir, dem behandelnden Arzt? Letzten Endes richté ich mich doch nach den Werten, die ich selber gemessen habe. Und wenn ich Werte fremder Kollegen berücksichtigen wollte, dann müßte ich sie systolisch bis 20 und diastolisch 5 bis 10 mmHg niedriger ansetzen. Als Hausarzt kenne ich meine Hypertoniker und kann die jeweilige Situation berücksichtigen, in der sie leben. Bringt die Selbstmessung beim Durchschnitts-Hypertoniker etwas? Sie mag für die einzeln ausgesuchten Fälle wertvoll sein. Ich habe eine dreimonatige Prüfung für eine pharmazeutische Firma mit Selbstmessung durchgeführt, die mich zu obiger Frage verleitet hat.

Krönig:

Es ist sicher ein sehr vielschichtiges Problem, was Sie angeschnitten haben. Ich habe mich bewußt auch darum gedrückt, Rat zu geben, wie häufig der Blutdruck gemessen werden soll. Ich erwähnte, daß zur Beurteilung des cardiovaskulären Risikos eben auch jene Werte eine Rolle spielen, die nun in der Praxis bei Emotionen auftreten, wie sie also auch im Alltag bei Patienten im Berufsleben vorhanden sein werden oder auch im Familienleben, wenn die Patienten Aufregungen unterworfen sind. Das ist äußerst schwer abzuschätzen. Diese Werte lassen sich eigentlich nur im Selbstmeßverfahren angeben.
Die Empfehlung, nur morgens und abends in körperlicher Ruhe und nach Möglichkeit nach dem Aufstehen zu messen, kann unter diesem Aspekt problematisch sein. Ich meine aber, zur Bewertung der Meßwerte im Therapiekonzept, daß sie doch einen Beitrag darstellt, wenn man die Auswahl von vornherein richtig getroffen hat. Jene Patienten, die dann durchweg nur normotensiv sind, 120/80 mmHg in den Selbstmeßwerten, sind eigentlich schon keine Kandidaten mehr. Aber jene Patienten, die dann doch Werte von 220/120 mmHg in der Praxis haben, wenn Sie dann noch 20 abziehen, haben die auch bei den Selbstmeßwerten immer noch deutlich hypertensive Werte. Die lassen sich in der Langzeitbeobachtung dann doch auch mit Selbstmeßprotokollen ganz gut führen.

v. Troschke:

Die zentrale Frage bei der Selbstmessung ist ja, wie weit die dargestellten Daten verläßlich sind und mit denen übereinstimmen, die von einer fachkundigen Person erhoben werden. Sie haben da Ergebnisse einer Untersuchung gezeigt, die für mich sehr interessant waren, weil bei den Messungen der Schwestern bzw. der Arzthelferinnen und der Patienten die Unterschiede so gering waren, daß sie statistisch sicherlich nicht aussagekräftig sind, d. h. also quasi identisch. Das habe ich richtig verstanden?

Krönig:
Vollkommen richtig. Die Messung selbst ist technisch so einfach, daß sie durchaus einem Hilfspersonal und letztlich einem über dieselben intellektuellen Fähigkeiten verfügbaren Patienten zuzumuten ist. Die Meßgenauigkeit ist durchaus hinreichend.

v. Troschke:
Ich hätte dazu noch eine andere Frage bezüglich der Gebrauchsanweisung zur Benutzung eines solchen Gerätes. Gibt es da Gebrauchsanweisungen, die so gut und allgemeinverständlich gemacht sind, daß man sie z. B. in der Praxis an Patienten verteilen kann?

Krönig:
Offiziell in dieser Weise verteilbare Gebrauchsanweisungen sind mir nicht bekannt. Es liegen aber den Geräten Gebrauchsanweisungen bei, und wir haben eine Reihe dieser Gebrauchsanweisungen auch sehr kritisch durchgelesen. Wir sind sogar selbst beratend tätig geworden. Ich glaube, im großen und ganzen sind die Anleitungen hinreichend und genau.

Vaitl:
Es ist mit einem hohen Grad an Verläßlichkeit zu rechnen, wenn die Patienten sorgfältig in die Methode der Blutdruck-Selbstmessung eingeführt worden sind und den Sinn dieser Maßnahme einsehen. Unsere Patienten werden gebeten, ihren Blutdruck 4 mal pro Tag zu bestimmten Zeiten zu messen: unmittelbar nach dem Aufwachen (also kurz vor dem Aufstehen), vor dem Frühstück, eine halbe Stunde nach dem Mittagessen und bevor sie zu Bett gehen. Bei jedem Meßvorgang wird der Blutdruck dreimal in Abständen von einer Minute bestimmt. Voraussetzung hierfür ist natürlich, daß die Patienten genügend motiviert sind. Ist dies der Fall, bestehen kaum negative Erfahrungen, die es angezeigt sein lassen, diese Methode aufzugeben. Auf einen negativen Aspekt möchte ich noch kurz hinweisen, der unter Umständen zu einer Verfälschung der Meßwerte beitragen kann: dies ist die Manipulation der Blutdruckwerte durch bestimmte Atemmanöver. Die Intensität der Korotkoff-Geräusche hängt davon ab, ob sie während einer Inspirations- oder Exspirationsphase erfaßt werden. Lernt ein Patient, daß die systolischen Druckwerte immer dann niedriger liegen, wenn er ausatmet, wird er mit einer gewissen Wahrscheinlichkeit während des Meßvorgangs dieses Atemmanöver bevorzugen, wenn er sich oder anderen demonstrieren will, daß seine Blutdruckwerte abnehmen. Es sollte daher bei der Selbstmessung des Blutdrucks immer darauf hingewiesen werden, daß während der Meßvorgänge gleichmäßig geatmet wird. Daß ein Zusammenhang zwischen der Intensität der Korotkoff-Geräusche und den Atemphasen bestehen kann, läßt sich dem Patienten sehr leicht dadurch demonstrieren, daß er den Manschettendruck geringfügig über den Wert seines mittleren systolischen Blutdrucks aufpumpt, den Manschettendruck einige Sekunden konstant hält und nun beobachtet, wie die Korotkoff-Geräusche schwanken, wenn er stärker ein- bzw. ausatmet.

Krönig:
Hier gilt freilich alles das, was in der Blutdruckmessung in der ärztlichen Praxis gemacht wird. Auch das sorgfältige Anlegen der Manschette, die Beachtung der entsprechenden Kriterien oberhalb der Ellenbeuge, und die angesprochenen 2–3 mm/sec. in der Ablaßgeschwindigkeit nicht zu überschreiten, gilt für die Selbstmessung.

Anlauf:

Zu Herrn Hilgert: Es ist durchaus nicht so, daß für alle Patienten die Werte in der Praxis nur 20 mmHg systolisch und diastolisch 10 mmHg höher liegen. Das sind Durchschnittswerte mit einer ganz erheblichen Streuung. Wir begegnen immer wieder Patienten, die in der Praxis in jeder Situation extrem höhere Werte haben als bei der Selbstmessung zu Hause. Es gibt Differenzen bis zu 40 mmHg. Man wird natürlich in jedem Fall durch Vergleichsmessungen die Technik der Blutdruckselbstmessungen überprüfen. Zum zweiten muß eine Anmerkung zu dem Problem der elektronischen Meßgeräte gemacht werden. Vergleichsmessungen haben gezeigt, daß die Zuverlässigkeit der Messungen sehr unterschiedlich ist. Wenn ein Patient sich ein solches Gerät gekauft hat – im allgemeinen werden die Kassen die Mehrkosten hierfür nicht auf sich nehmen –, empfiehlt sich in jedem Fall, distal der Manschette, Vergleichsmessungen nach der Korotkow-Methode zu machen. Das ist in fast allen Fällen möglich. In einigen dieser Geräte ist ein automatischer Druckablaß eingebaut, der zusätzlich Probleme aufwerfen kann. Meistens sind hier Kompromisse geschlossen worden, die dazu führen, daß bei einigen Patienten der Druckablaß erheblich zu schnell ist und bei anderen möglicherweise zu langsam. Häufig werden die vorgeschriebenen 2 – 3 mmHg pro sek. nicht eingehalten. Der dritte Punkt, die Gebrauchsanweisung, ist zur Zeit Gegenstand verschiedener Tests, u. a. wird sich die Stiftung Warentest mit Blutdruckmeßgeräten beschäftigen.

Ein letzter Punkt. Herr Krönig, ich meine, es ist gar nicht so schrecklich, wenn vom Patienten mit seinem Gerät auch in der Umgebung, Familie usw., der Blutdruck gemessen wird. Wenn dabei der eine oder andere Hypertoniker gefunden wird, könnte das durchaus sinnvoll sein.

Hensel:

Noch ein Hinweis auf ein aktuelles Problem. Die neuen Geräte werden mit doppelter Skala (bisherige Einheit und SI Einheit) ausgeliefert, was sicher den Zweck der Selbstmessung nicht fördert.

Vaitl:

Unter psychologischem Aspekt scheint mir die Blutdruck-Selbstmessung von nicht zu unterschätzendem Vorteil zu sein. Der Patient erhält nämlich durch die täglichen oder wöchentlichen Blutdruck-Profile einen Einblick in den Zusammenhang zwischen psychischen Faktoren z. B. Aufregungen, Arbeitsbelastungen und Blutdruckveränderungen. Er lernt dadurch, Zuordnungen zu treffen zwischen solchen Blutdruckwerten, die deutlich als Spitzenwerte über die Durchschnittswerte hinausragen und Ereignissen oder Erlebnissen, die ihn psychisch stark belastet haben. So kann man versuchen, über die Variablen der Psychologie an Situationen heranzukommen, die psychologisch von Bedeutung sind. Das Blutdruck-Profil eignet sich daher sehr gut als Grundlage für weitere Gespräche über individuelle Belastungssituationen.

Mit Hilfe dieser Situationen versuchen wir, unsere Patienten zu so etwas auszubilden, was man als „Wissenschaftler im Dienst der eigenen Gesundheit" bezeichnen könnte. Zuverlässige Messung, Betrachten der Daten und Interpretation der erhaltenen Meßwerte auf dem Hintergrund persönlicher Erlebnisse (meist unter Anleitung des Therapeuten) sind die wichtigsten Schritte auf dem Weg dorthin. Dadurch kann auch dem Patienten einsichtig gemacht werden, wann und wozu eine Änderung der therapeutischen Maßnahmen notwendig erscheint.

v. Koerber:

Das Hauptproblem scheint mir das Problem der Zahlen zu sein. Als Patient weiß ich nie genau, auf welche Grenzwerte ich mich verlassen kann. Ab wann habe ich zweifelsfrei zu hohen Blutdruck? Die Liga hat für alle Lebensalter als obere Norm diastolisch 90 mmHg festgesetzt. Eine Tabelle der Firma Boehringer, Mannheim, die an Ärzte verteilt wird und sich auf die Abteilung für Stoffwechsel und Ernährungswissenschaft der Universität Ulm beruft, gibt als obere Norm 95–90 mmHg an. Im Klinischen Wörterbuch Pschyrembel wird 80 mmHg als obere Norm angegeben: Die gleiche Abgrenzung lernen die Hamburger Sprechstundenhilfen.

Sollte ich mich einem Arzt anvertraut haben, der die Diagnose Hypertonie stellte, gehe ich zu einem anderen Arzt, und wenn ich Glück habe, gerate ich an Professor Bock, der mir in Anbetracht meiner sonstigen Gesundheit und des Lebensalters erklärt, mein Blutdruck sei erst ab 100 oder 110 mmHg behandlungsbedürftig.

Tatsache ist doch, daß wir Laien schwerlich einen Durchblick bekommen. Kann man nicht Grenzwerte festsetzen, so daß der Arzt sagt: „Ab etwa 90 mmHg ist der Blutdruck unbedingt kontrollbedürftig und ab 100 mmHg behandlungsbedürftig?"

Siegfried:

Ich finde, daß wir den absoluten Ruhewert wissen müssen. Den können wir praktisch nur dadurch bekommen, wenn der Patient selber den Blutdruck mißt. Wenn er Gelegenheit hat, in allen Situationen den Blutdruck zu messen, seine Aufstellung mitbringt und wir sehen können, wo ist denn der absolute Ruhewert. Der absolute Ruhewert ist doch ausschlaggebend für die Behandlung.

Ich finde es außerdem wichtig, daß der Patient nicht mit dem verordneten Gerät allein gelassen wird, sondern daß man ihn berät. Ich kenne ein Modell einer Krankenkasse in Hessen, die die Blutdruckgeräte, die verordnet werden, über die Krankenkasse selber austeilt und jemand mitschickt, der den Patienten zu Hause unterrichtet und der Patient kann bei ihm auch Rückfrage halten über die technischen Dinge. Die Krankenkasse ist die AOK Gießen.

Bock:

Herr von Koerber, Sie haben die komplexe Frage der Blutdrucknormwerte angesprochen und die davon zu trennende Frage, ab welchen Blutdruckwerten behandelt werden soll. Hier spielt das Lebensalter eine Rolle, die jeweilige Höhe des systolischen und diastolischen Blutdrucks, Begleiterkrankungen und anderes mehr. Über diese Details muß meines Erachtens der Patient nicht informiert werden, sondern hierüber muß der Arzt Bescheid wissen. Dem Patienten muß nur gesagt werden: „Bei Ihnen ist es unser Behandlungsziel, daß die unteren Blutdruckwerte nicht höher liegen als 95 mmHg (oder 90 oder 100 mmHg), die oberen Werte sollten nicht über 160 mmHg (oder 180 mmHg) ansteigen."

v. Koerber:

Das ist aus der Sicht des Arztes einfach. Aber der Laie gerät leicht in eine Situation, die er selbst überprüfen möchte. Dabei fällt mancher Patient, nachdem er sich durch Lexika und Fachbücher orientiert hat, das schnelle Urteil: „Die Ärzte wollen einen doch nur für krank verkaufen." Er tut dann nichts für seine Gesundheit oder geht zum Quacksalber. Dabei geht es den Patienten ja nicht nur um den Blutdruck; Zucker, Cholesterin und Harnsäure werfen die gleichen Probleme auf. Da werden die unterschiedlichsten Zahlen „gehandelt". Der Laie, dem normalerweise die Differenzierung der Ärzte fremd ist, und der daher auch zur Vereinfachung neigt, kommt sich vor wie an der Börse. Gerät er zufällig an einen Arzt, der zu sehr niedrigen Grenzwerten neigt, ist er schneller in der Therapie. So werden, wie Prof. Pflanz sagt, Patienten produziert.

Bock:
Bei der Behandlung der Hyperurikämie kommt es ebenso wie bei der Hochdrucktherapie nicht nur auf einen ganz bestimmten Zahlenwert an, der für alle Fälle gleichmäßig gilt, sondern der Arzt muß in jedem Einzelfall die Behandlungsindikation stellen und unter Berücksichtigung aller individuellen Gesichtspunkte das Behandlungsziel definieren, im Falle des Hochdrucks also festlegen, welche oberen Grenzwerte unter der Therapie möglichst nicht überschritten werden sollten.

Die von Herrn Krönig aufgestellten Indikationen zur Selbstmessung kann man noch dahingehend erweitern, daß hierfür nicht nur die schwer einstellbare Hypertonie in Betracht kommt, sondern jede schwere Hypertonie, bei der die Prognose davon abhängt, daß der Patient dauerhaft normoton wird. Das ist nicht gleichbedeutend mit schwer behandelbar, sondern ist unter Umständen sogar leicht zu erreichen, aber man muß sicherstellen, daß dieses Ziel erreicht wird. Für alle schweren, insbesondere natürlich auch die malignen Hypertonien, halte ich die Selbstmessung für unerläßlich. Den praktischen Kollegen kann ich nur raten, die Selbstmessung möglichst oft auch bei mittelschweren Hypertonien zu empfehlen. Es gibt nichts einfacheres, als einen Hypertoniker zu betreuen, der sich selbst kontrolliert. Es ist eine andere Frage, ob man das Gerät auf Kosten der Kasse verordnet oder dem Patienten empfiehlt, es sich auf eigene Kosten anzuschaffen, wenn die Kasse Schwierigkeiten macht, weil kein sehr schwerer Hochdruck vorliegt. Der Vorteil für die Therapieüberwachung und auch für die Compliance kann jedenfalls nicht hoch genug eingeschätzt werden.

Anlauf:
Eine Anmerkung zu Herrn von Koerber. Ich glaube Herr von Koerber, Sie möchten, das ist sehr plausibel, in den meisten dieser Fragen auf eine Ja/Nein-Entscheidung hinaus.

v. Koerber:
Ja, eine richtige Tabelle.

Anlauf:
Diese Ja/Nein-Entscheidung ist aber meist nicht zu fällen. Das einzige, was wir auch bei bester Information machen können, ist eine Risiko-Abwägung. Es hängt damit sehr von dem Informationsstand des jeweiligen Ärztes ab, etwa über die Ergebnisse großer epidemiologischer Untersuchungen, möglicherweise auch von der Entscheidung des Patienten selbst, ob bei einem bestimmten Maß der Gefährdung eine Therapie eingeleitet wird oder nicht.
Es ist denkbar, daß ein nur ganz geringes cardiovasculäres Risiko für das Bewußtsein des Patienten keine Rolle mehr spielt, wenn er sich in einer irgendwie kritischen Lebenssituation befindet.

v. Koerber:
Also ein Gespräch über die Risikofaktoren zwischen Arzt und Patient, das ist die Ausgangs-phase.

Anlauf:
Das ist die Ausgangsphase. Sie müssen als Patient zu einer vernünftigen Abschätzung, zu einer persönlichen Entscheidung kommen, und der Arzt soll Ihnen dabei helfen. Das kann im Einzelfall sehr schwierig sein, weil häufig für bestimmte Patientenkollektive nur unzu-reichende Untersuchungsbefunde vorliegen. Wir helfen uns dann mit nicht selten bedenk-lichen Analogieschlüssen. Und schon gar nicht geht es mit Hilfe eines einzelnen Blutdruck-wertes, darauf wollten Sie ja hinaus.

Beckmann:
Ich wollte noch auf einen anderen Aspekt hinweisen: Wenn der Patient in diesem Teil der diagnostischen Maßnahme diese in Eigenregie übernimmt, dann ist das der erste Schritt auch der Selbstverantwortung für die Therapie. Die veränderte Arzt-Patient-Beziehung unter diesem Aspekt halte ich für den wichtigsten Aspekt der Selbstmessung überhaupt, daß die Diagnose nicht allein eine Sache des Arztes ist, sondern auch eine Kompetenz des Patienten.

Möglichkeiten der Motivation des Patienten zur Mitarbeit in der Gruppe

Erfahrungen einer interdisziplinären Arbeitsgruppe (Kohlscheider Modell)

von K. Rosenbaum

Möglichkeiten der Motivation der Patienten zur Mitarbeit in der Gruppe durch eine interdisziplinäre Arbeitsgruppe in einer allgemeinen ärztlichen Praxis untersuchen zu lassen, dazu haben nicht zuletzt Anregungen aus dem ersten Essener Hypertonie-Kolloquium beigetragen.

Es kann hier keine Vortellung des Kohlscheider Modells erfolgen, da es noch nicht abgeschlossen ist. Ich darf jedoch einige Aktivitäten hier zur Diskussion stellen, die unsere interdisziplinäre Arbeitsgruppe herausgearbeitet hat und die das Compliance-Verhalten des Patienten möglicherweise unterstützen. Die Kohlschneider Arbeitsgruppe besteht aus zwei Verhaltenstherapeuten, einem Soziologen, einem Pädagogen, einem Pharmakologen, einem Statistiker und einem Arzt. Organisatorische Besonderheiten eines solchen fachübergreifenden Teams in einer Allgemeinpraxis darf ich hier übergehen.

Zur Einstimmung in das Thema sei kurz der Ablauf einer Regel-Begegnung Patient-Arzt in das Gedächtnis geholt.

Durch irgendeinen Störfaktor entwickelt der Gesunde Symptome; nimmt er diese nicht wahr, fühlt er sich weiterhin gesund, nimmt er sie wahr, entwickelt er eine Anamnese, die manchmal recht lange dauern kann, bis er die Angstschwelle überwindet und dann tatsächlich den Arzt bzw. Medizin aufsucht (Abb. 1). Wenn er Patient ist, die Angstschwelle überwunden hat und Medizin aufsucht, nimmt er den Kontakt mit dem Arzt (Medizin) erst dann auf, wenn er Wartezimmer und Anmeldung – wie immer geartet – überwunden hat (Abb. 2)

Der vorgefaßte Entschluß des Patienten, Medizin aufzusuchen und seine hierzu notwendigerweise zu überwindende Angst, lassen sich bei dieser Konstellation der Begegnung nur in den seltensten Fällen informatorisch begründen. Die Kommunikationsaufnahme zwischen Heilung-Suchendem und -Vermittelndem erfolgt erst am Ende der Informationskette.

44

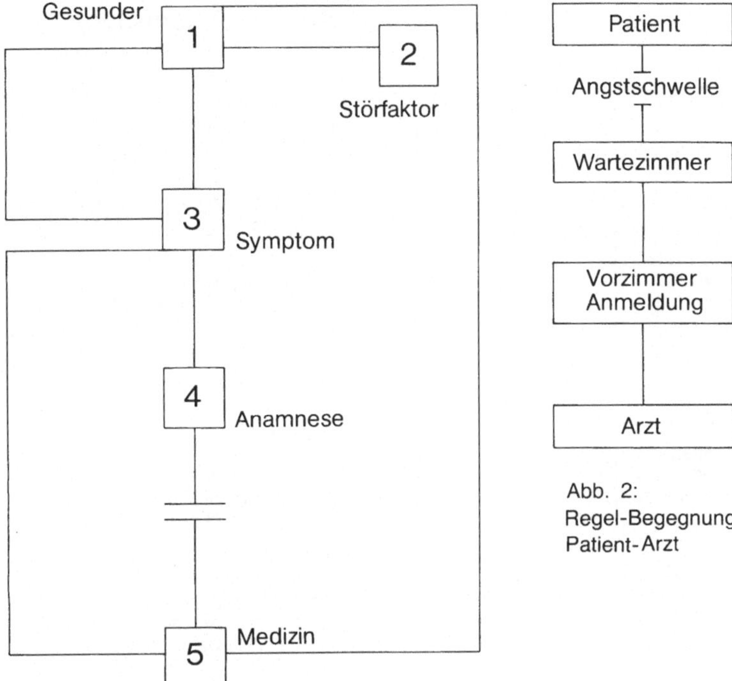

Abb. 2:
Regel-Begegnung
Patient-Arzt

Abb. 1 Eigenanamnese des Patienten und Entwicklung der Angstschwelle

Die Abbildung 3a zeigt das Ablaufdiagramm einer modifizierten Patient-Arzt-Begegnung, in welche durch unsere Arbeitsgruppe Kommunikationsmöglichkeiten installiert wurden, die sowohl äußerer wie innerer Praxisorganisation gerecht werden. Denn es lassen sich die Bereiche Warten, Anmeldung, Ordination wie die Bereiche Anamnese, Diagnose und Therapie integrieren.

Instrumentelle Hilfen des Kohlscheider Modells.
Aus dem Wartebereich darf ich den Praxisspiegel vorstellen, eine den Patienten informierende und wenn Sie so wollen begrüßende Selbstdarstellung der Praxis mit all ihren kleinen Besonderheiten. Der Praxisspiegel liegt im Wartezimmer aus. Er ist gedacht als angstlösender Hausprospekt, der für jede Praxis nach den ihr eigenen Gegebenheiten, Abläufen, Spezialitäten etc. leicht und sehr kostenbewußt gestaltet werden kann.

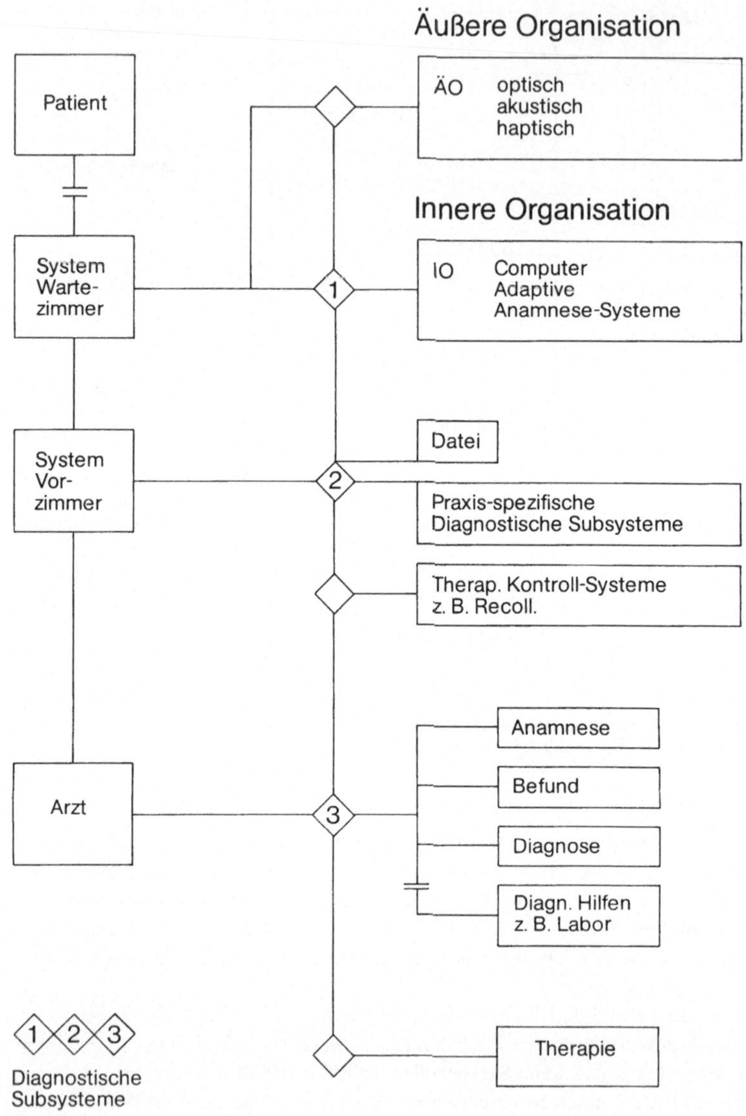

Abb. 3a Bereich Wartezimmer und Anmeldung im Ablaufdiagramm einer modifizierten Patient-Arzt Begegnung

Instrumentelle Organisationshilfen aus dem Anmeldungsbereich möchte ich hier übergehen. Ebenso die Instrumentierung in Anamnese und Diagnostik, da sie zum noch nicht abgeschlossenen Teil des Kohlscheider Modells gehören.

Im therapeutischen Bereich kommen jedoch eine ganze Reihe personeller und instrumenteller Hilfen zum Einsatz, die zu einem Teil von der interdisziplinären Arbeitsgruppe mitentwickelt wurden. (Abb. 3b)

Solche instrumentellen Hilfen im therapeutischen Bereich sind einmal die von Herrn Levening noch zu besprechenden Lernprogramme, die in der Praxis zum Einsatz kommen. Zum anderen visualisierte Information in Form von Tonbildschauen und Filmen. Wir setzen zur Zeit in Kohlscheid viele selbstvisualisierte Patienteninformationen ein. In der Regel werden sie den Patienten stets mit ihren Sozialpartnern gemeinsam gezeigt und auch mit diesen Partnern gemeinsam besprochen. Herr Hüttemann hat eine 15-Minuten-Tonbildschau über den Bluthochdruck vorbereitet und wird diese im Laufe des abends vorführen.

Weitere Instrumentalhilfen aus dem therapeutischen Bereich sind ein von uns so getaufter „Antiwaschzettel". Dieser Antiwaschzettel (Abb. 4) soll das Abspringen des Patienten von der Therapie aufgrund der durch das Lesen des Waschzettels befürchteten Nebenwirkungen in vielen Fällen zunächst auffangen und wenigstens zu einem erneuten therapeutischen Gespräch führen. Der Rücklauf dieser „Antiwaschzettel" ist hoch und die Rückmeldung positiv, wenn auch definitive Aussagen zur Zeit noch nicht gemacht werden können.

Die schriftliche Fixierung eines stattgehabten Behandlungsgespräches über Wirkung, mögliche Nebenwirkungen und Risiken der Therapie ist eine weitere Compliance-Hilfe des Kohlscheider Teams, über deren endgültige Ausformulierung allerdings noch keine Einigkeit besteht. Diese Hilfe ist noch nicht lange im Einsatz, so daß ich hier keine Angaben über ihre Wirksamkeit in bezug auf eine Änderung des Patientenverhaltens machen kann.

Noch ein anderer Aspekt ist von Interesse: Ich meine die „Nebenwirkung" auf den Arzt, der sich selbst durch das Ausfüllen des Bogens zu einem ausführlicheren therapeutischen Gespräch zwingt. Und das wirkt sicher für den Patienten im Sinne einer sozial-emotionalen Unterstützung und sehr wahrscheinlich auch kompetenzerweiternd.
Für die Niederschrift des Gespräches werden Vordrucke verwendet (siehe Anhang) die im Durchschreibeverfahren für Patient und Arzt ausgefüllt und vom Patienten unterschrieben werden.

Der im Rahmen des Kohlscheider Modells zum Einsatz kommende Gesundheitspaß schließlich ist eine instrumentierte Hilfe zur Verbesserung der Patienten-Compliance von noch ungeahnter Wirksamkeit. Jedenfalls lassen die erfreulich häufigen und positiven Rückmeldungen hoffen, daß dem Arzt damit ein

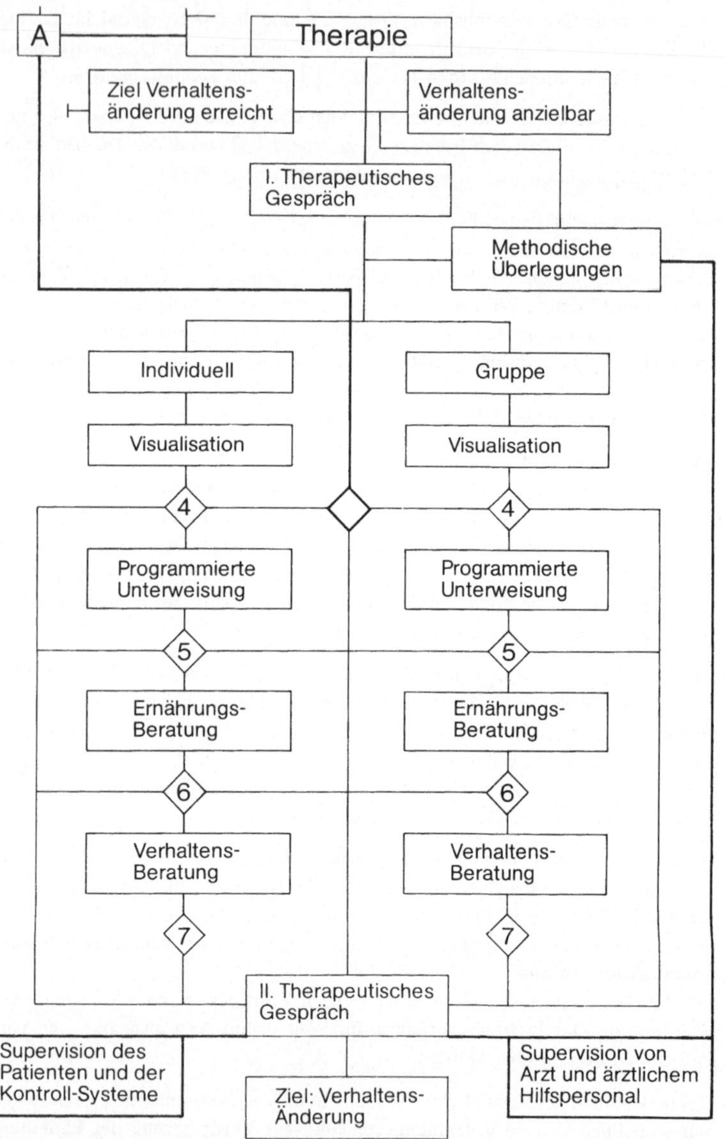

Abb. 3b   Therapeutischer Bereich im Ablaufdiagramm einer modifizierten Patient-Arzt-Begegnung

Mitteilung
beobachteter Nebenwirkungen

von

Herrn
Bei Frau
Frl.

Bitte nur Stichworte über beobachtete Nebenwirkungen. Damit Sie sie nicht vergessen und bei Ihrem nächsten Arztbesuch darüber mit mir sprechen können.

Denn merke:
Nur Nebenwirkungen die Sie mir nennen kann ich Ihnen erklären!

K. Rosenbaum Compliance Modell Kohlscheid ©

Abb. 4 Der „Antiwaschzettel" des Kohlscheider Modells

Steuerungs- und Kontroll-Instrument für das Patientenverhalten an die Hand gegeben wird. Die vom Patienten dokumentierten Verbesserungen der Werte und Daten, z. B. des Blutdruckprofils, des Trainingszustandes, der Laborparameter etc. scheinen dessen Selbstkompetenz und positive Selbsteinschätzung sehr zu steigern. Ebenfalls scheint die sozial-emotionale Unterstützung durch ein echt partnerschaftliches Umgehen mit dem Arzt und seinem Hilfspersonal von außerordentlicher Bedeutung zu sein.

Personelle Hilfen im Kohlscheider Modell
Über die personelle Hilfe z. B. einer Diätassistentin in der Praxis konnte ich beim ersten Essener-Hypertonie-Kolloquium schon berichten. Eine Institutionalisierung dieser Verfahrensweise hat leider bisher nicht realisiert werden können. Nach Möglichkeiten dazu halten wir weiter Ausschau und sind für jede Anregung dankbar.

Herr Vaitl hat in seinen Arbeiten über die Probleme der Compliance in der Behandlung des Bluthochdrucks sehr deutlich aufgezeigt, wie unabdingbar wichtig für einen Therapieerfolg unter anderem die sozial-emotionale Unterstützung, die Selbstkompetenz und die positive Selbsteinschätzung sind. Das war mit ein Grund dafür, zwei Verhaltenstherapeuten in das Kohlscheider Team zu integrieren. Von ihnen wurde ein Stufenplan zur Verhaltensmodifikation in die Behandlung einer Gruppe Koronarherzkranker und Hochdruckkranker eingeführt. (Einige Gedanken und stichwortartige Anregungen zu diesem Programm siehe Anhang.)

Über weitere Details dieses noch nicht abgeschlossenen Trainings möchte ich hier nicht berichten. Doch eines glaube ich zu diesem Zeitpunkt schon mit den Worten von Herrn Vaitl sagen zu können und zu müssen: „Die Entwicklung und die Testung von verhaltenstherapeutischen Programmen zur Steigerung der Compliance ist für die Praxis draußen notwendig. Notwendig ist vor allem eine Reduktion solcher Programme auf praxisgerechte Endfassung".

Zum Abschluß lassen Sie mich aus der – wenn auch relativ kurzen Erfahrung – mit einer interdisziplinären Arbeitsgruppe in einer Allgemeinmedizinischen Praxis sagen: Wenn Krankheit und Non-Compliance – und das heute ganz besonders – psychisch und sozial-emotional mitbedingt sind, dann müssen *alle* an Medizin Beteiligten die psycho-soziale *Begleittherapie* entwickeln, die draußen in der Praxis anwendbar ist.

Denn dort ist die Stelle, wo Medizin in der Arzt-Patientenbegegnung umgesetzt wird aus den Früchten wissenschaft-theoretischer Erkenntnisse in den Extrakt praktisch-realer Anweisungen.

Gedanken und Anregungen für die Praxis zum verhaltenstherapeutischen Programm

Im Rahmen des Kohlscheider Modells werden vor allem bei Langzeitkranken, wie der Nachbetreuung von Herzinfarkten, der präventiven Behandlung von Risikopatienten, z. B. von Bluthochdruckkrankheiten, die folgenden Grundsätze beachtet:

Gemeindenahe ambulante Betreuung

Die Betreuung geschieht am besten in der Praxis des behandelnden Arztes.

Vorteile:

1. Gewohnte Umgebung des behandelnden Arztes,

2. Erreichbarkeit für Patienten unproblematisch, damit wird die wichtige Motivationsschwelle niedrig gehalten,

3. direkter Informationsfluß zwischen behandelndem Arzt, Therapeut/Gruppenleiter und Patient,

4. Patienten leben meist im gleichen Stadtteil/Bezirk, d. h. oft gleicher sozialer Hintergrund, „nachbarschaftliche" Beziehungen lassen sich leichter knüpfen und sind stabiler durch räumliche Nähe,
   (der „soziale Aspekt" des Gruppentrainings hat sich bei uns als sehr wichtig herausgestellt).

Modifikation des Verhaltens

bei der Gruppe der Langzeitpatienten wichtig. Verhaltenstherapeutische Vorgehensweise in Gruppen ist Methode der Wahl und besonders effektiv (vgl. auch die Programme der Rehabilitationskliniken, Halhuber, Kallinke, Eggert etc.).

Verhaltenstherapeutisch ausgebildete Fachkräfte stehen im gesamten Bundesgebiet im Vergleich zu anderen Therapierichtungen relativ zahlreich zur Verfügung (Liste ist über die Deutsche Gesellschaft für Verhaltenstherapie (DGVT) in Tübingen erhältlich). Dabei handelt es sich meist um Diplom-Psychologen. Es ist ratsam, diese als Gruppenleiter zu wählen, da psychologische Schwierigkeiten bei einzelnen Teilnehmern auftauchen, die von diesem Personenkreis besser aufgefangen werden können.

Zeitaufwand und Kosten des Gruppentrainings

Verhaltensmodifikationsprogramme für die genannten Patientengruppen lassen sich m. E. relativ unproblematisch entwickeln. Der Arbeitsaufwand für solche Gruppenleiter beträgt 2 Stunden wöchentlich (gewöhnlich ein Abend in der Woche).

Die üblichen Stundensätze eines Dipl.-Psychologen liegen zwischen 50 und 80 Mark, d. h., 100 bis 160 Mark pro Woche. Bei einer Gruppengröße von z. B. 12 Personen entstehen Kosten von ca. 10 Mark bis 14 Mark pro Person und Woche.

Mögliche Kostenträger

a) Kassen

b) Gemeinde-, Landes-, Bundesmittel (z. B. Gesundheitsamt, Bundeszentrale für gesundheitliche Aufklärung o. ä. Institutionen, Sportvereine, gemeinnützige Vereine etc.).

c) Patienten
   Motivation zu eigenem Beitrag
   – bei Infarktpatienten möglich
   – bei Risikopatienten, bes. Hochdruckkranken schwierig, da kein Leidensdruck vorhanden und die Gefahr verdrängt wird. Gegebenenfalls ist eine Integration in den Programmteil „Herz/Kreislauftraining" möglich, da die entsprechenden Apparate (Pulsfrequenzmesser, Ergometer etc.) benötigt werden.

EIN BEHANDLUNGS-GESPRÄCH

zwischen

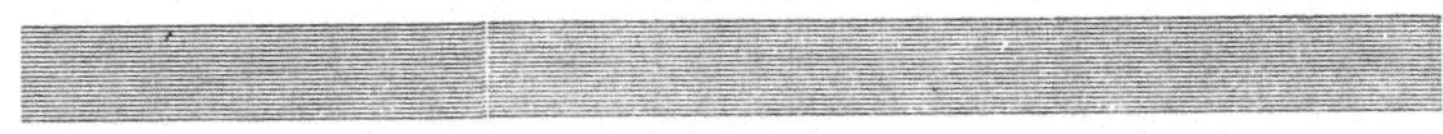

und

Dr. med. Klaus Rosenbaum

hat heute in vollem Umfange stattgefunden. Insonderheit sprachen
wir über

Risiken	der unbehandelten Erkrankung

Wirkung	der medikamentösen Behandlung mit:

Nebenwirkungen	mögliche, von

1

2

3

4

| **Risiken** | mögliche, der Behandlung mit |

____

____

____

| **Notwendigkeit** | daß trotz möglicher Nebenwirkungen und |

Risiken in diesem Falle die hier vorgeschlagene Behandlung durchgeführt werden soll, um das bei weitem größere Risiko

abzuwenden!

Ich bin bereit jetzt noch nicht erkennbare, neu auftretende Fragen
zu diesem Komplex schriftlich zu fixieren und sie Ihnen später vorzulegen! Doch soweit für mich erkennbar bin ich zu meiner Zufrieden-
heit informiert und durch diese Information von der Richtigkeit und
Notwendigkeit der Behandlung überzeugt! Durch diese Überzeugung
fühle ich mich bewegt, die Behandlung zu beginnen. Ich glaube
versprechen zu können, daß ich diese Dauerbehandlung ohne
zwingende neu- sich ergebende Gründe nicht abbreche. Sollte dies
doch einmal der Fall sein, so werde ich es Ihnen unverzüglich
mitteilen, damit wir über die neu aufgetretenen Gründe ein neues
Gespräch führen können!

Diskussion

Bock:

Herr Rosenbaum, ist das ein Forschungsprojekt oder ist das gedacht als Modell, das in einer anderen Praxis in gleicher Form verwirklicht werden könnte?

Rosenbaum:

Es ist gedacht als Vorstufe eines Modells, um modellhafte Züge abklären zu können. Einfach einmal Vorgehensweise und Strategien abklopfen auf ihre Brauchbarkeit in der Praxis draußen. Es werden die Kriterien für ein Modell geprüft.

Bock:

Das Wort Antiwaschzettel hat mich sehr beeindruckt. Der Inhalt des Beipackzettels ist ja endlos diskutiert worden. Wenn es aber jetzt soweit gekommen ist, daß die Kollegen Antiwaschzettel verfassen, sollte dies Anlaß genug sein, die jetzt übliche Form doch wieder zu ändern. Jetzt ist der Beipackzettel ja ein Kompromiß mit Angaben teils für den Arzt, teils für den Patienten, und für keinen von beiden ist er inhaltlich und in der Form optimal.

Haehn:

Ich hätte juristische Bedenken. Der Waschzettel bleibt ja in der Packung, wenn der Patient das Medikament in der Apotheke holt.

Siegfried:

Wäre es nicht einfacher, ein Medikament sine confectione zu verordnen, d. h., ohne den Waschzettel, so daß der Patient nur Ihre Information bekommt?

Rosenbaum:

Ich möchte, daß er den Waschzettel liest, ich will ihn nur unterlaufen. Ich habe das Gefühl, wenn der Waschzettel nicht in der Packung ist oder es steht nichts auf dem Waschzettel, dann nimmt er das Medikament ebenfalls nicht.

Siegfried:

Sie lassen ihn erst sensibilisiert sein und dann desensibilisieren Sie ihn.

Anlauf:

Klappt die Desensibilisierung eigentlich immer, oder kann nicht auch das Gegenteil eintreten, nämlich daß der Patient nach allen möglichen Nebenwirkungen sucht?

Rosenbaum:

Auch das kommt vor. Dann ist in jedem Fall das nächste therapeutische Gespräch nachgeschaltet. Er bleibt also damit nicht allein.

Siegfried:

Ich sehe darin doch eine Gefahr. Wird nicht der Patient hellhörig, Dinge nachzuvollziehen, die dort angegeben sind. Dient das dazu, daß der Patient ein Compliance-Partner wird, der sich auf seine Krankheit konzentriert?

Rosenbaum:

Sie haben recht, wenn ich ihn damit alleine lasse. Es stimmt nicht, wenn ich das Mittel einsetze, um ihn zu führen.

Vaitl:

Die Auswirkungen der Information, die der Patient möglicherweise den Beipackzetteln entnimmt, kann sehr unterschiedlich sein. Für die Wahrnehmung verschiedenster Symptome wird er wahrscheinlich nur dann sensibilisiert, wenn er zusätzlich keine Informationen durch einen Fachmann erhält; denn die Nebenwirkungen stehen auf diesen Zetteln ungewichtet nebeneinander. Werden sie aber im ärztlichen Gespräch gewichtet und bekommen (z. B. auch durch das „Unterlaufen", wie es Herr Rosenbaum geschildert hat) einen neuen Stellenwert, dann werden dadurch sehr interessante psychische Prozesse in Gang gesetzt. Der Patient übernimmt die Gewichtungen, die der Arzt als Erklärungen für etwaige Nebenwirkungen anbietet; denn nichts ist schlimmer für einen Patienten als körperliche Beschwerden, für die keine Ursachen gefunden werden können. Ein Gespräch über die Nebenwirkungen steigert daher die Sensibilität nicht, sondern vermindert sie eher.

Anlauf:

Ich habe trotzdem ein sehr unbehagliches Gefühl bei dieser Methode und frage mich – obgleich ich sicher bin, daß Sie das nicht beabsichtigt haben – ob Sie nicht Compliance über Neurotisierung erreichen. Schließen Sie nicht einen unausgesprochenen Vertrag über Scheingefechte, die der Patient anhand irgendwelcher Beobachtungen an sich selbst mit Ihnen führen wird?

Rosenbaum:

Ich habe auf meinem Schreibtisch den sogenannten roten Ordner. In dem roten Ordner sind die Waschzettel der von mir verordneten Präparate, Nebenwirkungen alle gelb unterstrichen. Ich zeige ihm den Waschzettel und rede über den Waschzettel, wenn ich das Medikament aufschreibe. Nur um dem Patienten klar zu machen: Dein Arzt weiß auch, was da drin steht. Denn ich hatte die Erfahrung hinter mir, daß viele Patienten nach durchlittenen Nebenwirkungen sich sagen mußten: Mein Doktor weiß gar nicht, was auf dem Waschzettel steht, sonst hätte er mich sicher gewarnt. Der läßt mich mit dem Medikament allein. Deswegen das Gespräch über den Waschzettel und diesen roten Zettel. Er signalisiert dem Patienten: Dein Arzt kennt die möglichen Nebenwirkungen!

v. Troschke:
Ich wollte etwas Ergänzendes sagen zur gesundheitserziehenden oder aufklärenden Situation im Wartezimmer. Wir haben dazu eine Untersuchung gemacht, und zwar haben wir systematisch Beobachtungen durchgeführt in Wartezimmern einer gynäkologischen Praxis und einer Allgemeinpraxis einer Kleinstadt.
Wir haben einerseits festgestellt, daß eine sehr hohe Kommunikationsangst vorhanden zu sein scheint, d. h., die Patienten reden so gut wie überhaupt nicht miteinander. Sie vermeiden auch Blickkontakte. Es unterbleibt jegliche Art von Kommunikation. Sie greifen begierig nach den Illustrierten und Zeitungen, die da ausgelegt sind. Gesundheitserziehende Broschüren wurden bei uns überhaupt nicht benutzt. Wir konnten die Patienten nur dazu bringen, in die gesundheitserziehenden Schriften und Hefte zu schauen, nachdem alle Illustrierten aus dem Wartezimmer genommen wurden.
Nach einer Woche fingen die Patienten an, diese Gesundheitsinformations-Broschüren zu lesen, wobei der Anteil gleich hoch war wie vorher bei den Illustrierten, nämlich bei 70%. Als wir wieder die Illustrierten hineingelegt haben, kippte das wieder um, keiner las mehr Gesundheitsinformation, alle lasen Illustrierte.
Welche Erfahrungen haben Sie mit Ihrem Praxisspiegel gemacht? Wird er auch wirklich von den Patienten gelesen?

Rosenbaum:
Den Praxisspiegel bekommt grundsätzlich der Patient, der neu in die Praxis kommt. Er bekommt ihn an der Anmeldung, damit er sich über die Besonderheiten der Praxis informieren kann.

Hofmann:
Herr Rosenbaum, fühlen sich die Patienten bei den von Ihnen angewandten Methoden nicht als unmündige oder entmündigte Patienten?

Rosenbaum:
Ich weiß nicht, ob man mit einem Schlagwort antworten kann: Es ist der Versuch, ihn kompetent zu machen, ihn zum echten Partner zu formen. Der Versuch wird zumindest unternommen, möglich, daß ich auch einmal einen Patienten manipuliere, aber tun wir das nicht in der Allgemeinmedizin den ganzen Tag?

Haehn:
Nein, nein.

Hensel:
Der Kontrakt, den Sie da schließen, sieht mir doch etwas nach dem Kontrakt mit dem Teufel aus: Ich gelobe und wenn ich nicht . . .
Man wartet eigentlich darauf, daß dann noch da steht, es folgt diese oder jene Strafe. Ich meine, das ist keine Partnerschaft mehr, das ist ein Vertrag, der vielleicht in gewisser Weise garantiert, daß eine Information stattgefunden hat.
Aber das ist genau das Problem wie vor chirurgischen Eingriffen. Ich glaube, daß das in der Allgemeinpraxis zu weit geht und auch wertlos ist.

Beckmann:

Meine Zweifel gehen vielleicht auch in grundsätzliche Richtung, und zwar ist das ein Zweifel überhaupt am instrumentellen Ansatz in diesem Bereich. Je mehr man instrumentell herangeht, um so mehr ist immer eine Unterwerfung des Patienten in bezug auf diese Instrumente implizit enthalten. Selbst wenn man es gar nicht will. Insofern kommt mir das Vorgehen etwas paradox vor. Einerseits verlangt man auf der einen Ebene die Unterwerfung, aber andererseits will man eine Emanzipierung erreichen. Deshalb frage ich mich, kann man das nicht vielleicht unmittelbar erreichen. Vielleicht ist das auch ein Problem der Psychologen, daß sie häufig das Gefühl haben, sie müßten sich den Naturwissenschaften anpassen, indem sie jetzt auch irgendwelche Apparate entwickeln, Testverfahren, Fragebögen usw. anwenden. Dabei macht man den gleichen Fehler wie häufig bei der organischen Diagnostik, die viele Unterwerfungsrituale enthält. Es ist doch eine Grundfrage, die hier angesprochen wird, ob das ärztliche Gespräch nicht mehr im Mittelpunkt stehen sollte.

Hamm:

Herr Rosenbaum, ich finde Ihr Experiment bewundernswert. Ich bin jedoch der Ansicht. daß Sie nur eine bestimmte Auswahl von Patienten haben; Sie haben sicher keinen Querschnitt. Und ich glaube, man sollte auch darüber einmal diskutieren, was Herr von Troschke gesagt hat. Wenn er Untersuchungen bei einem Gynäkologen, bei einem Allgemeinarzt. bei einer von 24.000 Praxen in der Bundesrepublik, gemacht hat, so kann man die auf keinen Fall verallgemeinern. Sie können es uns hier als interessante Mitteilung machen, aber jeder von uns, der hier am Tisch sitzt, wird möglicherweise ganz andere Erfahrungen machen. Ich glaube, das ist überhaupt das Dilemma, daß man kaum Richtlinien aus einer Allgemeinpraxis so ohne weiteres immer für alle verbindlich machen kann. Jeder kann seine eigenen Erfahrungen mitteilen. Aber das ist auch der Vorteil bei der Allgemeinmedizin und ich glaube auch gerade bei der Hypertoniebekämpfung, daß es sehr verschieden eingestellte Ärzte gibt, die auch auf verschiedenartige Patienten ansprechen. Jeder Arzt hat seinen Patienten, und jeder Patient hat seinen Arzt.
Und gerade das ist ein Instrument, um die Massenerkrankung des hohen Blutdrucks bekämpfen zu können. Ich halte das für besonders wichtig, und diese Vielfalt sollte man vielleicht doch eher mal in den Vordergrund stellen als eben nur diese modellartigen Dinge. diese Einzelbeobachtungen.

Höhfeld:

Ich bin der Meinung, daß jede Praxis eine ganz andere Patientenstruktur hat. In meiner Stadtrandpraxis kennen sich die Patienten seit Jahren, sind zusammen zur Schule gegangen, unterhalten sich im Wartezimmer. Es sieht also sicher ganz anders aus, als wenn man in einer Innenstadtpraxis Patienten aus unterschiedlichen Stadtteilen behandeln muß.
Ich will noch etwas zum Wettbewerbsdenken bei Patienten mit hohem Blutdruck sagen:
Es ist besonders ausgeprägt bei Ehepaaren, die beide Hypertoniker sind. Hier zeigt es sich immer wieder, daß die Erziehung aneinander nicht ohne Bedeutung ist.

Organisatorische Voraussetzungen und Bestellsystem in der ärztlichen Praxis

von K. D. Haehn

Das Krankheitsbild der Hypertonie gehört mit zu den häufigsten bei den Kranken einer Allgemeinpraxis. Da es sich um eine chronische Erkrankung, die eine möglichst regelmäßige und zuverlässige Langzeitbehandlung erfordert, handelt, muß alles Bemühen darauf abzielen, mit geeigneten Maßnahmen dieser Forderung gerecht zu werden. Die Hypertonie ist aber auch ein Beispiel, an dem die Schwierigkeiten einer Langzeitbehandlung offenbar werden. Um welche Problemkreise im einzelnen handelt es sich nun?

Zwar führen häufig subjektive Beschwerden zur Feststellung der Diagnose Hypertonie, dennoch gibt es eine große Gruppe von Kranken, die bis zum Behandlungsbeginn von dieser Erkrankung nichts wußten. Aber auch im Verlauf der Therapie überwiegt das Fehlen von subjektiven Symptomen. Das scheint eine der wesentlichen Ursachen zu sein, warum der Kranke so häufig nicht die genügende Einsicht in die Notwendigkeit der Behandlung seiner Krankheit hat.

Hinzu kommen aber noch eine Anzahl weiterer Faktoren, die oft im Zusammenhang mit der Therapie stehen und den Kranken eher bestärken, seine Behandlung abzubrechen.

Da wird zunächst im Rahmen der Basistherapie gefordert, daß das erhöhte Gewicht zu reduzieren sei, das Kochsalz, das die Speisen schmackhaft zu machen scheint, soll stark reduziert werden und weitere Annehmlichkeiten wie Rauchen, körperliche Ruhe und die Flasche Wein werden im gleichen Atemzug – oft unnötigerweise – verboten. Es findet also ein einschneidender Eingriff in das vorher für den Kranken so harmonische Dasein statt und, da ihm gleich bedeutet wird, daß dies für den Rest des Lebens so sein müßte, türmt sich ein unüberwindbar scheinender Berg von Belastungen auf.

Frühere Erfahrungen mit medikamentöser Behandlung, Gespräche mit dem Nachbarn, Informationen aus Funk und Presse haben dem Kranken darüber hinaus bewußt gemacht, daß Medikamente auch schaden können. So besteht eine nicht immer gleich erkennbare Angst vor der schädigenden Wirkung von Medikamenten, die sehr häufig dazu führt, daß der Kranke eigenwillig seinen Therapieplan ändert, im allgemeinen durch Reduktion der verordneten Medikamente an Menge und Zahl. Der Patient fürchtet, von Medikamenten abhängig zu werden oder rechnet mit der Möglichkeit des Unwirksamwerdens seiner über lange Zeit genommenen Arzneien. Die Angst aber, eines Tages, falls die Krankheit doch schlimmer geworden ist, keine wirksamen Medikamente mehr zu haben, ist offenbar sehr häufig bedrückend.

Zahlreiche Medikamente haben erhebliche Nebenwirkungen wie Kopfschmerz, Schwindel, Mundtrockenheit. Darüber hinaus werden wichtige körperliche Funktionen gelegentlich nachteilig beeinflußt; Rückgang oder Verlust der Sexualität ist ein erheblicher Eingriff in das Wohlbefinden.

Wie auch immer die Häufigkeit und Regelmäßigkeit der ärztlichen Kontakte organisiert wird – die Gefahr, die einzelnen Konsultationstermine zu weit auseinanderzuziehen, ist gerade bei Langzeitbehandelten groß. Oft wird empfohlen, nach Aufbrauchen der verordneten Medikamentenmenge den Arzt wieder aufzusuchen, es wird also dem Patienten, dem Kranken überlassen, wann er zur Kontrolluntersuchung kommt. In der Absicht, wirtschaftlich zu verordnen, werden dann sehr große Medikamentenpackungen rezeptiert, so daß, gemessen am Medikamentenverbrauch, die Termine zwischen den Arzt-Patienten-Kontakten bis zu 10 Wochen und länger auseinander liegen können. Das aber verstärkt bei dem Kranken das Gefühl, seine Erkrankung sei nicht schwerwiegend und läßt ihn leicht die Behandlung abbrechen, da, wie schon weiter vorn gesagt, kaum subjektive Beschwerden bestehen und anderereits die Einschränkungen durch die Therapie sehr unangenehm sind.

Das bisher besprochene therapeutische Programm erteilt dem Kranken die verschiedensten Aufgaben, die regelmäßig zu erfüllen nur die wenigsten geneigt sind. Die Folge ist, daß der Patient bei jeder Konsultation auf Fehler in der Durchführung seiner Therapie hingewiesen werden muß und ihm mehr oder weniger deutlich der Vorwurf gemacht wird, daß er an der möglicherweise ungünstigen Entwicklung seines Krankheitsbildes mit schuld ist. Die Angst vor solchen Konfrontationen spielt sicher eine wesentliche Rolle beim Therapieabbruch oder sonstigen Anzeichen von Non-compliance.

Beachtung finden muß noch ein anderes wichtiges Moment. Gar nicht selten unterbricht der Kranke seine Therapie, ohne den Arzt darüber zu informieren und wartet die nächste Kontrolluntersuchung ab. Da die Wirkung der Medikamente und sonstiger Maßnahmen oft noch Wochen nach Absetzen anhält, wird ihm ein gutes Untersuchungsergebnis mitgeteilt, das ihn bestärkt, in Zukunft seine Therapie selbst zu bestimmen.

Das gleiche geschieht auch, wenn anläßlich des Patienten-Arzt-Kontaktes zwar ein erfolgreiches und erfreuliches Behandlungsergebnis mitgeteilt wird, aber versäumt wird darauf hinzuweisen, daß dieses Ergebnis nur deshalb so gut ist, weil die Behandlung eben regelmäßig durchgeführt wurde.

Zusammenfassend ist festzustellen, daß die Langzeitbehandlung des Hypertoniekranken äußerst schwierig ist und zahlreichen Störungsmöglichkeiten ausgesetzt sein kann, zumindest dann, wenn der Kranke von der Notwendigkeit der Behandlung nicht überzeugt ist.

Ursache einer solchen Einstellung zur Krankheit ist mindestens zum Teil die ungenügende Information über das Krankheitsbild und die notwendige Therapie. Darüber hinaus muß die Patienten-Arzt-Beziehung qualitativ so angelegt sein, daß der Kranke seinem Arzt des Vertrauens auch wirklich glaubt und aktiv an der Therapie mitwirkt.

Welche Konsequenzen ergeben sich daraus für die Ärzte? Nach ausführlicher Information über das Krankheitsbild, seine möglichen Folgen, aber auch seine Chancen bei angemessener Therapie, muß ein Therapieplan erarbeitet werden, der auch wirklich auf die Dauer durchführbar ist. Die Patienteninformation sollte ausführlich mündlich, aber auch schriftlich und mit Hilfe von geeigneten Drucksachen erfolgen. Bei jedem Arzt-Patienten-Kontakt müssen wichtige Punkte der Therapie erneut besprochen werden. Die Therapie selbst muß für den Patienten durchführbar sein. Das gilt ganz besonders für die Basistherapie. Die Forderung nach Gewichtsreduktion und Einschränkung des Kochsalzgenusses muß mit zumutbarer Strenge verlangt werden. Weitere Erwartungen und Maßnahmen müssen dem Lebensraum des Kranken angepaßt sein, wenn sie Chancen auf Realisierung haben sollen. Bei der Pharmako-Therapie sollen möglichst nebenwirkungsarme Medikamente verordnet werden. Je einfacher das Einnahmeschema ist, desto wahrscheinlicher ist seine Realisierung.

Der Zugang zur ärztlichen Sprechstunde muß unbedingt erleichtert werden, was mit Hilfe eines Terminplanungssystems, das für alle Patienten der Praxis gelten muß, eingerichtet werden kann. Die häufig aufgestellte Behauptung, daß solche Terminplanungen nicht machbar seien, ist inzwischen durch die Vielzahl der Praxen mit geregeltem Bestellsystem widerlegt. *Adrich* konnte im Rahmen seiner Dissertation nachweisen, daß die Zahl der Therapieabbrüche um 1/3 zurückging, nachdem in einer Landpraxis ein Bestellsystem eingeführt worden war.

Wichtig ist die sorgfältige Überwachung der therapeutischen Maßnahmen. Die Ergebnisse von Untersuchungen zur Frage der Compliance (*Weber*) haben gezeigt, welche Aufmerksamkeit diesem Problem gewidmet werden muß. Bei der

Hypertonie sind die Voraussetzungen relativ günstig, da es einige meßbare Kontrollparameter gibt.

Die regelmäßige Blutdruckkontrolle ist eine Selbstverständlichkeit. Sie gibt auf alle Fälle einen gewissen Hinweis, ob die Therapie auch wirklich regelmäßig durchgeführt wird. Mit Hilfe der Gewichtskontrolle läßt sich überprüfen, ob die geforderte Gewichtsreduktion bei Übergewicht auch wirklich erreicht wird. Auch hier sind regelmäßige Messungen erforderlich, um den Kranken darüber zu informieren, daß seine Maßnahmen sorgfältig beobachtet werden.

Die Wiederbestelltermine sollen so festgelegt werden, daß sich eine Tablettenzählkontrolle durchführen läßt. Sehr leicht ist dann festzustellen, ob noch übermäßig viel Tabletten bei der nächsten Konsultation vorhanden sind und davon ausgegangen werden muß, daß die Einnahme nicht regelmäßig erfolgte. Sollten pathologische andere Laborparameter, etwa eine Hyperurikämie, vorhanden sein, läßt sich an der Normalisierung dieser Parameter ebenfalls die Gewissenhaftigkeit der Therapie mit ablesen.

Insgesamt sollte der Langzeitbetreuungsplan so aufgebaut sein, daß bei dem Patienten anläßlich möglichst vieler Konsultationen neben der Rezeptur neuer Medikamente und neben der Blutdruckmessung noch weitere Untersuchungen durchgeführt werden, um die Wichtigkeit solcher Konsultationen stärker zu unterstreichen.
Alle diese soeben vorgeschlagenen kleinen Kontrollmöglichkeiten sollen dem Patienten das Gefühl vermitteln, daß über seine Krankheit und seine Gesundheit sorgfältig gewacht wird. Das wird ihn leichter dazu motivieren, auch die ihm aufgetragenen Aufgaben zu erfüllen. In partnerschaftlicher Zusammenarbeit wird sich so eine Arzt-Patienten-Beziehung entwickeln, die über Erfolg oder Mißerfolg der angestrebten Behandlung wesentlich mit entscheidet.

Diskussion

Bock:

Zur Frage der Kompliziertheit der Therapie: In den meisten Fällen ist der Therapieplan ja ganz einfach. Oft genügen diätische Maßnahmen oder die Verordnung eines Präparates, evtl. eines Kombinationspräparates. Aber es gibt auch Fälle, in denen wir den Blutdruck nicht ohne eine recht komplizierte Medikation unter Kontrolle bekommen. In derartigen, insgesamt nicht sehr häufigen Fällen, haben sich Kästchen mit dem Namen Dosett® bewährt, die für jeden Tag in der Woche jeweils 5 Fächer enthalten. Der Patient füllt in diese Fächer die Medikamente für die ganze Woche und hat auf diese Weise auch eine gute Selbstkontrolle mit Erhöhung der Compliance.

Eine Frage noch zu ihrem Bestellsystem: Wenn der Patient bei Ihnen war, vereinbaren Sie von vornherein einen neuen festen Termin?

Haehn:

Ich sage ihm, er muß in 7 Wochen wiederkommen. Das ist z. B. dienstags. Wenn er sagt, der Dienstag paßt ihm nicht, dann nehmen wir den Donnerstag. Er kann noch die Uhrzeit selbst festlegen im Rahmen der Sprechzeit. Das hat sich außerordentlich bewährt.

Bock:

Und wenn er nicht kommt?

Haehn:

Dann wird er eingeladen. Mit einer Postkarte. Kommt er daraufhin nicht, so kann man ihm nicht helfen.

Eisenhut:

Darf ich fragen, wieviel Personal Sie dazu brauchen? Bei mir in einer ausgesprochenen Landpraxis mit 80 bis 100 Behandlungsfällen pro Tag wäre das undurchführbar. Ich fange früh um 8 Uhr mit der Sprechstunde an, höre gegen 13.00 bis 13.30 auf, mache dann Besuche und dann geht es um 17.00 Uhr wieder an bis 20.00 – 21.00 Uhr. Ich wüßte nicht, wann ich den Patienten einen Termin geben könnte, vor allem in Anbetracht der überwiegend akuten Fälle aus allen Fachgebieten mit sofortiger Behandlungsbedürftigkeit und der schlechten Fahrmöglichkeiten.

Haehn:

Herr Kollege, das haben mir schon viele vor Ihnen gesagt. Manche haben es dann doch versucht und festgestellt, daß sie viel besser arbeiten können.

Eisenhut:
Ich habe es schon versucht.

Haehn:
Was das für das Personal bedeutet ist ein bißchen schwer zu beurteilen. Bei mir wird durch
die Arzthelferinnen häufig Blutdruck gemessen und auch häufig das Gewicht kontrolliert.
Diese drei Maßnahmen, Gewichtskontrolle, Blutdruckmessung und Bestellsystem machen
die Arbeitskraft einer Arzthelferin aus.

Eisenhut:
Aber der Patient ist enttäuscht, wenn er einen Termin hat und den Arzt nicht sieht.

Haehn:
Er sieht immer den Arzt.

Siegfried:
Kommt der Patient bei Ihnen gleich dran oder muß er auch noch warten?

Haehn:
Die durchschnittliche Wartezeit beträgt 20 Minuten.

Hüttemann:
Zum Thema Bestellsystem: Bis auf zwei Stunden pro Tag arbeite ich ausschließlich nach
einem Bestellsystem. Funktionieren tut es nur, wenn man drei Punkte berücksichtigt.

1. Vor Einführung des Systems müssen Taktzeiten für die unterschiedlichen Verrichtungen,
    besonders im diagnostischen Bereich, festgelegt werden. Während meiner Klinikzeit
    habe ich bereits angefangen zu beobachten, wie lange ich benötige, um den Magen zu
    röntgen oder zu gastroskopieren.

2. Im Anmeldebereich führen wir neben dem Terminbuch eine Liste, auf der täglich für
    jeden Patienten drei Uhrzeiten auf die Minute genau festgehalten werden. Die erste Zeit
    wird festgehalten, wenn der Patient die Praxis betritt. Die zweite beim Verlassen des
    Wartezimmers und die dritte beim Verlassen des Hauses. Auf diese Weise ist es mög-
    lich, jederzeit die vorgeplanten Taktzeiten zu überprüfen und eventuell zu modifizieren.
    Durch dieses System beträgt die Wartezeit zwischen 11 und 18 Minuten.

3. Im Fall einer notwendigen Terminverschiebung, verursacht z. B. durch einen dringenden
    Hausbesuch aus der Sprechstunde heraus, teilen wir unseren Patienten *sofort* mit, daß
    sich die Termine wahrscheinlich um eine bestimmte Zeit verschieben werden. Zusätzlich
    geben wir auch den Grund dieser Verschiebung an. Die Erfahrung zeigt, daß die Mehr-
    zahl der Patienten dann problemlos auf mich wartet. Ein kleinerer Teil bekommt neue
    Termine. Pufferzeiten plane ich inzwischen nicht mehr ein, da trotz sorgfältiger Planung
    gut 8% der Patienten zu den Terminen nicht erscheinen. Auf diese Weise entstehen
    unsere nötigen Pufferzeiten.

Hensel:

Das ist natürlich bei einem Facharzt etwas anderes. Der Allgemeinarzt muß sicher größere Pufferzeiten einplanen, weil die Akuterkrankungen wie Grippe und ähnliche Dinge ja doch ins Gewicht fallen.

Ich habe ein ähnliches System als Allgemeinarzt mit Stadtrandpraxis. Es funktioniert sehr gut. Ich handhabe es bei den Hypertonikern gemischt, d. h., wir geben Termine, an denen er nur kommt und von der Helferin gemessen wird. Etwas grobmaschiger erfolgen die Konsultationen bei dem Arzt. Die Bestellungen mache ich nicht selbst, sondern der Patient muß an der Rezeption vorbei und wird dann von der Helferin angesprochen; was hat denn der Herr Doktor gesagt, wann sollen Sie wiederkommen? Er macht dann gleich einen Termin mit Uhrzeit aus.

v. Troschke:

Herr Haehn, zu Ihren Ausführungen zur „Überführung von Patienten", d. h., wie man den Patienten nachweisen kann, daß sie sich nicht angemessen verhalten haben. Ich würde es für besser halten, wenn es dem Arzt gelänge, ein Vertrauensverhältnis zum Patienten herzustellen, das diesem ermöglicht, offen über seine Gründe zur Nichtbefolgung der ärztlichen Anordnung zu reden. Da Dummheit und Böswilligkeit nicht die zentralen Gründe für die Non-compliance sein können, läßt sich unter anderem daraus schlußfolgern, daß Ärzte, wenn sie selber krank sind, sich in keiner Weise vorbildlich verhalten.

Haehn:

Herr v. Troschke, es werden ja nicht Strafmandate erteilt, aber er muß schon merken, daß der Doktor da aufpaßt, und es muß ihm bewußt sein.

Höhfeld:

Ich möchte noch Herrn v. Troschke antworten:

Es ist sicher nicht so, daß wir den Patienten, wenn wir ihm vorrechnen, wie lange er maximal mit seinen Medikamenten ausgekommen sein kann, wie einen Straftäter überführen wollen. Der Patient ist sicherlich nicht aufs Kreuz gelegt. Er hat einfach das Empfinden, daß ich mir Gedanken über die Therapie mache.

Ob in einer Bestellpraxis der Betrieb reibungslos abläuft, ist ausschließlich eine Frage der Organisation. Voraussetzung ist die Führung eines Anmeldebuches, wenn möglich der Besitz eines 2. Sprechzimmers. In der Anmeldung eine Sekretärin mit Organisationstalent. Wenn dann noch die Sprechstunde um 7 Uhr beginnt und um 13 Uhr endet, hat man für jeden Patienten 10 bis 15 Minuten zur Verfügung und damit auch genügend Zeit, um auf Problemfälle einzugehen.

Anlauf:

Zu Herrn v. Troschke: Wir haben es uns zur Gewohnheit gemacht, bei Patienten, die mit einer angeblich nicht einstellbaren Hypertonie überwiesen werden und oft mit ganz komplizierten Schemata ambulant behandelt wurden, exakt dieses Regime in den ersten Tagen in der Klinik weiterzuführen. Bei mehr als der Hälfte der Fälle wird der Blutdruck dann normal, und das ist sicherlich nicht nur darauf zurückzuführen, daß die Patienten Bettruhe einhalten, sondern sie nehmen dann eben die Medikamente regelmäßig ein.

v. Troschke:

Bei Langzeittherapie fällt es uns allen schwer, sich regelmäßig an solche Verordnungen zu halten und es ist deshalb weniger wichtig, möglichst gut funktionierende Kontrollen einzubauen. Ich halte es für wichtiger, mit dem Patienten die Problematik einer regelmäßigen Medikamentation durchzusprechen und immer wieder anzusprechen, um von daher auch ein offenes Vertrauensverhältnis zwischen Arzt und Patient aufzubauen.

Beckmann:

Ich glaube, das Mißverständnis kam dadurch zustande, daß Sie im Grunde meinen, man soll Strafen vermeiden. Es ist ja nicht gesagt, daß durch Kontrollsysteme Strafen ausgegeben werden.

v. Koerber:

Ich habe bei der Einnahme von Tabletten die Erfahrung gemacht, daß die Therapie leichter einzuhalten ist, wenn man auf die Tablettenkapseln jeweils Mo., Di., Mi. und so weiter schreibt, vergleichbar den Packungen für Antibabypillen. Würde die Industrie angeregt, entsprechende Behälter herzustellen, auch für 2 oder 3 Tabletten täglich, wäre es sicher eine große Hilfe für vergeßliche Patienten.

Methoden der Information des Patienten aus pädagogischer Sicht

von H. Levenig

Das Problem der Information des Patienten ist mehrschichtig. Zunächst soll eine Reihe von Fragen gestellt werden, die geeignet sind, die Problematik zu erfassen.

1. Was ist Information?
   Der Begriff der Information und damit zusammenhängend die Informationstheorie bezog sich zunächst auf den Signalaustausch zwischen technischen Systemen (1). Die Übertragung auf menschliche Kommunikationsprozesse im Sinne eines Kommunikationsaustausches läßt diesen Sachverhalt noch komplexer erscheinen. Dennoch ist es möglich, eine für unseren Anspruch vereinfachte Darstellung der „Information" zu geben (2). Information muß unter dreifachem Aspekt gesehen werden.

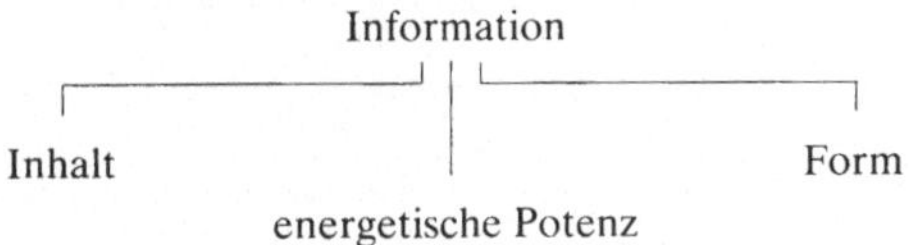

Aus dieser Darstellung ist zu erkennen, daß bei der Information zunächst einmal zwischen Inhalt und Form zu unterscheiden ist. Der Inhalt einer Information – man kann auch von Semantik sprechen – bedingt eine Form der Information – die Syntaktik. Nur wenn Semantik und Syntaktik eine einheitliche Zielrichtung aufweisen, sind die Voraussetzungen dafür geschaffen, daß eine einheitliche Informationsübertragung stattfinden kann. Bei menschlichen Kommunikationsprozessen muß nach *Zielinski* die Information noch mit einer energetischen Potenz gekoppelt werden, wenn eine Informationsübertragung im menschlichen Kommunikationsprozeß gelingen soll. Wir müssen also unser Modell ergänzen.

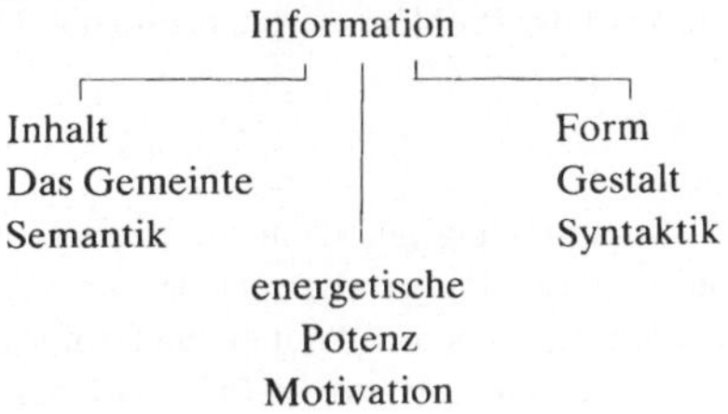

Im zwischenmenschlichen Prozeß müssen Form und Inhalt synchron laufen.
Syntaktik und Semantik einer Information müssen integrative Faktoren darstellen. Diese beiden Faktoren können aber nur dann zu einer Informationsübertragung führen, wenn diese Information mit Motivation angereichert
und ergänzt wird.

2. Die Frage der Informationsübertragung
Um einen Adressaten, also auch einen Patienten, zu informieren, ist es wesentlich, daß eine Information übertragen wird. Der Prozeß einer Nachrich-
tenübertragung kann auf einfachste Weise wie folgt dargestellt werden (3).

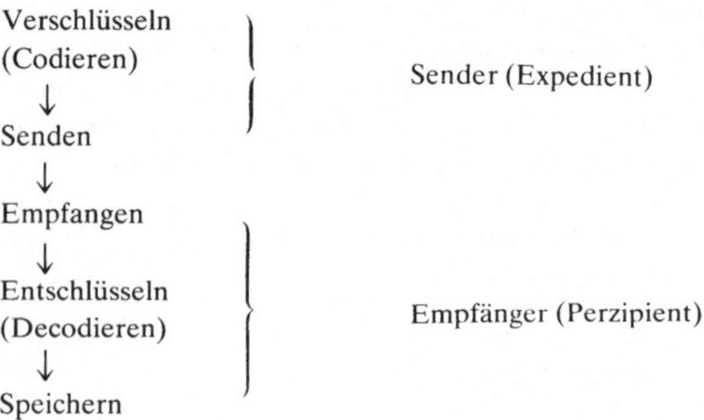

Aus dieser Darstellung wird bereits die Vielschichtigkeit des Problems der
Informationsübertragung deutlich.

2.1 Die Codierung
Voraussetzung für eine erfolgreiche Informationsübertragung ist der
gemeinsame Code von Expedient und Perzipient. Dieser gemeinsame
Code beschränkt sich nicht nur auf die gemeinsame Sprache, sondern
auch auf den gemeinsamen Sprachumfang. Nur wenn diese Voraussetzungen erfüllt sind, kann vom Empfänger der Information das Ent-
schlüsseln, das Decodieren, geleistet werden. In diesem Zusammenhang sei besonders auf das Problem der medizinischen Fachsprache verwiesen.

2.2 Die Speicherung
Eine Informationsübertragung gilt dann als abgeschlossen, wenn der
decodierte Inhalt vom Empfänger abgespeichert ist. Abspeichern einer
Information ist aber gleichbedeutend mit einem Lernprozeß. Wir wissen
jedoch, daß nur eine begrenzte Menge an Informationen pro Zeiteinheit

im Langzeitgedächtnis abgespeichert werden kann (4). Daraus folgt, daß beim Codieren und Senden der Information auch das Zeitproblem berücksichtigt werden muß, wenn eine vollständige Informationsübertragung angezielt wird.

2.3 Informationsverluste

Eine Information muß gesendet werden, was häufig mit Störfaktoren verbunden ist. Mit anderen Worten, die Menge an Informationen, die codiert und gesendet wird, erleidet bereits auf dem Wege zum Empfänger Verluste. Es müssen also mehr Informationen gesendet werden, um zunächst einmal den Verlust an Informationsmenge auszugleichen, der durch das Senden der Information verursacht wird.

Es muß aber auch ein höheres Maß an Informationen gesendet werden, um die Verluste auszugleichen, die sich aus dem Problem der Informationsmenge pro Zeiteinheit ergeben. Damit sind bereits zwei Quellen erkannt, die für Informationsverluste ursächlich genannt werden können. Eine dritte Ursache für Informationsverluste ist der Expedient der Information selbst. Verluste treten auch bei der Codierung der Information auf. Bei der Informationsübertragung ergeben sich also folgende Verlustquellen:

> Der Expedient
> Das Senden
> Der Perzipient

Um diese Verluste auszugleichen, muß ein höheres Maß an Information übertragen werden, um zu gewährleisten, daß der Perzipient das geforderte Maß an Information abspeichert, um bei ihm einen Lernprozeß in dem jeweils gewünschten Umfang auszulösen.

3. Das Problem des Ziels

Die Information eines Patienten kann nicht nur auf sein Wissen gerichtet sein, sie soll vielmehr auch sein Verhalten beeinflussen. Das bedeutet, daß wir bei der Informationsübertragung nicht nur ein kognitives Ziel zu beachten haben, sondern auch ein affektiv-emotionales Ziel. Bezogen auf den Hypertonie-Patienten bedeutet dies, daß die Inhalte der Information, die für ihn bestimmt sind, einmal das Wissen dieses Patienten um die grundsätzliche Funktion des Kreislaufes sowie um mögliche Störfaktoren umfassen. Darüberhinaus muß der Patient bestimmte Verhaltensweisen, entsprechend seiner Störung, einhalten (Compliance). Dieses affektiv-emotionale Ziel ist aber nur über kognitive Ziele, d. h. Informationsinhalte, zu erreichen. Es genügt also nicht, und das ist inzwischen durch die Diskussion um die Compliance hinlänglich bekannt, auf kognitiver Basis bestimmte Verhaltensweisen und Verhaltensvorschriften an den Patienten weiterzugeben. Der Patient verlangt darüber hinaus durch die kognitiven Inhalte und der daraus folgenden Einsicht zu einem bestimmten Verhalten zu kommen, das er aus Überzeugung praktiziert.

Im Bereich der Hypertonie stellt sich ein weiteres Zielproblem heraus, das psychomotorische Lernziel. Die Forderung, daß der Patient seinen Blutdruck selbst laufend überwacht, verlangt von ihm, daß er feinmotorische Fertigkeiten erwirbt (5).

4. Perzipient

Bei genauer Betrachtung des Adressaten der Information, also des Patienten, wird deutlich, daß wir von *dem* Patienten schlechthin nicht sprechen können. „Der Patient" ist ein Sammelbegriff für eine außerordentlich heterogene Adressatenschaft.

Wir stellen die Forderung auf, daß der Perzipient in der Lage sein muß, die codierte Information zu decodieren. Demnach muß die Information adressatengerecht codiert werden. Mit anderen Worten, die Information des Patienten erfordert vom Expedienten der Information eine möglichst umfangreiche Kenntnis des Perzipienten. Diese Kenntnis umfaßt neben der Lerngeschichte die motivationelle Gestimmtheit in gleicher Weise wie seine Enkulturation, das Intelligenzniveau ebenso wie das Lebensalter, das Geschlecht in gleicher Weise wie Sozialisationsfaktoren. Information im Sinne einer Speicherung beim Perzipienten wird also nur erfolgreich sein, wenn sie adressatengerecht codiert ist.

5. Methoden der Informationsübertragung

Das Senden einer Information bedarf eines Mediums. Dieses Medium stellt im einfachsten Falle die Luft dar, die das in Schallwellen codierte Wort transportiert. Diese Schallwellen werden auditiv aufgenommen, decodiert und gespeichert. Als Medium kann aber auch ein objektivierter Informationsträger dienen. Demnach können wir als Medium für die Information des Patienten unterscheiden:

Das Gespräch

Objektivierte Medien

5.1 Das Gespräch

Das informative Gespräch des Arztes mit seinem Patienten beachtet die Grundsätze, die bereits dargelegt worden sind. Dieses Gespräch hat neben dem kognitiven Ziel insbesondere ein affektiv-emotionales Ziel, also das Ziel, den Patienten für eine bestimmte Verhaltensweise zu überzeugen. Überzeugung kann aber nur gelingen, wenn dem Patienten vorher kognitive Inhalte vermittelt worden sind. Erst aus seinem Wissen heraus kann der Patient zur Überzeugung für bestimmte Verhaltensweisen durch das Gespräch mit dem Arzt gebracht werden.

Um die Komplexität darzulegen, die es für das Gespräch zwischen Arzt und Patient aufzudecken gilt, müßte eine spezielle ärztliche Rhetorik entwickelt werden. Es müßten z. B. besondere Argumentationstechniken dargestellt werden. Darüber hinaus spielt der Bereich der Motivation eine besondere Rolle, da das Gespräch Arzt-Patient von einer Grundangst des Patienten auszugehen hat.

Adressatenbezug, Informationsmenge pro Zeiteinheit, das Problem der Informationsverluste verbieten es eigentlich, vom Arzt zu verlangen, nur im Gespräch die kognitive Information des Patienten zu leisten. Der dazu notwendige Zeitaufwand kann vom Arzt nur in Ausnahmefällen erbracht werden.

Die Überwindung einer Grundangst und Forderung nach Motivation zwingen dazu, den Arzt für sein Gespräch mit dem Patienten soweit als möglich zu entlasten (6). Entlastet aber wird der Arzt dann, wenn er bei seinem Gespräch auf einen informierten Patienten, also einen Patienten trifft, der die kognitiven Voraussetzungen für ein Gespräch mit affektiv-emotionalen Zielen mitbringt.

5.2 Objektivierte Medien
Die große Anzahl von Patienten, insbesondere auch von Hypertonikern, zwingt zu der Überlegung, ob nicht unabhängig von:
Ort
Zeit
Anzahl der Adressaten
der kognitive Bereich der Information vor dem Gespräch mit dem Arzt abzudecken ist.
Es bietet sich hier eine Reihe von Möglichkeiten an.

5.2.1 Am häufigsten wird die *Broschüre* eingesetzt. Bei dieser Art der Informationsübermittlung ist aber das Problem der Informationsmenge pro Zeiteinheit für nicht wenige Patienten akut. Broschüren für einen heterogenen Adressatenkreis, wie ihn die Hypertoniker darstellen, zu erstellen, ist außerordentlich schwierig. Eine kritische Durchleuchtung verfügbarer Schriften macht dieses Problem deutlich, ohne daß in diesem Zusammenhang näher darauf eingegangen werden muß.

5.2.2 Vergleichbare Probleme ergeben sich bei *audiovisuellen Medien,* wie z. B. bei Film und Video-Aufzeichnungen. Auch der Film birgt in sich die Gefahr, nur wenigen Adressaten gerecht zu werden. Darüber hinaus ist der einmalig gezeigte Film nur wenig lernwirksam. Die Kerninformation wird sehr häufig in eine Vielfalt von Feldinformationen eingepackt, die wegen des zwangsläufig notwendigen motivationellen Aspektes, dann zu wenig deutlich herausgearbeitet werden können. Das öffentliche Fernsehen müßte uns, wenn audio-visuelle Medien entsprechende Lernwirksamkeit aufwiesen, längst den aufgeklärten Patienten beschert haben.

Vergleicht man das öffentliche Fernsehen mit dem Schul- und Studienfernsehen (z. B. Telekolleg), dann wird deutlich, warum der Film, aber auch die herkömmliche Fernsehsendung alleine wenig lernwirksam sind.

Beim Schul- und Studienfernsehen werden die Sendungen regelmäßig wiederholt, es werden Begleitmaterialien ausgegeben und sehr häufig treffen sich die Lernenden noch im Sinne einer Sozialphase in sog. Plateauseminaren. Filme und Video-Aufzeichnungen scheinen daher nur dann sinnvoll zu sein, wenn die audio-visuell dargebotene Information vor- und nachbereitet wird.

5.2.3 Es erhebt sich nun die Frage, welche Möglichkeiten noch angeboten werden können, um das kognitive Ziel der Patienteninformation im Sinne einer Entlastung für das Gespräch mit dem Arzt zu erreichen. Hier sind Verfahren zu nennen, die sich unter dem Begriff der *Programmierten Unterweisung* (Lernprogramm, Programmierte Instruktion) darstellen lassen.

Ohne in diesem Zusammenhang auf die zugrunde liegenden Lerntheorien einzugehen, kann die Funktion eines Lernprogrammes wie folgt beschrieben werden (Abb.):

Die Gesamtinformation wird in kleine lernfähige Einheiten zerlegt (Lernelemente = LE). Jedes Lernelement ist mit einer Aufgabe verbunden, die vom Adressaten gelöst wird. Nach der Lösung der Aufgabe vergleicht er seine Lösung mit einer vorgegebenen Lösung. Daraus folgen zwei entscheidende Vorteile: Die Lösungen der Adressaten werden im Sinne einer Selbstkontrolle ständig überprüft. Falsches Lernen kann sich nicht im Speicher des Gedächtnisses einnisten. Zum anderen werden die Aufgaben so gestellt, daß falsche Lösungen nur bedingt auftreten. Der Lerner erfährt in den meisten Fällen Bestätigungen seiner jeweiligen Lernleistungen. Dadurch wird ihm eine Lernverstärkung (reinforcement) vermittelt, das im Sinne einer Motivation für das Angehen des nächsten Lernschrittes verstanden werden kann.

Die Frage der Adressatengerechtigkeit kann man bei Lernprogrammen entweder durch Sprungelemente (fortgeschrittene Lerner arbeiten nicht alle Lernelemente durch) oder durch Verzweigung (weniger fortgeschrittene Lerner bekommen in den Verzweigungen besondere Unterstützung) lösen. Lerner, die ein höheres Eingangsniveau aufweisen bzw. solche, die aus anderen Gebieten ein entsprechendes Niveau einbringen, erhalten neben der Grundspur ein zusätzliches Lernangebot. Darüber hinaus werden dem hochinteressierten und entsprechend vorgebildeten Lerner Literaturhinweise angeboten. Lernprogramme können jedoch auch nur als Individualphase des Lerners angesehen werden. Sie bedürfen einer Sozialphase, z. B. der Therapiegruppe.

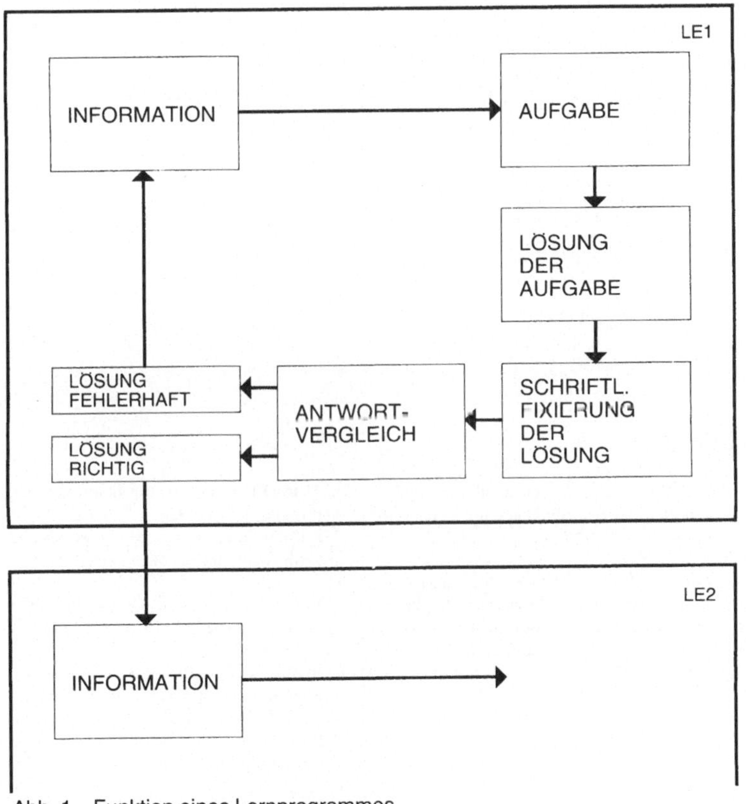

Abb. 1   Funktion eines Lernprogrammes

Patienten, in dieser Weise kognitiv „vorinformiert", bedeuten für den Arzt, daß er beim entscheidenden Gespräch nicht mehr auf die kognitiven Gegebenheiten eingehen muß. Patienten, die aus Überzeugung bereit sind, sich bestimmten Verhaltensweisen zu unterwerfen, bieten alle Voraussetzungen für ein erfolgreiches Gespräch mit dem Arzt. Der vorinformierte Patient bringt mit einem höheren Maß an Wahrscheinlichkeit die Bereitschaft mit, eine individuell auf seine Krankheit und Situation zugeschnittene Verhaltensweise einzuhalten bzw. zu befolgen.

Literatur

1. WELTNER, K.: Informationstheorie und Erziehungswissenschaft. Quickborner Team, Quickborn 1979, 17ff

2. ZIELINSKI, J.: Ausbildung der Auszubildenden. Pädagogische Grundlagen der Berufsausbildung von Erwachsenen Sauer, Heidelberg-Düsseldorf-Aachen 1972, Bd. 3, 94ff

3. ZIELINSKI, J.: a.a.O. 101ff

4. TRINCKER, D.: Informationsspeicherung bei Lebewesen. In: Helmar, F. (Hrsg.): Kybernetik, Brücke zwischen den Wissenschaften. Hirth, Kiel-Frankfurt/Main 1979, 63ff

5. VESTER, F.: Denken, Lernen, Vergessen. Deutsche Verlags-Anstalt, Stuttgart 1975

6. BOCK, K. D., (Hrsg.): Sozialmedizinische Probleme der Hypertonie in der Bundesrepublik Deutschland. Essener Hypertonie-Kolloquium, Schloß Hugenpoet 1977. Thieme, Stuttgart 1978, 90ff

7. BOCK, K. D.: a.a.O. 132ff

Diskussion

Beckmann:
Ich habe jetzt eine gewisse Schwierigkeit, weil wir auf ein theoretisches Niveau kommen, das vielleicht nicht für alle ganz verständlich ist. Informationstheorie ist eigentlich eine Theorie, die einen einseitigen Prozeß voraussetzt, d. h. hier, der Arzt informiert den Patienten. Die Wirklichkeit ist aber doch so, daß auch der Patient den Arzt informiert, und dazu gibt es Modelle aus der Kommunikationstheorie, daß also nicht nur eine einseitige Steuerung stattfindet, sondern eine wechselseitige Steuerung von Arzt und Patient.
Ich will ein Modell kurz erwähnen, das mir gerade in bezug auf eine Kritik dieses Ansatzes notwendig erscheint. Von der Gruppe um *Watzlawick* wird unterschieden zwischen dem Inhalt einer Information, die natürlich wechselseitig ausgetauscht wird zwischen Arzt-Patient, und der Beziehungsebene, die codiert, was an Information übermittelt wird. Um das deutlich zu machen: Ist die Arzt-Patient-Beziehung vertrauensvoll, dann werden die gleichen Signale, ob sie verbal oder non-verbal sind, ganz anders verstanden, als wenn die Beziehung peinlich ist. Ich will es mal ganz vergröbert darstellen: Das Wesentliche der Kommunikationstheorie liegt auf der Ebene der Beziehungsprobleme und nicht so sehr auf der Ebene der Informationsvermittlung. Und wenn man von der Informationsvermittlung redet, dann würde ich auch darauf Wert legen, daß man den Prozeß auch gerade wegen der Probleme, die mit der einseitigen Informationsvermittlung zusammenhängen, – „Wissen ist Macht" – unter dem Beziehungsaspekt sieht. Mir erscheint eine wechselseitige Information vom Ansatz her schon notwendig.

Vaitl:
Zwei Punkte erscheinen mir hier von Bedeutung zu sein: Der Austausch von Informationen und das emotional-affektive Umfeld, in dem dieser Informationsaustausch stattfindet. Die Frage ist: Kann eine programmierte Unterweisung, wie sie beispielsweise von Herrn Rosenbaum vorgeschlagen worden ist, den sehr heterogenen Informationsstand der verschiedenen Patienten homogenisieren, daß sich dadurch eine bessere Patienten-Compliance ergibt und der Behandlungserfolg sicherer wird? Damit hängt eine zweite Frage zusammen: Wie sollte die Atmosphäre einer Arztpraxis gestaltet sein, daß der Informationsfluß vom Arzt zum Patienten und umgekehrt optimal läuft?

Levenig:
Das mir gestellte Thema lautete: „Die Information des Patienten".
Ich hatte demnach weder über die Interaktionstheorien noch über Kommunikationsmodelle zu referieren. Mein Thema bezog sich also auf einen spezifischen Teilbereich. Es ist dabei nicht zu verschweigen, daß die Realität des ärztlichen Gespräches von der Interaktion geprägt ist. Wenn der Arzt bereit ist, in Kooperation mit anderen Fachkräften zu arbeiten,

ich erinnere an das Referat von Herrn Dr. Rosenbaum, dann ist das Interaktionsgeflecht aufrechterhalten.

In meinem Referat ging es darum, daß der Patient vor diesem Gespräch informiert wird, daß er einen Lernprozeß durchläuft. Aus diesen Gründen habe ich die one-way-communication gesondert betrachtet.

Beckmann:

Es ist doch so, daß der Patient die Information, die man ihm gibt, auf dem Hintergrund einer Motivlage bewertet, selbst wenn man es einseitig sieht. Insofern ist der wesentliche Aspekt doch zunächst der, wie ein Patient überhaupt erst in die Motivlage kommt, bestimmte Informationen so zu verarbeiten, daß sie für ihn selbst relevant sind. Insofern ist der Beziehungsaspekt zwischen Arzt und Patient immer erhalten.

Vaitl:

Hier würde ich gerne wissen, wie man das konkret macht.

Beckmann:

Es wurden schon vorher Beispiele gesagt, daß beim Hypochonder z. B. bestimmte Informationen ganz anders wirken, weil er eine andere Grundeinstellung zu sich selbst und dem Arzt hat als z. B. ein Patient, der sehr stark verleugnet, weil er nicht krank sein will, die Patientenrolle nicht akzeptieren kann. Auf diesem Grundmuster basiert die Informationsvermittlung.

Levenig:

Auch aus meiner Sicht ist der Patient vom Arzt erst ansprechbar, wenn er in der Praxis erscheint. Alle anderen Ansprechmöglichkeiten, die außerhalb der ärztlichen Praxis liegen, entziehen sich heute noch dem Zugriff des Arztes. Ich darf auf die vielfältigen Medien verweisen, die sich ebenfalls mit medizinischen Inhalten befassen.

Mein Ansatz der Information des Patienten ist einmal erst dann wirksam, wenn der Patient beim Arzt ist, und zum anderen dann, wenn die motivationelle Gestimmtheit durch entsprechende Maßnahmen in der ärztlichen Praxis vorhanden ist.

Bock:

Verfügen Sie über Informationen über die Effizienz von verschiedenen Methoden zur Patienteninformation? Es nützt uns ja wenig, wenn wir alle aufzählen ohne zu wissen, welche wirksam sind und welche nicht. Ich denke da an eine Untersuchung über die Früherkennung des Mammacarcinoms aus Finnland, in der man die verschiedenen Verfahren verglichen hat und zu ganz konkreten Schlußfolgerungen kam. Können Sie uns zu unserem Thema dazu etwas sagen?

Levenig:

Ich habe für die Information des Patienten die programmierte Unterweisung favorisiert. Meine Aussagen orientieren sich an diesem Bereich.

Aufgrund von Programmen, die ich zusammen mit Dr. Rosenbaum erstellt habe und die in der Praxis eingesetzt worden sind, sind wir überzeugt, einen Weg gefunden zu haben, der auf effiziente Weise die Information des Patienten erzeugt. Untersuchungen haben gezeigt, daß die Ergebnisse deutlich höher liegen als zum Beispiel beim Frontalunterricht. Zieht man die Vergessensquote heran, dann ist auch hier festzustellen, daß die Ergebnisse besser plaziert sind. Selbstverständlich können Programme nicht nur im Sinne einer Individualphase des Lernens angesehen werden. Sie müssen vielmehr durch eine Sozialphase ergänzt werden.

Siegfried:
Die Information bzw. die Gegeninformation findet ja in jeder Praxis individuell statt, d. h., wir müssen das dem Patienten zuliebe in einem zwischenmenschlichen Gespräch einbauen, und ich finde, die Information, die der Patient uns zu dem gibt was wir von ihm wissen und so die erlebte Anamnese von ihm bekommen, die muß er sich erst einmal vom Herzen reden. Wenn wir dann mit großen Schemata beginnen und machen das nicht individuell und fangen nicht so an, daß es genau zu der derzeitigen Situation des Patienten paßt, dann finde ich, verschweigt der Patient unter Umständen Wesentliches. Wir erfahren vielleicht nur Unwesentliches und wir haben die Möglichkeit nicht, das Entsprechende überhaupt darauf zu sagen bzw. zu handeln. Auch die Antwort von uns, wenn der Patient erst hat reden dürfen, wie ja praktisch die Information beginnt, soll doch so sein, daß wir erst das Positive an den Patienten heranbringen und ihn dann überhaupt dadurch erst dazu bringen daß er in der Lage ist, mit uns ein Gespräch zu führen, was für uns und letztlich auch für ihn wertvoll ist.

Beckmann:
Das konkretisiert vielleicht auch das, was ich vorhin kritisch bemerkte. Es geht in der Arztpraxis ja in der Regel eigentlich nicht darum, daß der Arzt sehr viel Information gibt. Es geht in der Regel darum, daß der Patient dazu gebracht wird, daß er sich selbst darstellt. Das Hindernis ist in der Regel ja das, daß ein Patient nicht über sich selbst spricht. Das ist auch ein Beziehungsproblem, daß da schon im Vorhinein eigentlich abmacht, warum er nicht reden kann oder nicht reden will. Diese Schwellenangst zu überwinden ist deshalb wesentlich, weil der Patient erst dann von sich aus die Informationen bringt, die für den Arzt wichtig sind.

v. Troschke:
Ich möchte noch einmal auf das Einwegkommunikationsmodell von Herrn Levenig zurückkommen. In der ärztlichen Praxis ergeben sich durch die spezifische medizinische Fachsprache für den medizinischen Laien oft Decodierungsprobleme. Aber nicht nur dadurch gehen Informationen verloren. Oft bemüht sich der Arzt, Informationen zu vermitteln, die er für sehr wesentlich hält, für die der Patient sich aber nicht interessiert. Fragen, die für den Patienten wichtig sind, stellen sich dagegen aus der ärztlichen Perspektive häufig als irrelevant und nicht zum Thema gehörig dar. Empirische Untersuchungen haben gezeigt, daß die Compliance des Patienten davon abhängig ist, wie er sich von seinem Arzt akzeptiert fühlt, d. h., wie es dem Arzt gelingt, auf den Patienten und seine Fragen einzugehen. Fühlt sich der Patient unverstanden, dann entstehen Kommunikationsblockaden, die dazu führen, daß die Informationen des Arztes vom Patienten nicht aufgenommen werden.

Haehn:
Haben Sie nicht Patienten, und zwar in beachtlicher Zahl, die überhaupt keine Informationen haben wollen?

Sie kommen in die Praxis und haben ein Symptom, und es wird ein hoher Blutdruck festgestellt. Man sagt: „Sie haben einen hohen Blutdruck. Sie müssen jetzt dieses oder jenes Medikament nehmen und sich so und so verhalten." Dann antwortet er: „In Ordnung." Das nächste Mal kommt er und läßt den Blutdruck messen und fragt nicht, wie hoch der Blutdruck war. Da sage ich, der war in Ordnung, und dann geht er wieder nach Hause. Und auf der anderen Seite ist der Patient, der es genau wissen will. D. h., wir haben es mit einer breiten Palette von Patienten zu tun und jeder Patient erfordert einen anderen Ansatz. Der eine muß eine ausgedehnte Erklärung bekommen, der andere keine. Dazwischen liegt alles andere. Und mich würde interessieren, gibt es Untersuchungen zu der Frage, ob der Informationsgrad eines Kranken über seine Krankheit dazu beiträgt, daß dieser in seiner Compliance besser ist.

Rosenbaum:

Ist es nicht so, daß beim Eingang ins erste ärztliche Gespräch das Ziel festgelegt werden muß mit dem, der die Behandlung betreibt und dem, der behandelt wird. Da wird abgecheckt: was will er, der Patient, was will ich, der Arzt. Wo können wir uns treffen und was muß ich ihm vermitteln? Es ist nicht so, als ob immer wieder nach *einem* Schema verfahren würde oder verfahren werden müßte, sondern es muß individuell der Patient mit seinem Wollen und Wünschen untersucht werden. Doch wir Allgemeinärzte kennen sein soziales Umfeld, wir sprechen seine Sprache und seinen Dialekt und sind vielleicht eher in der Lage, sein Wollen mit in die Therapie einzubeziehen. Unter Umständen auch sein Herausfallenwollen aus der Therapie zu akzeptieren. Es wird also nicht um jeden Preis therapiert, sondern es werden so alle Faktoren ermittelt, damit das gemeinsame Ziel Gesundheit von Arzt und Patient ansteuerbar wird. Dann muß allerdings der Arzt in der Lage sein, Inhalte und Methoden zur Verfügung zu haben, das erforderliche Wissen zu übermitteln, damit aus einer Überzeugung Motivation werden kann.

Hensel:

Es ist doch enorm wichtig, gerade beim Hochdruckproblem, im Gegensatz zu anderen Krankheiten, den Patienten nicht nur zur Behandlung zu motivieren per Information, sondern ihn überhaupt erst mal zu motivieren, sich informieren zu lassen. Denn ich bin ja in dem Augenblick klüger als er, weil ich weiß, daß er krank ist, er sich aber nicht krank fühlt. Viele Patienten haben gar kein Bedürfnis nach Information und ich glaube, da setzt auch das ein, was Herr Levenig meinte, daß man eben vor der Begegnung Arzt – Patient, den Patienten schon vorinformiert, damit er überhaupt das Bedürfnis bekommt, diese Krankheit zu realisieren und etwas dagegen zu tun. Wenn er schwer krank ist und selbst unter genügendem Leidensdruck steht, ist es gar nicht schwierig, in ihm ein Informationsbedürfnis zu wecken.

Hofmann:

Herr Levenig, kann man den Patienten mit dem Mittel der Angst zur Informationssuche motivieren? Wenn ja, wie hoch sollte der Faktor Angst bei der Information des Patienten über seine Hochdruckkrankheit sein – eine Krankheit, die ihm keine Schmerzen verursacht, und die ihm als Krankheit nicht bewußt wird.

Levenig:

Das halte ich zumindest nicht für sinnvoll. Sie müßten einmal die Lernprogramme kennen, die wir bereits verfaßt haben. In diesen Programmen wird nicht von Krankheiten gesprochen, sondern von Störungen, von einer bedingten Gesundheit. Die entscheidende Aussage sollte immer darauf hinzielen, daß man, wenn man die vom Arzt getroffenen Entscheidungen befolgt, und der Patient sollte dies bewußt tun, daß man mit diesen Entscheidungen auch recht gut leben kann, daß man vor allen Dingen bewußter leben kann, wenn man bestimmte Vorgänge im Körper selbst steuert. Angst in die Information einzupacken, um damit zu motivieren, lehne ich ab. In unseren Programmen kommt eine derart gesteuerte Motivation nicht vor.

Hofmann:

Auch nicht ein bißchen Angst machen?

Levenig:

Nein, gar nicht.

Anlauf:

Herr Vaitl, sagten Sie nicht beim letzten Symposion, daß Informationen und Kenntnis um die Verordnung, Wissen um die Konsequenzen bei Nicht-Behandlung, Selbstkompetenz und positive Selbsteinschätzung wesentliche Faktoren zur Verbesserung der Compliance sind?

Vaitl:

Neben den anderen von Ihnen genannten Faktoren führt zweifellos der Hinweis auf die Konsequenzen einer Nicht-Behandlung zu einer Steigerung der Patienten-Compliance. Daß hierbei der Faktor „Angst vor den Folgen" eine Rolle spielt, ist nicht auszuschließen. Weist man einen Patienten darauf hin, daß ein nicht behandelter Hochdruck zu Störungen der Nierenfunktion führt, läßt sich die Compliance nur geringfügig steigern, wie eine empirische Studie gezeigt hat. Hinweise auf einen möglichen Herzinfarkt stimulieren die Compliance weitaus mehr. Noch ausgeprägter ist dies der Fall, wenn dem Patienten gesagt wird, daß er möglicherweise einen Schlaganfall bekommen kann. Jeder weiß, was ein Schlaganfall ist, kaum einer weiß aber, was eine gestörte Nierenfunktion bedeutet. Das Wissen und die realistische Vorstellung des Patienten über die geschilderten Konsequenzen ist es offensichtlich, wodurch diese unterschiedliche Wirksamkeit von Informationen zustande kommen. Dies bedeutet aber nun nicht, daß mit dem bloßen Hinweis auf einen möglichen Schlaganfall das Problem der Compliance zu lösen ist.

v. Troschke:

Ganz kurz zu den Ausführungen von Herrn Haehn. Es ist häufig so, daß für den Sender von Informationen sich der Informationsverlust häufig nicht als Problem darstellt. Wenn man allzu sehr fixiert ist auf den Inhalt und die Form der ausgesandten Information, dann leidet darunter häufig die Wahrnehmung des Empfänger-Feedback. Unter dem Aspekt der Übertragbarkeit in die Praxis stellt sich in diesem Zusammenhang die Frage, welche Möglichkeiten man als Arzt hat festzustellen, ob das, was man an Informationen an den Patienten weiterleiten wollte, von diesem auch verstanden und aufgenommen wurde.

Rosenbaum:

Überprüfen kann man z. B. eine Information, die durch ein Lernprogramm an den Patienten weitergegeben worden ist. Über einen Fragebogen, einen Test am Ende des Lernprogramms, den der Patient zurückgibt. Aber etwas sehr Pragmatisches wollte ich sagen: Der Einstieg ins Gespräch beim Hypertoniker beginnt immer mit der Feststellung: „Bei Dir ist ein Hochdruck festgestellt worden. Die Feststellung dieses Hochdrucks ist die Chance für Dich." Damit wirkt man schon angstmildernd. Wenn man ihm hinterher sagt, die und die Komplikationen können grundsätzlich eintreten, doch nicht bei Dir, denn bei Dir ist er erkannt und Du hast die Chance, wenn Du willst, das nicht erleiden zu müssen. Dann folgen die anderen Informationen.

Vaitl:

Man hat bei den Sozialwissenschaften festgestellt, gerade im Hypertonieprogramm, daß dann, wenn man eine Gruppe von Personen nur mit der relevanten Information versieht, z. B. wie sie den Blutdruck messen sollen, wann sie wiederkommen sollen, wie Diätvorschriften zu gestalten sind, daß sich Gruppen, bei denen nur diese Informationen gegeben worden sind, nicht so adhärent verhalten haben als eben andere Gruppen, die diese Informationen in einem ganz bestimmten Kontext bei ganz bestimmten unterstützenden Maßnahmen bekommen haben.

Bock:

Ich halte die immer wiederholte Behauptung, daß es möglich sein soll, jemanden zu irgendeiner medizinischen Maßnahme oder Vorsorgeuntersuchung zu motivieren, ohne in irgendeiner Form Angst zu erzeugen, für falsch. Warum sollte wohl irgendein Mensch zu einer Vorsorgeuntersuchung gehen oder Medikamente schlucken, wenn nicht der wie auch immer verklausulierte Gedanke im Hintergrund stände: Wenn ich das jetzt nicht tue, kann ich einen Schlaganfall bekommen oder ein Krebs wird nicht frühzeitig entdeckt. Selbst wenn man es so schön sagt wie Herr Rosenbaum eben, daß man nämlich eine Chance wahrnähme, dann nehme ich eben die Chance wahr, etwas sehr Unangenehmes, was mir Angst einflößt, zu vermeiden. Wie auch immer man das verklausuliert, als zentrales Motiv kommt am Schluß immer wieder die Angst vor irgendetwas heraus. Niemand kann mir hier einen anderen Grund nennen, zu einer Untersuchung zu gehen oder sich behandeln zu lassen, als die bewußte oder unbewußte Angst vor unangenehmen Folgen. Selbstverständlich lassen wir den Patienten mit dieser Angst nicht allein. Wir klären ihn über die möglichen Folgen seiner Krankheit auf und kompensieren das sofort dadurch, daß wir ihm sagen, all das wird nicht eintreten, wenn wir diese oder jene Behandlung vornehmen.

Siegfried:

Zur Compliance: Wir wissen also, daß z. B. beim Eßverhalten die Hochdruckpatienten und die Diabetiker besser sind, als die nur Adipösen, d. h. die Gesunden. D. h. also, der dahinterstehende Angstdruck vor den Folgen der Krankheit scheint da wirksam zu sein. Dann haben wir eine Untersuchung gemacht an simulierten Beipackzetteln und haben festgestellt, und damit bestätige ich das, was Sie eben sagten und was auch allgemein schon untersucht und bekannt ist, gar keine Angst ist nicht gut und zu hohe Angst ist auch nicht gut. Und mit der Vermehrung der Informationen nach der Novellierung des Arzneimittelgesetzes im

Beipackzettel sind da viele Dinge, Nebenwirkungen, hineingekommen, die stark angstinduzierend sind. Und wenn dieser Level zu hoch wird, haben wir festgestellt, daß dann die Patienten vor lauter Angst vor den Nebenwirkungen schon gar nichts mehr machen. Also ein mittlerer Angst-Level ist der beste.

Beckmann:

Ich wollte auch noch klar Herrn Vaitl widersprechen in Bezug auf die Angsterzeugung. Ich glaube, wir sehen hier nur die eine Seite. Hier sitzen nur Ärzte. Die andere Seite ist ja die der Patienten. Ich glaube, wenn hier zur Hälfte Patienten säßen, würden die sich dagegen verwahren, daß der Arzt ihnen Angst macht. Das Ziel des Arztes kann doch nur sein, ihnen die Angst zu nehmen. Man kann das auch sehr leicht begründen: Es gibt kein Symptom, das so viel Körperbeschwerden verursacht, wie eben gerade die Angst. Und viele der Beschwerden, die Patienten haben, gehen ja auf eine Angstsymptomatik zurück. Insofern kann es nicht darum gehen, mit Angstmachen irgendeine ärztliche Maßnahme durchzuführen. Vielleicht war es ein Mißverständnis, aber ich habe das im letzten Jahr auch gelesen, daß Sie das vertreten haben, daß ein leichtes Angstmachen notwendig sei. Dagegen möchte ich mich nochmals verwahren.

Vaitl:

Auch ich würde mich dagegen verwahren, systematisches Angstmachen als therapeutische Maßnahme zu akzeptieren. Als primäre Motivation die Angst zur Basis eines Behandlungsprogramms zu machen, widerspräche allen empirischen Befunden aus dem Bereich der Gesundheitserziehung. Sogenannte Furcht- und Drohappelle haben hier zwar eine Wirkung, doch ist diese nur kurzfristig und wenig effektiv. Ebensowenig läßt sich die Compliance des Hochdruck-Patienten allein durch das Erzeugen von Angst erreichen. Es wäre aber unrealistisch anzunehmen, daß sich therapeutisches Handeln in völlig angstfreier Atmosphäre abspielt. Es werden immer Situationen auftreten, die Angst hervorrufen. Worin der Patient aber einer Anleitung und therapeutischen Stütze bedarf, ist die Art und Weise, wie er seine Ängste vermeiden kann. Daß er überhaupt um ärztlichen Rat nachsucht, ist bereits eine Form der Angstvermeidung. Daß er seine Angst vor einem Schlaganfall dadurch vermeiden kann, daß er sich einer antihypertensiven Behandlung unterzieht, ist bereits ein Schritt auf dem Weg zu einer realistischen Bewältigung seiner bisher vielleicht diffusen Befürchtungen, ganz gleich, woher diese Befürchtungen stammen. Ein tragfestes Fundament für eine dauerhafte Behandlung wird sich erst ergeben, wenn seitens des Therapeuten Wege aufgezeigt werden, wie sich gesundheitsbezogene Befürchtungen und Ängste bewältigen lassen. Darin besteht das eigentliche Therapeutikum. Um diese Maßnahmen aber wirksam werden zu lassen, bedarf es einer „Initialzündung". Wodurch diese „Initialzündung" zustande kommt — durch eine Fernsehsendung, eine Illustrierte, eine persönliche Erfahrung oder ein ärztliches Gespräch — spielt dabei eine untergeordnete Rolle. Insofern ist therapeutisches Handeln — oder sollte es zumindestens sein — eine Maßnahme zur Angstbewältigung und nicht zur Angsterzeugung. Voraussetzung dafür ist allerdings, daß dies systematisch geschieht, d. h. daß Ausmaß und Art der bestehenden Ängste mit der geeigneten Methode angegangen werden.

v. Koerber:

Als Patient habe ich da ein Problem. Ohnehin leben wir alle mit der Angst vor Krankheit und

Tod, bewußt oder zumindest unbewußt. Hinzukommt die Schwellenangst beim Arzt. Es wäre doch wohl von einem guten Arzt zu erwarten, daß er mir hilft, mit diesen Ängsten fertig zu werden. Und zwar nicht, indem er mir Vorwürfe macht oder mich scheel ansieht, weil ich rauche und Übergewicht habe. Als erwachsener Patient möchte ich auch nicht vom besten Arzt erzogen werden. Die Gesundheitserziehung, mag sie noch so gut gemeint sein, ist ein anmaßendes Verhalten gegenüber erwachsenen Patienten. Der Arzt bleibt in jedem Fall der Fachmann. Wenn er die Risiken für meine Gesundheit abschätzt und mir mitteilt, entwickele ich von selbst Ängste. Es wäre doch wohl nun die Aufgabe des Arztes, mir jene Hilfen anzubieten, die es mir ermöglichen, mit diesen Ängsten fertig zu werden. Die Produktion von Ängsten durch den Arzt kann wohl kaum etwas Positives auslösen. Angst schafft keine positiven Werte.

Siegfried:

Inzwischen ist das gesagt worden, was ich sagen wollte. Angst haben die Patienten ja genug. Sie kommen ja, um ihre Angst los zu werden. Aber wir können sie ihnen nicht nehmen, ohne sie auf die Konsequenzen hinzuweisen, und das sollte man nicht mehr Angstmachen nennen, sondern man sollte sie einfach an ihre Vernunft erinnern und sollte ihnen sagen: Das und jenes kann daraus resultieren, wenn sie sich nicht so verhalten. Das nennt man aber nicht Angstmachen.

Hüttemann:

Der Hypertoniker kommt nun wirklich nicht mit einer Angst in die Praxis. Die Diagnose ist doch mehr oder weniger ein Zufallsprodukt. Da er wegen anderer Dinge kommt, glaube ich, daß er primär keine Angst hat. Ich hätte jetzt gerne gewußt, wie ich mich verhalten soll, nachdem ich mich zur Diagnose Hypertonie entschlossen habe und diese dem Patienten mitgeteilt habe. Soll ich ihm die Zusammenhänge anhand eines Kreislaufmodells erklären, um anschließend auf die Folge dieser Erkrankung hinzuweisen? Oder soll ich nur die Diagnose mitteilen und ganz konkrete Verhaltensvorschriften geben? Zum Schluß würde ich dann wohl sagen: „Wenn Sie nicht, dann . . .". Ich glaube, die bei Mitteilung der Diagnose eventuell entstehende Angst dadurch zu mindern, daß ich ausführlich das Entstehen des Blutdrucks erkläre.

Hofmann:

Zu der Hilfestellung bei der Angstbewältigung, die Herr von Koerber vom Arzt erwartet: Herr von Koerber, verlangen Sie nicht etwas viel von Ihrem Arzt, indem Sie eigentlich von ihm wollen, daß er Sie bezüglich Ihres „Lodderlebens" auch noch bestätigt und Ihnen das bißchen Angst, das Sie zum Glück noch haben, auch noch nimmt?

v. Koerber:

Ich erwarte vom Arzt nicht, daß er mein Lodderleben gut findet, aber souverän als Tatsache hinnimmt, einschließlich Rauchen, Alkoholmißbrauch, Überernährung, Bewegungsmangel. Die Methode der Wahl kann doch wohl nicht sein, den Zeigefinger zu erheben, sondern dem Patienten zu helfen, einen Risikofaktor nach dem anderen loszuwerden, vielleicht nur einen einzigen Risikofaktor. Vorwürfe, Überführung, Drohung und Angstmachen sind doch wohl keine positiven ärztlichen Verhaltensweisen. Ich meine, der Arzt muß dem Patienten helfen,

Ängste abzubauen. Wenn ein Arzt dazu nicht fähig ist, kann er nach meiner Meinung nicht compliance-bereit sein.

Hüttemann:
Ich finde das sehr übertrieben. Ich kenne niemanden, der, nachdem der Patient im ersten Gespräch angegeben hat, er rauche 80 Zigaretten am Tag, sofort antwortet, daß man ihm das schon austreiben werde.

v. Koerber:
In diesem Kreise war zu hören, wie der Arzt seine Patienten – wörtlich formuliert – der unzureichenden Tabletteneinnahme überführt. Ich meine, wenn der Arzt seinem Patienten vorzählt: „Aha, Sie haben 60 Tabletten genommen, waren aber vor 80 Tagen bei mir, an 20 Tagen haben Sie keine genommen" – dann ist das ein Vorwurf.

Hüttemann:
Das würde ich nicht unbedingt negativ sehen. Das kann auch eine freundliche Beratung sein. Es gibt viele Patienten, die wirklich gutgläubig der Meinung sind, daß sie die Medikamente einnehmen und man muß sie mal vorsichtig darauf hinweisen, ob sie nicht vielleicht doch evtl. 1 oder 2 Tage etwas vergessen haben. Insofern kontrolliere ich sehr genau, was ich aufschreibe und rechne im Kopf mit, ob die regelmäßige Einnahme wahrscheinlich ist.

v. Koerber:
Es ist doch wohl keine freundliche Beratung, wenn ein klinischer Psychologe die Therapieabbrecher bis nach Hause verfolgen läßt. Das Hinterhertelefonieren halte ich nicht für gut. Als Hochdruckpatient würde ich es mir verbitten, wenn auch mit guter Absicht, verfolgt zu werden. Das sind Erziehungsmethoden und eines Umgangs mit erwachsenen Menschen nicht würdig. Der Patient hat doch wohl das Recht, eine Therapie nicht einzuhalten, sie abzubrechen oder ganz auf sie zu verzichten. Ärzte als Patienten verhalten sich auch nicht immer musterhaft, sondern sind zum Teil genauso uneinsichtig und selbstzerstörerisch wie ihre Patienten. Aber wohl kein Arzt würde versuchen, seinen Kollegen, der die Therapie abbricht, bis nach Hause zu verfolgen.

Beckmann:
Ich finde es doch nützlich, daß man mal eine Tagung macht mit Patienten. Ich glaube, daß Ärzte immer meinen, die gegebene Information kommt beim Patienten an. Das ist jedoch empirisch widerlegt. (1,2,3,4).
Ein Arzt kann in der Regel das gar nicht realisieren und deshalb sollte man mal eine Tagung machen, wo die Hälfte Patienten und die andere Hälfte der Arbeitsgruppe Ärzte sind. Dann hat man beide Seiten.

Bock:
Sicher gibt es ganz verschiedene Arten von Ängsten. Die Angst, die hier gemeint ist, wird hervorgerufen durch mehr oder weniger klare Vorstellungen über die Folgen einer Krankheit. Das kann ein Patient sein, bei dem zufällig ein hoher Blutdruck festgestellt wurde, der etwas über die Folgen des hohen Blutdrucks in der Laienpresse gelesen hat und den die

Angst (!) vor diesen Folgen zum Arzt treibt. Bei einem anderen Patienten, der nicht informiert ist und sich trotz seines Hochdrucks wohl fühlt, müssen wir durch gezielte Information über die Folgen – und damit wiederum über die Erzeugung von Angst – die Motivation zur Behandlung schaffen. In beiden Fällen lassen wir den Patienten mit seiner Angst nicht allein, sondern bauen sie ab, indem wir ihn über die Vorteile der Behandlung aufklären. Könnte man die angsterzeugenden und angstabbauenden Motive des Patienten quantifizieren, müßten die angsterzeugenden immer eine Kleinigkeit überwiegen, denn sonst hätte der Patient nicht den geringsten Grund, sich behandeln zu lassen.

Literatur

1. LEY, P.: Psychological Studies of Doctor-Patient Communication. In: RACHMAN, St.: Contributions Medical Psychology. Volume I. Pergamon Press, Oxford 1977

2. SCHEELE, B.: Kognitions- und Sprachpsychologische Aspekte der Arzt-Patient-Kommunikation. Diskussionspapier Nr. 12 aus: Bericht aus dem Psychologischen Institut der Univ. Heidelberg 1978

3. DENEKE, F.-W.: Arzt-Patient-Beziehung: Kommunikation und Urteil. In: DENEKE, F.-W. u.a.: Medizinische Psychologie. Böglan, Köln 1977

4. MOELLER, M. L.: „Selbsthilfegruppen". Rowohlt, Reinbek bei Hamburg. 1978

Möglichkeiten zur Gewichtsreduktion
– Erfahrungen mit Adipositasgruppen

von M. Thienhaus-Grotjahn

1. Risikofaktor Übergewicht

Es mangelt nicht an Zahlen über die Häufigkeit von Übergewicht und Fettsucht, doch leider sind die Zahlen nicht vergleichbar wegen verschiedener Definition und verschiedener Meßmethodik. Es mangelt auch nicht an Hypothesen, Studien oder Zahlen über die gesundheitlichen Risiken der Adipositas. Aber aussagekräftige Daten über den Anteil der Adipositas an der Mortalität, an den Krankenhausfällen, an Frühinvalidität und an Arbeitsunfähigkeit fehlen ebenso wie bei der Hypertonie.

Adipositas erscheint in den Statistiken selten bis nie als Krankheit, sondern „nur" als Risikofaktor für Krankheit, z. B. für die Hypertonie: Sie sei bei „Übergewichtigen" zweieinhalb- bis dreimal häufiger als bei Normgewichtigen. Will man also die Hypertonie bekämpfen, sollte – müßte – könnte die Gewichtsreduktion dazu gehören. Dasselbe gilt für Diabetes bei Übergewicht, für Leber- und Gallenleiden, für Krankheiten des Bewegungsapparates und des kardiovaskulären Systems. Übergewichtige sind nicht nur in der Chirurgie problematisch, sondern genesen bei vielen anderen Krankheiten schwerer als Normgewichtige, die doch gar nichts „zuzusetzen" haben.

Sichere Bekämpfung des Krebses soll die Lebenserwartung um zwei Jahre erhöhen, Ausschaltung des Übergewichtes und damit der Folgekrankheiten aber um vier. Ich bezweifle letzteres, ebenso wie ich bezweifle, daß Gewichtsreduktion unbedingt die Lebensqualität erhöht. Ich erkenne Übergewicht zwar als ein medizinisches Problem an, halte es aber noch mehr für ein persönliches und gesellschaftliches. Mein Angebot an die Übergewichtigen war deshalb auch nicht allein oder primär die Gewichtsreduktion, sondern eine allgemeine Verhaltensänderung unter dem Hinweis auf eine „Schlankheitskur".

2. Pilotstudie: Verhaltenstherapie bei Adipositas

Im Arbeitskreis „Verhaltenstherapie" fand ich Unterstützung von fünf Psychologen und Pädagogen, die im Rahmen ihrer Aus-, Weiter- oder Fortbildung praktische Erfahrungen mit Patienten sammeln wollten. Einem Presseaufruf folgten 200 Interessierte, 75 davon losten wir aus, die übrigen sollten als Kontrollgruppe dienen, antworteten aber auf ein Schreiben ein Jahr später nicht mehr.

Aus der Literatur über Verhaltenstherapie der Adipositas, aus den Erfahrungen einer anderen Gruppe unserer Hochschule, aus eigener Kreativität und den gegebenen Möglichkeiten erstellten wir ein Programm für 10 Wochen, anfangs mit zwei Gruppensitzungen wöchentlich, später fand nur einmal wöchentlich eine Gruppensitzung oder sportliche Aktivität statt.

Das Programm begann mit gegenseitigem Fotografieren und grafischer Darstellung von Startgewicht und Zielgewicht für die Gruppe, Abschluß von Therapieverträgen, Hausaufgaben. Hausaufgabe der ersten zwei Wochen war das Protokollieren: Was genau haben Sie, wo genau, wann genau, wieviel, mit wem gegessen? Wie war die Situation, wie war das Hungergefühl?

Schon beim Protokollieren (Protokollbogen siehe Anhang) sank das Gewicht, manches wurde den Teilnehmern allein bewußt, anderes durch den Therapeuten aufgedeckt, der die Protokolle analysierte und im nächsten Lernschritt die Signalreize bearbeitete, d. h. Reize, die bisher immer automatisch zum -unkontrollierten- Essen und Trinken geführt hatten. Was könnte man tun, statt zu essen oder zu trinken? Zu unserer großen Betroffenheit dauerte es eine ganze Weile, bis Alternativen gefunden – und akzeptiert wurden.

Von der zweiten Woche an wurden schrittweise pro Sitzung je zwei bis drei Verhaltensregeln eingeführt, ausführlich begründet, mit Beispielen belegt, schriftlich fixiert und beim nächsten Treffen erneut diskutiert. Einhalten der Regeln sollte „verstärkt", sollte belohnt werden. Wieder dauerte es eine ganze Weile, bis einzelne Teilnehmer äußerten, was ihnen Spaß machen würde, womit sie sich belohnen könnten. Jedes abgenommene Pfund sei doch Belohnung genug. Bestrafung für Nichtabnehmen, z. B. Bußgeld, hätten sie leichter eingesehen. Wir hatten zum Teil ziemliche Mühe, das Belohnungssystem durchzusetzen und die Teilnehmer von der Bedeutung unserer Verhaltensregeln zu überzeugen. Immer wieder schoben sie Saft-, Reis-, Eier-, Quark-, Kleietage usw. ein.

Einem offensichtlichen Informationsbedürfnis entgegenkommend, aber auch zur eigenen Übung, hielt jeder Therapeut in jeder Gruppe einen Vortrag: Grundlagen der Ernährung und des Kalorienverbrauchs, Sinn und Zweck der Verhaltenstherapie, normale und gestörte Verdauung, Lernen durch Bekräftigung, die Rolle des Essens in der Kindererziehung, Psychologie des Essens, praktische Tips für bekömmliche und gleichermaßen köstliche Speisen.

Im Juli 1977 ging der Kurs zu Ende. Maximal 12 kg, minimal 0 kg Körpergewicht waren verloren. Zu einem Wiedersehen nach einem Jahr kamen nur noch einige, viele der Fortgebliebenen hatten wieder zugenommen, aber, wie sie beim telefonischen Interview sagten, sich doch geändert: in ihrer Einstellung, ihrem Bewußtsein, ihrer Selbsteinschätzung und Fremdbeobachtung. Einige hatten den Sport beibehalten, einige hielten noch gewisse Regeln ein.

War dieser erste Kurs eine Art „Fingerübung", sollte ein zweiter gezielt Antwort bringen auf offene Fragen.

3. Fragen, Hypothesen und Beobachtungen bei einer Verhaltensstudie

Im November 1977 begannen wir eine neue Studie, diesmal mit ca. 400 Teilnehmern in 20 Gruppen und auf ein Jahr angelegt: im 1. Quartal wöchentliche Treffen, im 2. monatliche, im 3. und 4. vierteljährliche. Das Kernprogramm bildeten 12 Gruppen, die im Rahmen einer medizinischen Dissertation (Dipl. Psych. U. Fuchs) untersucht und behandelt wurden. Die Untersuchung basierte auf einem zweifaktoriellen Varianzanalytischen Versuchsplan.

Eine weitere Untersuchung, durchgeführt von dem Dipl. Psychologen T. Schneller, betrifft die „Psychologie des Freßanfalls". Alle Teilnehmer bekamen einen verschlossenen Umschlag mit genauen Anweisungen, in welchem Falle sie ihn öffnen sollten. Er enthielt einen Vordruck mit Fragen nach der Situation und den Umständen, die zu Rückfällen führten sowie zu den Gefühlen davor, dabei, danach. Aus den Ergebnissen können vorbeugende Maßnahmen für spätere Gruppen abgeleitet werden.

Außer den 12 geschulten und bezahlten Therapeuten der Kerngruppe hatten wir einige Laientherapeuten, Betroffene, die früher dick waren und mit Verhaltenstherapie erfolgreich abgenommen und ihr Selbstbewußtsein gestärkt hatten. Wir hatten einen Gruppenleiter, der stark mit Suggestion arbeitete und seine Teilnehmer streng anhielt, so lange tagtäglich ein und dieselbe ausgewogene gemischte 1000-Kalorien-Diät einzuhalten, bis sie ihr Zielgewicht erreicht hatten.

Es gab eine sehr erfolgreiche sog. Zeitungsgruppe, eine Gruppe, die der Aktion „Schritt für Schritt schlank und fit" Modell stand. In dieser ausgesprochen munteren Serie einer hannoverschen Tageszeitung wurden genau wie in der Gruppe Anweisungen und Hilfen gegeben, Regeln erklärt. Wissen wurde vermittelt, Experten befragt, eine Telefonsprechstunde eingerichtet. Viele Leser machten allein oder mit der Familie mit; in einem Stadtteil bildete sich spontan eine Nachbarschaftsgruppe.

An der Pädagogischen Hochschule Niedersachsen, Abteilung Hannover, gibt es inzwischen Gruppen mit Betonung des Sports. Sportvereine haben das Programm aufgegriffen. Eine Gruppe trifft sich in einer Fahrschule. Meine Gruppe, stadtteilorientiert, traf sich in den Räumen der Thomaskirchengemeinde in Laatzen. Verfallene Kautionen für unentschuldigtes Fehlen wurden der Jugendarbeit gestiftet.

Aus meinen ursprünglichen Plänen – Adipositasgruppen in Arztpraxen und Betreuung von Adipösen vor einer Kur und nach einer Kur durch den Kostenträger – ist leider nichts geworden. Vielleicht hatte ich nicht intensiv genug geworben, vielleicht zu früh aufgegeben.

4. Patientengruppen in der Arztpraxis

Traditionell ist der Arzt der kompetente Gesundheitserzieher und das ärztliche Gespräch das bewährte Mittel der Patientenführung. Die Frage ist, ob dieses Gespräch wie bisher nur im Sprechzimmer geführt werden sollte oder ob es durch die Arbeit mit Patientengruppen im Wartezimmer außerhalb der Sprechstundenzeiten ergänzt werden kann. Die Vorteile liegen auf der Hand. Es können mehrere Betroffene zugleich angesprochen, Selbsthilfekräfte geweckt und praktische Erfahrungen der Teilnehmer ausgetauscht werden.

Verhaltenstherapie der Adipositas ist meiner Meinung nach ein möglicher Einstieg, eine lohnende Übung für weitere Gruppenarbeit, sei es mit Rauchern und Alkoholgefährdeten oder mit chronisch Kranken wie Diabetikern, Rheumatikern und Hypertonikern. Dazu sollte dieser Beitrag anregen.

Anhang

I. Protokollbogen

```
Name:                                    Gruppe:
Mahlzeit: .................. von .... bis .... am ....

a) was und wieviel?                                        kcal
   Speisen: ...........................................
   ...................................................
   ...................................................
   ...................................................
   ...................................................
   Getränke: ..........................................
   ...................................................   ________
                                    Summe der kcal:


b) wo und mit wem? ....................................
   ...................................................
c) Bemerkungen zur Situation: .........................
   ...................................................
d) Hungergefühl: ......................................
e) Tätigkeiten davor: .................................
   ...................................................
   Tätigkeiten danach: ...............................
   ...................................................
```

II. Regelliste (1–16 verkürzt, 17–19 erklärt)

Regel 1: Bekannte informieren

Regel 2: Eßplan aufstellen

Regel 3: Kaloriengrenzwert einhalten

Regel 4: fester Eßplatz

Regel 5: Set, Serviette, Besteck

Regel 6: Verzicht auf Ablenkungen

Regel 7: Alle Nahrungsmittel nur an einem Ort aufbewahren

Regel 8: Nahrungszubereitung

Regel 9: Nahrung vorher einteilen

Regel 10: Essensreste sofort wegräumen

Regel 11: Bissen halbieren

Regel 12: Gründlich kauen

Regel 13: Pausen einlegen

Regel 14: Einkaufsplanung

Regel 15: Vorratsplanung

Regel 16: Verzicht auf Schwachmacher

Regel 17: Absetzen beim Trinken
Stellen Sie nach jedem Schluck Ihre Tasse (Glas) wieder auf Ihr Set.
Nehmen Sie also erst dann den nächsten Schluck, wenn die Tasse
(Glas) auf dem Set gestanden hat.

Regel 18: Nahrungsrest auf dem Teller zurücklassen
Lassen Sie immer einen kleinen Rest auf dem Teller zurück. Sie sollen
mit dieser Regel eine (aus Ihrer Erziehung stammende) Gewohnheit,
immer alles aufzuessen, verlernen. Sie sollen lernen, in Gegenwart
von Nahrungsreizen nicht zu essen.

Regel 19: feste Essenszeiten
Halten Sie sich jetzt nur noch an ganz feste Essenszeiten. Außerhalb
der festgelegten Zeiten gibt es nichts.

Achtung: Bitte das Regelprotokoll genau führen.

III. Einige Lernprogramm für Gesundheitserziehung (Ernährung, Süchte)

1. Curriculum Ernährung und Gesundheit.
   Unterrichtseinheit für das 5.–10. Schuljahr der Sekundarstufe.
   Bestandteile: Didaktische Analysen u. Prozeßplanungen (346 S.), 11
   Tafelkarten, 1 Poster, 16 Arbeitstransparente.
   Klett, Stuttgart oder Hrsg.: Bundeszentrale für gesundheitliche Auf-
   klärung, Köln

2. Richtige Ernährung,
   W. Kappus, Sekretariat der agrarsozialen Gesellschaft e.V., Göttingen

3. Gesundheit ist lernbar.
   Band A: Theoret. Teil, Literaturverzeichnis, Kopierunterlagen
   Band B: 100 Bausteine
   Band C: 67 Hellraumprojektfolien, 149 Diapositive
   Band D: 10 Tonbandkassetten
   Hrsg.:   Hoffmann-La-Roche „Rocom", Basel

4. Nichtraucher in 10 Wochen
   Trainingsprogramm mit Anleitung für den Kursleiter u. Unterlagen für
   die Teilnehmer,
   Hrsg.: Bundeszentrale für gesundheitliche Aufklärung, Köln

5. Verhaltenstherapie des Übergewichts,
   R. Ferstl, R. de Jong u. J. C. Brengelmann
   Bd. 45 der Schriftenreihe des Bundesministers für Jugend, Familie und
   Gesundheit. Kohlhammer, Stuttgart

   Die verhaltenstherapeutische Behandlung des Übergewichts,
   Hrsg.: Bundeszentrale für gesundheitliche Aufklärung, Köln

6. Sich ändern lernen,
   F. Teegen, A. Grundmann u. A. Röhrs,
   Anleitung zur Selbsterfahrung u. Verhaltensmodifikation.
   rororo, Reinbek bei Hamburg 1979

7. Iß das Richtige,
   H. Mohl, M. Inzinger u. M. Richter,
   Mosaik Verlag, München 1977

   Schlank werden, schlank bleiben,
   Hrsg.: Bundeszentrale für gesundheitliche Aufklärung, Köln

Diskussion

Bock:
War die Erfolgsquote bei Ihrem zweiten Kurs besser als beim ersten?

Thienhaus-Grotjahn:
Hierzu kann ich keine Zahlen nennen; der Kurs hat im November 1977 begonnen und geht
im November 1978 zu Ende. Erst Ende November werden wir die Gewichtsprotokolle der
letzten 52 Wochen einsammeln und auswerten können.

Bock:
Was versprechen Sie sich davon, die Leute in ihrem Verhalten zu ändern, wenn sie trotzdem
dick bleiben?

Thienhaus-Grotjahn:
Wenn sie dick bleiben, hat sich ihr Eßverhalten nicht geändert. Für die Statistik ist das ein
Mißerfolg. Ich bin mit der Einstellungsänderung schon zufrieden: viele belohnen und be-
strafen ihre Kinder nicht mehr durch Essen, sie nötigen Gäste nicht zum Essen, kaufen
bewußter ein, nehmen mehr Information wahr. Sie haben nur noch nicht den Schritt getan,
ihr Wissen bei sich selbst in Verhalten umzusetzen.

Herrlinger:
Mich würde interessieren, wie groß die Erfolgsquoten bei der Behandlung von Übergewichtigen wirklich sind. Wir haben in der Poliklinik in Kiel eine besondere Sprechstunde eingerichtet, auf die alle bei stationärer oder ambulanter Behandlung auffallenden Übergewichtigen hingewiesen werden. Dort erfolgt eine eingehende diätische Belehrung und nach
einem vom Patienten selbst über drei Wochen zu führenden Nahrungsprotokoll eine individuelle Beratung. Anschließende Kontrollen werden in etwa monatlichen Abständen durchgeführt. Der Langzeiterfolg dieser aufwendigen Behandlung ist deprimierend. Nach einer
anfangs fast regelmäßig festzustellenden Gewichtsabnahme ergeben Kontrollen nach 12
Monaten im allgemeinen ein zum Ausgangswert unverändertes Gewicht.
Meine Frage an die anwesenden niedergelassenen Kollegen lautet deshalb, ob in der Praxis
die Erfahrungen genauso schlecht sind. Im Zusammenhang mit der Hypertonie ist das Übergewicht doch ganz sicher ein wesentlicher Faktor und so lange ein Patient nicht gewillt ist,
sein Übergewicht zu reduzieren, ist von dem Versuch, seinen Blutdruck medikamentös zu
beeinflussen, auch nur bedingt Erfolg zu erwarten.

Eisenhut:

In der Praxis bei mir z. B. sieht es so aus, daß es Einzelfälle gibt, die nach einer Gewichtsabnahme auch bei ihrem Gewicht bleiben; es sind wirklich nur Einzelfälle. Es wäre sehr schön, wenn man auch in der Praxis solche Gruppen durchführen könnte. Es ist nur sehr schwierig, z. B. in der Landpraxis, da kennen sich die Leute alle gegenseitig. Es wird sich keine Gruppe zusammenfinden, die hier über Gewichtsprobleme miteinander sprechen soll, da hierbei doch oft auch das Intim- und Familienleben zur Sprache kommen muß. Und noch ein Punkt dazu: Sie haben gefragt wegen der Abrechnung. Eine Diätberatung wird nicht bezahlt. Es ist jetzt in der neuen Gebührenordnung BMA-78 ein schriftlicher individueller Diätplan bei schweren Ernährungsstörungen und Stoffwechselstörungen enthalten, der mit 70 Punkten vergütet wird. Das entspricht ca. DM 5,20 und liegt unter der Vergütung für eine Rezeptverschreibung. Eine mündliche Diätberatung oder gar Gruppentherapie wird nicht vergütet.

Hensel:

Ich glaube, daß diese Problematik sehr abhängt von der Zielgruppe. Es gibt *den* Hypertoniker gar nicht. Das sind nämlich verschiedene Hypertoniker. Ich persönlich habe viele ältere Patienten zu betreuen. Ich bin auch noch als Heimarzt in einem Kommunal-Altenkrankenhaus tätig, wo es Autoritätsprobleme gab, besonders wenn man jung ist. Hier ist es also fast aussichtslos, zur Gewichtsabnahme zu mahnen. Und da ist die Erfolgsquote gering. Etwas höher würde ich sie bewerten bei den Patienten, die jünger sind und aus ästhetischen Gründen abnehmen wollen. Vor allen Dingen bei Frauen habe ich die Erfahrung gemacht, daß man mit Suggestiv-Methoden vielleicht doch etwas weiter kommt. Wobei ich mich sogar entschlossen habe, zum Teil den Patienten eine Akupunktur-Behandlung vorzuschlagen, unter dem suggestiven Gesichtspunkt; das bringt auch etwas. Ich kann es nicht in Zahlen ausdrücken, aber ich habe durchaus das Gefühl, daß man auf diese Weise zumindest etwas Erfolg haben kann, auch wenn man keine Idealgewichte erreicht, aber man kann doch einen Anstoß damit geben.

Rosenbaum:

Die ersten drei Gruppensitzungen der beiden Gruppen Hochdruckkranke und Coronar-Herzkranke, die verhaltenstherapeutisch betreut wurden, haben dem persönlichen Kennenlernen gedient. Dann wurde eine Hierarchie aufgestellt. Da konnten sie selbst aufstellen, welches Training sie zuerst in Angriff nehmen wollten. Das war übereinstimmend „gesunde Ernährung und Eßgewohnheiten". Vielleicht ist das eine Antwort auf Ihre Frage, Herr Herrlinger?

v. Troschke:

Ich möchte Frau Thienhaus-Grotjahn sehr bestätigen in der Bedeutung, die sie der Kleingruppe zur positiven Beeinflussung des Übergewichtes zumißt. Alle mir bekannten Programme sind dann längerfristig erfolgreich, wenn es gelingt, Gruppen aufzubauen, deren Mitglieder sich wechselseitig kontrollieren und positiv verstärken.
Die Durchführung bzw. Initiierung derartiger Gruppen ermöglicht dem frei praktizierenden Arzt, eine größere Anzahl von Patienten anzusprechen. Dabei sehe ich die Aufgabe des

Arztes gar nicht so sehr als Gruppenleiter, der Informationen gibt und den Gruppenprozeß strukturiert. Ich bin vielmehr der Meinung, daß der Arzt vorwiegend Gründer und Kristallisationskern derartiger Gruppen sein sollte, die dann auch ohne ihn weiterlaufen können. Wir sind dabei, in einem Forschungsprojekt ein derartiges Modell zu erproben und haben positive Erwartungen an derartige Selbsthilfegruppen, die von Ärzten initiiert und regelmäßig verstärkt werden.

Hüttemann:

Sie fingen an mit dem Satz, daß Sie keine Angst machen wollen oder daß Sie nicht mit dem Begriff Angst bei den Dicken gearbeitet haben. Sie führten den Begriff Eitelkeit an. Aber ist das nicht auch eine Art Angst? Nämlich die Angst, den anderen vielleicht nicht zu gefallen. Was die Praktikabilität im Wartezimmer angeht, muß ich sagen, habe ich Hemmungen, ein völlig gemischtes Publikum, wenn ich das richtig verstanden habe, so konkret anzusprechen.
Ich stelle mir vor, daß auch unter den Dicken erst einmal diagnostiziert werden muß. Patienten, die übergewichtig wegen eines ausgesprochenen Bewegungsmangels sind, lassen sich vielleicht in einer Gruppe zusammenfassen. Sicherlich lassen sich auch andere Gruppen von Übergewichtigen finden. Aber alle Dicken über einen Kamm geschoren zusammen ansprechen, halte ich für ineffektiv.

Thienhaus-Grotjahn:

Im Gegenteil, die Dicken sind mehr Experten als die schlanken Therapeuten, die das Problem nur theoretisch kennen. Wenn ein Dicker ehrlich sagt, welche konkreten Schwierigkeiten er hat, dann fühlen viele Gruppenmitglieder sich angesprochen, bestätigt und verstanden. Dann werden sehr praktische Lösungsvorschläge von der Gruppe erarbeitet und der Therapeut kann viel lernen. Der Gruppenleiter hat dann nur die Funktion, diese Kräfte zu kanalisieren und die Stillen aus der Reserve zu locken. Dabei muß es kein Nachteil sei, wenn die Gruppenmitglieder sich kennen. Die Agrarsoziale Gesellschaft e. V., deren Programm ich mitgebracht habe, betreut mit gutem Erfolg Gruppen von Landfrauen, und in den Dörfern kennt man sich natürlich.
Meiner Meinung nach gibt es viele wirksame Schlankmacher. Ich habe das Gewicht für meine Gruppen als vordergründigen Vorwand benutzt für gesundheitsgerechte Bewußtseins- und Verhaltensänderung, für eine Befreiung von Zwängen. Deshalb ist mir das Endgewicht auch nicht so wichtig.

Hüttemann:

Die Frage der Generation ist sehr interessant. Für den übergewichtigen Hypertoniker nutzt es uns nichts, wenn er sein Gewicht hält, eventuell seine Kinder nicht mehr übergewichtig sind.

Haehn:

Frau Thienhaus-Grotjahn hat nicht nur Hypertoniker behandelt, nicht wahr?

Thienhaus-Grotjahn:
Nein, nur die Hälfte.

Haehn:

In einem meiner Dörfer hat sich spontan eine Gruppe von Bauersfrauen zusammengetan. Weil die eine so gut abgenommen hat, haben die anderen sich zusammengetan mit dieser. Das Wartezimmer ist auf dem Lande anders strukturiert, als das in der von Ihnen untersuchten Praxis war. Was wir wegen der ärztlichen Schweigepflicht zurückgehalten haben, wird im Wartezimmer besprochen. Es gibt offenbar erhebliche Unterschiede.

Beckmann:

Ich wollte das auch noch einmal sehr bestätigen, was ich hier gehört habe, weil das auch den Erfahrungen unseres Zentrums entspricht. Und zwar gibt es in Gießen seit vielen Jahren um Herrn *Moeller* ein Team, das sich nur damit beschäftigt, Selbsthilfe-Gruppen zu initiieren. Und da ist gar nicht das Problem, daß man die Patienten motivieren muß, sondern die Motivation kommt von den Patienten selbst, man muß sie nur aufnehmen.
Es gibt eine Unmenge von Literatur inzwischen über die verschiedenen Selbsthilfe-Gruppen. So wie ich das sehe, gibt es kaum einen medizinischen Bereich, wo nicht Selbsthilfe-Gruppen initiiert worden sind. Die Erfolge sind empirisch gesichert (1). Selbsthilfegruppen wollen immer eine Kontaktstelle haben, aber sie wollen dann ganz selbständig arbeiten ohne Beteiligung von Experten.

Thienhaus-Grotjahn:

Noch ein Beispiel zur Gruppendynamik: Ein Hypertoniker war gehalten, den Verbrauch von Kochsalz einzuschränken. Er entdeckte die Küchenkräuter und war so begeistert von deren vielfältigen Möglichkeiten, daß er nicht nur Reklame machte, er brachte auch Geschmacksproben und Pflänzchen mit.

Kallinke:

Ich bin ganz begeistert von Ihrem Vortrag, weil Sie so engagiert an das Problem herangegangen sind und therapeutisches Engagement ja bekanntlich in jeder Therapie ein ganz wichtiger Faktor ist. Sie verwenden sich sehr, wie das ja Herr v. Troschke auch unterstützt hat, für Gruppenverfahren. Ich glaube nicht, daß dafür vieles spricht, aber Sie haben, glaube ich, gesehen, daß die meisten ärztlichen Kollegen ein ziemliches Unbehagen bekommen, wenn sie ihr Wartezimmer in einen Gruppentherapieraum umfunktionieren sollen. Ich möchte deshalb einen anderen Aspekt Ihres Vortrages hervorheben, der einem praktischen Arzt vielleicht mehr liegt. Ich meine das Eingehen auf die individuellen Bedingungen des Falles. Wie Sie wissen, gibt es gute Ergebnisse bei der verhaltenstherapeutischen Gewichtsreduktion. Diese Erfolge sind jedoch nicht allzu langlebig. Dies scheint wesentlich damit zusammenzuhängen, daß man sehr allgemeine Programme verwendet hat und dabei jene Bedingungen vernachlässigt hat, unter denen die Leute z. B. dem Bedürfnis, hemmungsloser zu essen, nicht widerstehen können. Ein Verhaltenstherapeut beginnt deshalb seine Verhaltensberatung damit, daß er den Patienten anhält, sein Problemverhalten, hier das Eßverhalten, zu protokollieren. Wenn der Patient auf diese Weise zur Selbstbeobachtung angehalten wird, dann kann er für sich und der Arzt mit ihm zu klären versuchen, welche besonders kritischen Bedingungen mit besonderer Aufmerksamkeit bearbeitet werden müssen. Die Bearbeitung bestünde dann darin, daß der Patient z. B. alternative Verhaltensweisen wie Entspannung oder ein Bad einschaltet, wenn ihn die große Freßlust überfällt.

Hofmann:

Wie weit reisen die Patienten an?

Wie kann ein niedergelassener Arzt eine Gruppe aufbauen?

Wie hoch sind die Kosten, und wer trägt sie?

Thienhaus-Grotjahn:

Ich war erstaunt und bestürzt, welch lange Wege die Leute in Kauf nehmen, nur um an unseren Gruppen teilzunehmen. Unser Ziel war es deshalb außerdem, Therapeuten zu schulen für spätere ortsnahe Gruppen. Das scheint auch gelungen: Wir haben Anfragen nach Therapeuten von Sportvereinen, Volkshochschulen, Krankenkassen, Betrieben.

Zum Aufbau einer Gruppe durch den Arzt gibt es ein Beispiel: Ein Praktiker bestellte Übergewichtige zur selben Zeit ein und ließ sie warten. Man wunderte sich, kam ins Gespräch, die Gruppe war geboren.

Rosenbaum:

Kann ich vielleicht zu den Kosten etwas sagen? Wir kommen mit 2 Stunden in der Woche aus, und der Verhaltenstherapeut kostet zwischen 50 und 80 DM. Das wären hier 100 bis 160 DM in der Woche, bei einer Gruppenstärke von 12 Personen, 10 DM pro Person pro Woche. Das sind die Kosten, die effektiv anfallen. Als Antwort direkt an Herrn Eisenhut: Das ist auch eine Stadtrandpraxis und der gleiche soziale background wirkt nach Erfahrungen, die wir bisher gemacht haben, eher stabilisierend als mindernd. Diese 10 DM werden von Infarkt-Patienten, die auch in einer Sportgruppe integriert sind, sofort bezahlt. Sie werden vom Hochdruck-Patienten nicht bezahlt. Wir haben uns geschämt, sie dem Hochdruck-Patienten abzunehmen, weil er von vornherein nicht motiviert ist. Das Geld für die Hochdruckgruppe wird aus dem Modellversuch bezahlt. Wir suchen noch nach Möglichkeiten, daß diese Gruppentherapie von wem auch immer, Kassen, Gemeinden, Volkshochschulen, bezahlt wird.

Wenn wir den Hochdruckpatienten auch in eine Bewegungs- oder Sportgruppe hineinbekommen, dann wird er wahrscheinlich selbst bezahlen. Denn da ist der Aufwand so hoch, daß er das gerne mitmacht. Es wird sein Puls gemessen, er kommt auf ein Ergometer, er kann seinen Trainingszustand objektivieren, und da ist er bereit zu zahlen.

Siegfried:

Wir grunden, und zwar durch Initiative des Deutschen Sportärzteverbandes, Gesundheitsgruppen, die den Sportvereinen angeschlossen sind. Bisher gab es ja solche Gruppen, d. h., Vitalitätsgruppen, für die Coronargeschädigten, und wir haben da, wo ich wohne, eine solche Gesundheitsgruppe gegründet; und zwar haben wir verschiedene junge Frauen, die das Programm mit den Patienten ausführen. Die Patienten müssen in den Sportverein eintreten, damit sie auch versichert sind. Sie zahlen zwischen 3 und 8 DM im Monat zusätzlich, sie treffen sich einmal in der Woche und machen ganz gezielte Bewegungstherapie, wobei auch diätische Gespräche und Verhaltensweisen mit hineinkommen. Diese Gruppen sind praktisch im Wartezimmer spontan gebildet worden. Sie haben gefragt, wo können wir uns anschließen, weil sie von den Möglichkeiten gehört haben, daß solche Gruppen trainiert werden können.

Es gibt auch in anderen Orten solche Gruppen, die enorm groß geworden sind und die Bereitschaft der Bevölkerung, an solchen Selbsthilfegruppen teilzunehmen, ist außerordentlich groß.

v. Troschke:
Ich möchte kurz etwas zu der Frage der Organisation einer solchen Gruppe sagen. Hierzu gibt es inzwischen ja eine ganze Menge Erfahrungen.
Man kann im Rahmen einer normalen Praxis diejenigen Patienten, die man für eine derartige Gruppe geeignet hält, zu einem bestimmten Termin einbestellen. Wenn man sich die Arbeit mit einer Patientengruppe alleine nicht zutraut, kann man sich mit einem Kollegen als Cotherapeuten zusammentun. An vielen Orten besteht auch die Möglichkeit zur Supervision, z. B. von Balintgruppen.
In der Zusammenarbeit mit Sportgruppen hat *Bergdolt* in Wiesloch bei Heidelberg positive Erfahrungen gemacht und publiziert (2). In diesem Modell, das inzwischen auch in anderen Gemeinden aufgegriffen wurde, überweisen Ärzte ihre Patienten zu Sportgruppen, in denen sie sich selber als Patienten beteiligen.

Bock:
Darf ich mich einmal etwas provokativ äußern? Die Gruppentherapie ist zur Zeit große Mode und ich habe den Verdacht, daß man hier mit einer Selektion von Patienten arbeitet, die bereit sind, in eine Gruppe zu gehen und sich einer Gruppentherapie zu unterziehen. Es gibt aber auch zahlreiche Menschen, die das nicht wollen, und es wäre sicher eine einseitige Festlegung auch der Forschung auf diesem Gebiet, sich immer nur mit Gruppen zu befassen und nicht auch individuelle therapeutische Verfahren weiter zu entwickeln oder überhaupt erst einmal zu schaffen. Wenn ich dann noch daran denke, daß es Coronar-Gruppen und Diabetes-Gruppen und Hochdruck-Gruppen und Fettsucht-Gruppen gibt, und manchmal ist der gleiche Patient in verschiedenen Gruppen, dann würde eine Praxis nur noch aus vielerlei Gruppen bestehen.
Dann habe ich noch die Frage, was geschieht, wenn jemand nun endlich in einer Gruppe sein Gewicht reduziert hat? Wie lange bleibt er dann noch in der Gruppe, schleusen Sie ihn auch einmal wieder heraus, oder ist man lebenslänglich Gruppen-Angehöriger?

Thienhaus-Grotjahn:
Unsere Gruppe geht nach einem Jahr zuende. Es werden ein paar Bekanntschaften bleiben, erfolgreiche Dünne werden evtl. neue Gruppen gründen, viele werden in ihren Familien wirken, viele werden den Sport beibehalten. Im „lebenslänglich" sehe ich keine Gefahr.

Bock:
Hier stellt sich natürlich die Frage des Modellcharakters solcher Verfahren. Sie können ja unmöglich von einem Landarzt verlangen, daß er sonntags morgens durch die Felder trabt und donnerstags nachmittags schwimmen geht und an einem anderen Abend zu einer Gymnastikgruppe. Es kommt doch darauf an, Verfahren zu haben, die jeder Landarzt anwenden kann, einfache Verfahren, die auch bei einfach strukturierten Patienten wirken und denen sich nicht nur Halb- oder Ganz-Intellektuelle unterziehen. Nebenbei bemerkt ist es bei den Intellektuellen meist recht einfach. In meiner Privatsprechstunde habe ich kaum Entfet-

tungsprobleme. Die meisten Manager sind heute mager und drahtig. Die eigentlichen Ent-
fettungsprobleme bestehen bei der Mittelschicht und mehr noch bei den jungen Arbeitern
und Arbeiterinnen. Für die brauchen wir wirksame therapeutische Verfahren.

Beckmann:

Ich wollte noch auf die Frage der Selektion zu sprechen kommen. Wir müssen hier ausein-
anderhalten: Gruppentherapie und Selbsthilfegruppen. Gruppentherapie ist eine Form der
Psychotherapie. Das haben wir heute morgen schon angeschnitten, daß die Schwellenangst
vor psychotherapeutischen Maßnahmen, also auch gruppentherapeutischen Maßnahmen,
häufig sehr hoch ist. Herr *Moeller* in Gießen hat sehr genau untersucht, daß bestimmte
Patienten sehr viel leichter in Selbsthilfegruppen gehen als z. B. in eine Gruppentherapie.
Insofern stellt sich das Problem hier gar nicht so, wie kriegt man einen Patienten in die Gruppentherapie, sondern wie initiiert man eine Selbsthilfegruppe? Das kommt wahrscheinlich
durch Ihr Vorgehen, weil Sie mit einer Gruppentherapie angefangen haben, und die hat
sich dann in eine Selbsthilfegruppe umgewandelt.
aber es ist von der Motivation des Patienten her ein großer Unterschied, ob er in eine
Selbsthilfegruppe geht oder in eine Gruppentherapie.

Anlauf:

Ich habe einmal gehört, daß bei bestimmten psychosomatischen Krankheiten bestimmte
Typen von Therapeuten besonders erfolgreich sind und Sie, Frau Thienhaus, erinnern mich
an eine Kollegin in unserer Klinik, u. a. nicht nur von Ihrer äußeren Erscheinung. Diese Kollegin hat nachweislich den größten Erfolg bei der Gewichtsreduktion der Patienten. Daher
an die Psychologen meine Frage: Welches ist der Typ, der am besten bei den Dicken ankommt und dadurch die besten Erfolge hat?

Bock:

Die Kollegin, die Herr Anlauf angesprochen hat, ist 157 cm groß und wiegt 46,5 kg, ist also
ganz schlank. Warum sie in der Ambulanz so hervorragende Erfolge bei der Entfettung hat,
ist uns nicht ganz klar.

Krüskemper:

Bei der Persönlichkeitsstruktur des Übergewichtigen kommt sehr häufig der spontane Typ
vor. Wenn ich das mal negativ ausdrücken soll, der Typ, der ohne zureichende Planung handelt. Der sagt: ,,Mein Gott, jetzt habe ich schon wieder den Eisschrank leergeräumt in einer
spontanen Aktion. Eigentlich wollte ich doch etwas ganz anderes.“
Der stärker Zwangsstrukturierte, der so lange plant, bis er nicht mehr zur Handlung kommt,
oder mehr als zureichend plant, ist in der Regel schlank. Den finden wir z. B. bei der An-
orexia nervosa.
Und ich sehe oft, daß bei den Übergewichtigen ein Therapeut ankommt, der ebenfalls spontan ist. Der also in der Charakterstruktur ein bißchen Ähnlichkeit mit den Übergewichtigen
hat und die Spontanität der Übergewichtigen versteht und auffangen kann.

Beckmann:

Nach allen Forschungen sind Begriffe über die Persönlichkeitsstruktur des Hypertonikers sehr zweifelhaft. Die gibt es in diesem Sinn nicht. Aber etwas anderes ist sehr wichtig. Es gibt ja hinreichend Forschungen über die Arzt-Patient-Beziehung in der Psychotherapie. Das Interesse des Arztes am Patienten ist die wichtigste Variable für den Behandlungserfolg. Und das ist ja das Grundproblem: Jeder Hypertoniker ist anders. Insofern kann man von daher den idealen Therapeuten für alle Patienten gar nicht finden.

Hamm:

Ich möchte erst einmal zwei Beispiele anführen, wie sich Selbsthilfegruppen organisiert haben.

Es gibt in Hamburg die sogenannten Weight Watchers, eine amerikanische sektenartige Gruppe, die Gewichtspässe bei ihren Leuten eingeführt hat, wo die Leute dann jede Woche eine Marke zu 11 DM einkleben müssen. Sie bekommen dann wöchentlich 1 Stunde Unterricht und erhalten einen Diätplan. Es gibt dort tatsächlich Erfolge über Gewichtsabnahmen zu berichten. Aber es gibt auch etwas anderes, und das finde ich eigentlich schrecklich. Es gibt einen Diätclub für Kinder, wo Kinder oft ohne ihre Eltern über Gewichtsabnahme und dergleichen unterrichtet werden.

Und jetzt möchte ich auf Herrn v. Koerber zurückkommen: Ich könnte mir vorstellen, daß Herr v. Koerber auch wieder etwas böse wird über diese ganze „Medikalisierung" der Medizin, die doch sehr viel die Verantwortung für die Patienten übernimmt, die das u. U. gar nicht wollen. Es gibt die Leute, die in dieser Form behandelt werden können, aber es gibt auch Leute, die für sich selbst verantwortlich etwas machen wollen. Und ich glaube,daß das doch die große Masse der Leute ist, die wir dann auch in den Praxen haben.

Man muß doch davon ausgehen, daß der Patient einen freien Willen hat, ob er sich behandeln lassen will oder nicht.

Vaitl:

Bei diesen und ähnlichen Untersuchungen ist zweifellos von Vorteil, daß die abhängige Variable, nämlich das Körpergewicht, so eindeutig zu bestimmen ist. Derartige Variablen eignen sich sehr gut für differenzierte Therapie-Kontrollstudien. Daß sich das Körpergewicht mit diätetischen und unterstützend auch mit psychotherapeutischen oder quasi-psychotherapeutischen Methoden reduzieren läßt, kann zwar als Hinweis auf die Effektivität dieser Methoden gewertet werden. Welche unabhängige Variable aber zu welchem Prozentsatz den Erfolg bzw. Mißerfolg ausmacht, ist von weitaus größerem Interesse als die Tatsache, daß das Körpergewicht überhaupt reduziert wird. Wir kennen den „therapeutischen V-Knick": am Anfang der Behandlungen sind Erfolge zu verzeichnen, hält die Therapie an, hält auch möglicherweise der Erfolg an; nach Ende der Therapie aber bewegen sich die Meßwerte im Durchschnitt (bei den heterogensten psychotherapeutischen Methoden) wieder auf das Ausgangsniveau zu. Es wäre nun wichtig zu wissen, welche der Behandlungsvariablen den Erfolg determinieren: die Therapeuten, die Motivationslage der Patienten oder die einzelnen therapeutischen Maßnahmen. Soweit ich sehe, ermöglicht Ihr Versuchsplan Aussagen zu diesen Fragen. Insofern sehe ich mit Interesse den Ergebnissen Ihrer Untersuchung entgegen.

Literatur

1. MOELLER, M. L.: „Selbsthilfegruppen". Rowohlt, Reinbek bei Hamburg, 1978

2. BERGDOLT, H. (Hrsg.): Gesundheitsvorsorge für Herz und Kreislauf. Wieslocher Modell, Volkshochschule Wiesloch (o. J.)

100

Compliance bei Verhaltensmodifikation im Zusammenhang mit Übergewicht

von G. Krüskemper

Mein Thema „Psychologische Probleme im Zusammenhang mit der Gewichtsreduktion" ist so umfangreich, daß man sich auf einen Teilaspekt beschränken muß. Ich beschränke mich hier auf Probleme, die beim zeitlichen Verlauf der Therapie auftreten. Wir haben zwei Hauptphasen zu unterscheiden:

Die Phase der Gewichtsreduktion und
die Phase der Stabilisierung des Gewichts auf dem neuen Niveau.

Ich beschränke mich hier auf die Phase 1, die wir in der Übergewichtigenambulanz der Medizinischen Klinik E der Universität Düsseldorf besonders gut im Griff haben. Jede Woche werden 10 neue Patienten angenommen. Sie werden

1. ärztlich untersucht
2. in einem Gruppenvortrag auf die Risikofaktoren des Übergewichts aufmerksam gemacht
3. am nächsten Morgen auf ihre Glukosetoleranzwerte untersucht
4. während der dabei notwendigen Wartezeit psychologisch in die Gewichtsreduktion und ihre Probleme eingeführt
5. gebeten, einen umfangreichen Fragebogentest zur Persönlichkeit auszufüllen
6. in der Gruppe ganz ausführlich in die Ernährungslehre eingeführt und treffen sich eine Woche später erneut in dieser Gruppe von 10 neuen Patienten zu einem
7. ersten Erfahrungsaustausch über die Schwierigkeiten, die bei der Gewichtsreduktion von ihnen bemerkt worden sind,
8. zur Kontrolle der pflichtmäßig zu führenden Ernährungstagebücher
9. zur Besprechung ihrer somatischen Werte mit dem Arzt und
10. zu einer Einführung in gymnastische Übungen.

Wenn wir die Patienten bei der ersten Untersuchung sehen, sind uns folgende Gesichtspunkte besonders wichtig:

1. Eine quantitativ und qualitativ gute Information über das, was von ihnen erwartet wird.

2. Eine Information über die Risiken, die mit Übergewicht verbunden sind, wobei berücksichtigt werden muß, daß eine zu starke Angstinduktion therapieschädlich ist.
3. Das Erkennen psychisch auffälliger Patienten.
4. Ein Überblick für die Patienten, mit welchen Problemen der Therapiedurchführung häufig gerechnet werden muß.

Wir wollen bei den Patienten falsche Erwartungen abbauen über die Schnelligkeit, mit der eine Gewichtsreduktionstherapie durchzuführen ist. Er soll darüber hinaus wissen, daß er Verständnis erwarten kann für Fehler, die ihm bei der Therapiedurchführung unterlaufen. Er soll wissen, daß er mit den Schwierigkeiten der Therapie nicht allein ist, sondern daß andere Leute mit den gleichen Problemen zu kämpfen haben.

In der Vergangenheit haben wir den Patienten dann für die ersten vier Wochen in die Erprobung des neu erlernten Programms geschickt. Dabei stellt sich heraus, daß die drop-out-Quote in den ersten vier Wochen bei 20% lag. Diese Quote konnte drastisch gesenkt werden durch zwei Maßnahmen:

1. Die Patienten wurden nach einer Woche zum ersten Mal kontrolliert. Eine Woche Erprobungszeit wird vom Patienten toleriert. Eine Woche lang ist es möglich, ohne Kontakt mit dem Therapeuten das Programm rigoros durchzuführen. Dadurch sehen wir die Gruppe der Neuanfänger zu einem Zeitpunkt, in dem die Gewichtsdifferenz zum ersten Tag so groß ist, daß sie als kräftiger, motivationaler Faktor für die weitere Arbeit wirksam wird. Mißverständnisse, die zum Abbruch der Therapie führen könnten, werden hier bereits ausgeräumt. Die Einführung in die gymnastischen Übungen im Zusammenhang mit der Besprechung der somatischen Werte beim Arzt versetzt den Patienten in die Lage, etwaige – im Zusammenhang mit der 1000-Kalorien-Diät vorgebrachte Nebenwirkungen zu bekämpfen. Die Patienten berichten vor allem über Müdigkeit, erhöhte Kälteempfindlichkeit, Kopfschmerzen und zu geringen Blutdruck. Die gymnastischen Übungen werden in der Klinik in der Gruppe durchgeführt und die Patienten erleben sofort bei sich und bei anderen die Reduktion der beklagten Nebenwirkungen.

2. Die zweite Maßnahme, die wir durchführen, ist ein Anschreiben an den Patienten zur Vorlage beim Arbeitgeber. Auf diesem Anschreiben ist der nächste Termin der Gewichtskontrolle vermerkt. Wir schicken dieses Anschreiben so rechtzeitig, daß der Patient es 10 Tage vor dem nächsten Kontrolltermin erhält und damit zwei Wochenenden und eine Woche dazwischen Gelegenheit hat, eine eventuell nicht strikt durchgeführte 1000-Kalorien-Diät nun so nahe vor dem Kontrolltermin wieder genau zu beachten. Außerdem er-

leichtert dieses Anschreiben den berufstätigen Patienten die Kommunikation mit dem Arbeitgeber bezüglich der Notwendigkeiten, die durch die Therapie in bezug auf die Arbeitsbefreiung entstehen.

Ich möchte Ihnen jetzt typische Gewichtsverläufe zeigen.

Das Problem sind die Frühabbrecher

Wir haben unter unseren Patienten viele, die nach drei oder vier Monaten die Reduktionstherapie abbrechen. Es ist uns nicht gelungen, diese Patienten von den Erwartungen abzubringen, daß sie in relativ kurzer Zeit relativ große Mengen von Übergewicht verlieren können. Obwohl sich die Patienten selbst bewiesen haben, daß mit der Einhaltung unseres Programms Gewicht abgenommen wird, reicht es nicht aus, um sie zur weiteren Teilnahme zu motivieren. Wir sind personell nicht ausreichend ausgestattet, um diesen Fällen dann eine – vielleicht vorübergehende – Einzeltherapie zukommen zu lassen. Häufig kündigt sich der Abbruch durch eine Verringerung der Reduktion oder durch einen Gewichtsanstieg an.

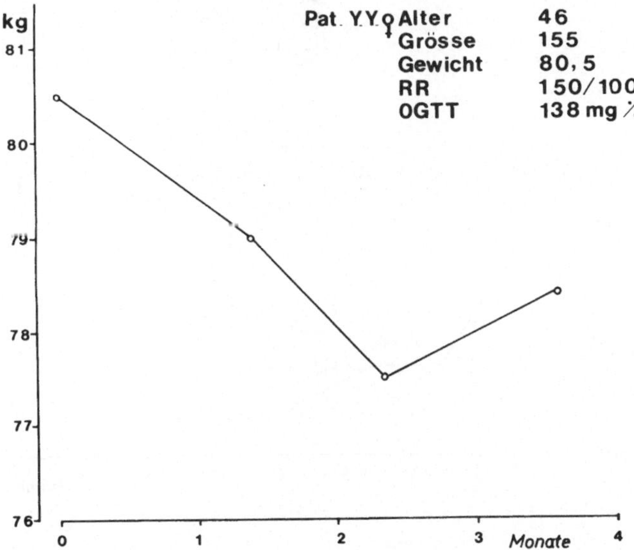

Abb. 1 Beispiel einer Gewichtsreduktionskurve bei einem Patienten, bei dem trotz Gewichtsabnahme das Motiv zur weiteren Befolgung der ärztlichen Anordnung (Compliance) nicht erhalten werden konnte.

Die zweite Gruppe setzt sich zusammen aus *Patienten, die sich ihrem Therapieziel durch eine starke Gewichtsreduktion deutlich nähern.* Während heute durch das veränderte Gesundheitsbewußtsein in der Bevölkerung bei starkem Übergewicht in der Regel mit einer positiven Kooperation der Menschen im sozialen Umfeld der Patienten gerechnet werden kann, wird in dem Stadium, in dem diese Patienten die Therapie abbrechen, die Hilfe von Familienmitgliedern und Freunden, gelegentlich auch des Hausarztes, immer geringer und schlägt dann um in eine Belastung für den Patienten. Besonders bei älteren Patienten zeigen sich dann Hautfalten im Gesicht und am Hals, manchmal auch Hautschürzen am Bauch und andere häßliche körperliche Nebenerscheinungen. Hier ist es wesentlich günstiger, den Patienten in die Phase 2 einzuweisen, als das ideale Therapieziel zu erreichen, nämlich das Normalgewicht.

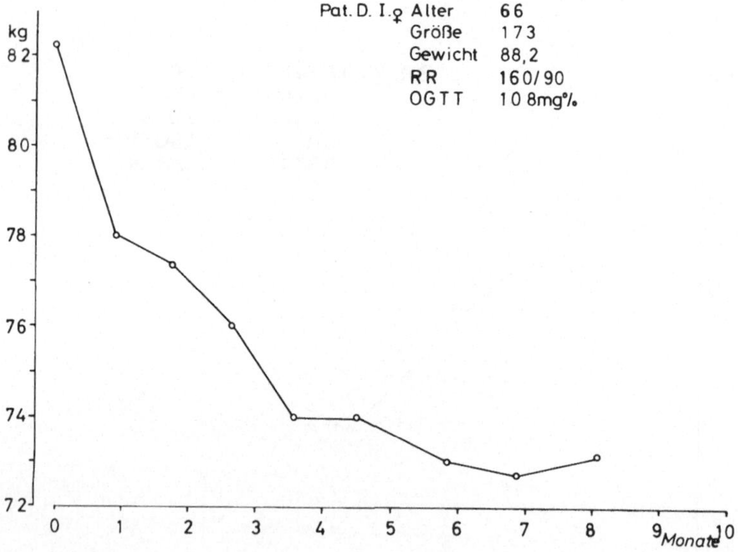

Abb. 2 Beispiel eines Patienten, bei dem trotz erheblicher Gewichtsverluste die Compliance vor Erreichen des Normalgewichts aufhörte, da die Mithilfe aus dem sozialen Umfeld mit geringerem Übergewicht nachläßt.

104

Der unkontrollierte Abbruch bedeutet eine große Gefahr für die Stabilisierung des Gewichtes auf dem neuen Niveau. Für diese Patienten bauen wir in die Gruppengespräche – es handelt sich dabei um die offenen Gruppen, in die die Neubeginner nach vier Wochen einmünden – immer wieder Hinweise auf das Verhalten ein, das wir erwarten, wenn die Therapie ihrem Ende zugeht. Es ist eine langsame Steigerung der erlaubten Kalorienzahl von täglich 1000 auf täglich 1100 und 14 Tage später erneut eine Erhöhung um 100 Kalorien auf 1200 usw. bei gleichzeitiger ständiger Kontrolle des Gewichtes. Die Kaloriensteigerung wird dann beendet, wenn die Gewichtskontrolle einen Stillstand der Gewichtsreduktion ankündigt. Ein solcher Stillstand tritt bei den verschiedenen Patienten je nach Grundumsatz und körperlicher Betätigung früher oder später ein.

Die nächste Abbildung zeigt uns, daß eine Reihe von Patienten nicht in der Lage ist, das Endgewicht zu erreichen, noch eine Reihe von Monaten in der Kontrolle der Ambulanz bleibt und dann mit der Therapie aufhört. Bei dieser Gruppe ist es wichtig, die erzielten Erfolge deutlich zu bekräftigen. Der Therapieerfolg besteht bei diesen Patienten eben darin, zwar immer noch übergewichtig zu sein, aber auf einem deutlich niedrigerem Niveau. Das Flackern der Gewichtskurve im letzten Teil ist durchaus therapeutisch nützlich einzusetzen. Der Patient kann in dieser Phase ganz differenziert wahrnehmen, welche Ereignisse oder Lebensumstände bei ihm zu einem kleinen Gewichtsanstieg führen und mit welchen Mitteln er diese Fehler wieder beseitigen kann. Die Hoffnung, daß alle Menschen ohne Selbstkontrollmaßnahmen ihr Gewicht halten können, muß als illusorisch abgetan werden.

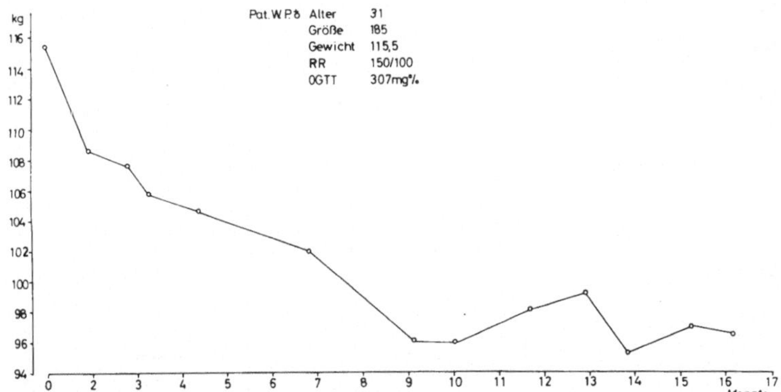

Abb. 3 Die Motivation zur Gewichtsabnahme verringert sich bei manchen Patienten so, daß trotz Adhärenz kein weiterer Gewichtsverlust erzielt werden kann. Die Motivation des Patienten sollte hier von der Gewichtsreduktion auf die Gewichtsstabilisierung übergeleitet werden, um einem unkontrollierten Abbruch zuvorzukommen.

Mit der nächsten Abbildung möchte ich Sie auf ein sehr häufig auftretendes Phänomen aufmerksam machen, das wahrscheinlich nicht nur im Zusammenhang mit der strikten Diäteinhaltung zu sehen ist, sondern auch mit der Regelung im Wasserhaushalt des Menschen.

Die Kurve hat eine durchhängende Form. *Der Gewichtsverlust verläuft also nicht geradlinig,* wie man nach der geradlinigen Kalorieneinschränkung annehmen könnte, sondern in der Regel zunächst schneller und später langsamer. Der Patient erfährt eine wesentliche Hilfe vom Therapeuten, wenn er in der besonders günstigen Initialphase mit starken Gewichtsverlust darauf aufmerksam gemacht wird, daß später trotz regulärer Einhaltung der Diät kein entsprechendes Wiegeergebnis erzielt wird. In der Euphorie der Initialphase verarbeiten die Patienten diese unangenehme Nachricht am besten und sind auf Enttäuschungen vorbereitet.

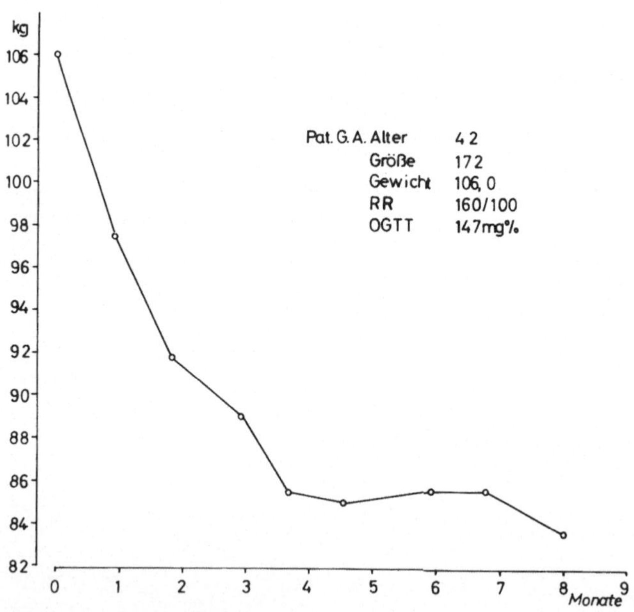

Abb. 4 Nach schneller Gewichtsabnahme von mehr als 20 kg innerhalb von 3 Monaten kommt es bei dem Patienten zu einem Stillstand. Obwohl das Normalgewicht noch nicht erreicht ist, braucht der Patient jetzt vermehrt Unterstützung durch den Therapeuten, um die Erprobungsphase ohne bzw. mit geringer Gewichtsabnahme zu bewältigen.

Vielen Patienten ist unser Bewegungsprogramm unangenehm und lästig. Wir gehen daher bei der Steigerung der Bewegungsübung sehr behutsam vor:
Der Arzt beurteilt die Unbedenklichkeit für die Teilnahme an einem gymnastischen Programm.
Die Krankengymnastin bietet ein Programm an, das dem agilsten Patienten möglich ist und
der Psychologe bittet die Patienten, bis zu ihrer persönlichen Leistungsgrenze mitzumachen. Dabei wird beim gemeinsamen Üben in der Gruppe immer wieder auf die wohltuende Wirkung ganz deutlich hingewiesen. Diese wohltuende Wirkung besteht in einem Aufhören des Fröstelns, einer Anhebung der Stimmung und einem Nachlassen von Beschwerden wie Müdigkeit und Kopfschmerzen. Besonderer Wert wird darauf gelegt, daß die Patienten die Übungen behalten, indem sie nach jeder Stunde von den Patienten wiederholt werden und das Programm immer wieder einen großen Anteil gleichartiger Übungen umfaßt.

Die psychologische Gruppenarbeit zielt darauf hin, daß sich die Patienten gegenseitig beraten, wobei vor allem die Patienten, die sehr gute Erfolge erzielt haben, das offene Ohr der übrigen Gruppenmitglieder haben. Die Gruppe hilft aber auch dem einzelnen Patienten, sich selbst besser wahrzunehmen und sein eigenes Verhalten am Verhalten anderer zu messen.

Diskussion

Hensel:
Bei der vorletzten Diagruppe ist mir aufgefallen, daß das durchweg pathologische Glukose-Toleranz-Tests waren, die da auftraten. Hat man das näher untersucht, den Zusammenhang zwischen dem Kurvenverlauf und den pathologischen Toleranz-Testen?

Kruskemper:
Ich muß sagen, das ist Zufall. Ich habe sie nach dem Kurvenverlauf ausgesucht und ich habe mehrere Hundert solcher Dias, und das ist eine vorläufige Untersuchung allgemeiner Art.

Anlauf:
Zu der gleichen Gruppe eine Frage: Ich hatte den Eindruck, daß das Patienten waren, die ein nicht so starkes Übergewicht hatten und bei denen es gelungen war, sie zumindest auf das Normalgewicht zu bringen. Es ist so, daß der „Badewannen-Effekt" vorwiegend bei Patienten auftritt, die ihr Normalgewicht wieder erreichen, während sehr stark Übergewichtige sofort nach Therapieende wieder mit dem Gewicht ansteigen, also einen „V-Effekt" zeigen, weil sie immer „Dicke" geblieben sind.

Krüskemper:
Die erste Gruppe waren die Abbrecher nach drei Monaten.

Hüttemann:
Einer meiner früheren Chefs sagte immer: „Es ist alles ganz schön und gut, was sie mit den Dicken machen. Es ist nicht entscheidend, wieviel Gewicht er in drei Monaten verloren hat, sondern was er in einem Jahr wiegt."
Die Aspekte, die wir hier gehört haben, sind sicherlich sehr interessant, aber hat das auch wirklich einen Praxis-Bezug? Sollte man nicht erst über solche Versuche reden, wenn sie drei Jahre lang mit einem bestimmten Erfolg durchgeführt wurden?
Bisher sind doch unzählige Versuche gemacht worden, die Patienten zum Abnehmen zu bewegen. Nach der Mißerfolgserfahrung muß man doch sehr pessimistisch sein hinsichtlich des Gewichtes 1 Jahr nach Therapie-Beginn. Die möglichen Ergebnisse mit den angesprochenen Selbsthilfegruppen und auch mit der Gruppen-Therapie erscheinen mir zu optimistisch zu sein.

Herrlinger:

Ich wiederhole noch einmal, was ich bereits vorhin gesagt habe. In der Anfangsphase nach einer diätischen Beratung kommt es nach unserer Erfahrung fast immer zu einer meßbaren Gewichtsabnahme. Bei Kontrollen nach 1, 2 oder 3 Jahren sieht es allerdings schlechter aus. Meist ist dann das Ausgangsgewicht wieder erreicht, oder es wurde das Gewicht auf dem Stand nach der initialen Reduktion gehalten. Nur ganz wenige Patienten nehmen kontinuierlich weiter ab und erreichen ihr Normalgewicht.

Krüskemper:

Wir sind auch ganz deprimiert. Es gibt immer einen gewissen Prozentsatz von Patienten mit Langzeiterfolgen, aber zu wenige. Wir haben auch manchmal in den Gruppen ausgerechnet, wieviel Tonnen schon abgenommen wurden. Wir haben sicher schon einen Güterwagen Speck abgenommen. Aber ich bin pessimistisch über die Langzeiterfolge und erwarte mir auch von dieser Verhaltensmodifikation wenig längerfristige Erfolge.
Wir haben auch einen Versuch durchgeführt vor 2 Jahren. Ergebnis nach 1 Jahr: Entweder waren die Patienten nicht mehr bereit, mit uns zu sprechen, was ich als Beweis dafür nehme, daß sie wieder zugenommen haben, oder sie meldeten sich und hatten zugenommen.

Dorst:

Ich kann das auch bestätigen. Wir haben zwei Gruppen, die über drei Jahre betreut worden sind. Davon ist eine Gruppe mit einem Verhaltenstherapeuten zusammen. Die andere Gruppe ist eine Selbsthilfegruppe. In dieser Selbsthilfegruppe sind ungefähr 60% Versager und in der anderen ungefähr 75% nach drei Jahren, die wieder an Gewicht zugenommen haben.

Bock:

Soweit mir die Literatur erinnerlich ist, liegen die Langzeiterfolge in bezug auf die Erreichung des Normalgewichtes in der Größenordnung von 10–20%. Wenn ich einmal meine persönliche Erfahrung mit meiner Klientel ausklammere, die keineswegs so negativ ist, müßte man eigentlich zu dem Schluß kommen, wozu das Ganze, lassen wir die Entfettungstherapie sein, wenn sie doch nichts bringt. Eine andere Schlußfolgerung wäre, daß man grundsätzlich andere Methoden entwickelt. Im übrigen wollte ich Sie fragen: Lohnt nicht einmal eine Analyse der Fälle, die definitiv entfettet worden sind? Liegen hier vielleicht spezifische, somatische oder psychologische Konstellationen vor, die den Behandlungserfolg begünstigt haben und die man unter Umständen dann auch bei anderen Patienten benutzen könnte?

Beckmann:

Aus meiner Sicht ist Fettsucht eine Sucht, also vergleichbar mit anderen Süchten. Wenn man nach einer Therapie-Prognose fragt, dann stellt man sich immer vor, man behandelt ein Jahr und macht eine Katamnese nach fünf Jahren. Die „Erfolge" bei der Behandlung von klassischen Suchtkrankheiten mit klassischen Therapien sehen dann immer vernichtend aus. Aber im Unterschied dazu sind ja Selbsthilfegruppen nicht selten lebenslang. Und das muß man vielleicht auch erklären. Es ist ja bei Selbsthilfegruppen so, daß der Konflikt, der in viel Essen umgesetzt wird, durch Selbsthilfegruppen dadurch kompensiert wird, daß die

Gruppe einen normativen Druck ausübt. Und durch die gegenseitige Bestätigung der Mitglieder bleibt dieser Druck permanent erhalten. Gleichzeitig gibt die Gruppe Konflikt-lösungen und Bedürfnisbefriedigungen. Es wurde ja vorhin schon angesprochen, daß viele gar keine Therapie wollen. Therapiert man aber, so hat es gleichzeitig auch eine prophy-laktische Bedeutung für die Kinder und die Familie durch die Bildung von Normen.

Anlauf:

Herr Beckmann, glauben Sie nicht, daß bei Selbsthilfegruppen von Übergewichtigen die Norm eine freischwebende Größe wird? Bei Alkoholikern kann man ein ganz hartes Krite-rium anwenden: Entweder bleiben sie trocken oder nicht.

Beckmann:

Das ist sicher ein entscheidender Unterschied. Das war im Grunde auch vorhin die Frage nach den Normwerten. Was sind eigentlich Normwerte? Solange man das offen läßt, ist ja auch eine Orientierung für Patienten nicht möglich.

v. Koerber:

Ich bin da sehr skeptisch, wenn aufgrund von statistischen Untersuchungen nach einem Jahr festgestellt wird, die Kuren hätten in der Mehrzahl nicht zu Dauererfolg geführt. Solche Zeiträume sind zu kurz. Es gibt viele Patienten, die nach den ersten Entfettungs- oder Ent-wöhnungskuren rückfällig werden, aber damit das erste Anfangserfolgs-Erlebnis hatten. Sie versuchen es später ein zweites, drittes oder viertes Mal und erreichen erst dann den Dauererfolg. Mit anderen Worten: Die therapeutischen Bemühungen der Ärzte wirken sich in vielen Fällen sehr viel später aus, ohne daß es die betreffenden Ärzte erfahren und ohne daß es sich in einer Statistik erfassen läßt.

Vaitl:

Ich möchte in diesem Zusammenhang die Frage stellen: Ist die Korrelation zwischen Ge-wichtsreduktion und Blutdrucksenkung bei Hypertonikern so eng, daß sich der therapeu-tische Aufwand zur Verringerung des Körpergewichts lohnt?

Anlauf:

Wir haben sehr gute Belege aus der Framingham-Studie mit entsprechenden Korrelationen zwischen der Gewichtsveränderung und der Veränderung, vor allem des systolischen Blut-drucks.
Bei Frauen ist die Regressionsgerade etwas flacher als bei Männern.

Bock:

Es gibt auch Interventionsstudien, die gezeigt haben, daß statistisch durch Gewichtsreduk-tion der Blutdruck gesenkt wird. Weil eine Reduktionskost, insbesondere die Null-Diät, auch häufig eine salzarme Kost ist, wurde auch untersucht, welche Rolle der gleichzeitige Salzentzug spielt. Es hat sich gezeigt, daß sowohl Gewichtsreduktion als auch Salzrestriktion jeweils für sich allein den Blutdruck senken können und daß sich wahrscheinlich die Wir-kung beider Maßnahmen auf den Blutdruck bei kombinierter Anwendung verstärken.

110

Krüskemper:

Herr Bock, es ist ja augenscheinlich bei den Diabetikern so, daß die Gewichtsreduktion eine Verbesserung der Blutzuckerwerte bringt, aber nach einer Weile steigen dann doch die Werte wieder an, auch wenn die Patienten nicht wieder zunehmen. Gibt es ein solches Phänomen auch beim Hochdruck?

Bock:

Das ist mir nicht bekannt. Im übrigen ist die positive Korrelation zwischen Blutdruck und Körpergewicht ein statistisches Phänomen, dessen Ursache nicht bekannt ist. Es gibt sogar extrem fettsüchtige Menschen mit normalem Blutdruck, und andererseits reagieren auch nicht alle Hypertoniker mit einer Blutdrucksenkung, wenn man ihr Körpergewicht reduziert.

Grenzen der Hochdrucktherapie in der Praxis des Arztes für Allgemeinmedizin

von H. Hamm

Wird man so unvermittelt vor die Frage gestellt, ob es heute noch Grenzen für eine Therapie des Hochdrucks in der Praxis gibt, würde man spontan diese Frage verneinen. Und das besonders deshalb, weil man sich ja eigentlich mit dem gegenteiligen Problem befassen muß, nämlich wie man die Grenzen der Hochdruckbehandlung erweitert, um auch die Hypertoniker zu erfassen, die bisher noch nicht oder nicht ausreichend behandelt werden. Man erinnert sich dann der Formel vom „half-and-half-and-half-problem" der Amerikaner, die besagt, daß die Hälfte der Hypertoniker unbekannt, die Hälfte der bekannten Hypertoniker unbehandelt und die Hälfte der bekannten Hypertoniker nicht optimal behandelt sind.

Mit diesem Problem, nämlich viel mehr Hypertoniker als bisher zu erfassen und adäquat zu behandeln, hat sich ja das vorjährige Kolloquium ausgiebig beschäftigt, wie ich gelesen habe.
Ich habe auch in keinem mir zugänglichen Lehrbuch oder entsprechenden Monographien etwas darüber finden können, daß es bereits Regeln dafür gibt, inwieweit hier eine generelle Begrenzung für eine solche Behandlung existiert.

Trotzdem gibt es sie. Das zeigt uns einmal die alltägliche Erfahrung aus der Praxis, die zum mindesten in der Allgemeinpraxis ja einem Massenexperiment gleicht. Hier werden immerhin 28 Mio. Bundesbürger im Quartal behandelt und damit sicher auch der größte Teil der Hypertoniker. Grenzen der Hochdruckbehandlung gibt es aber auch aus rein medizinischen Gründen.
Im folgenden möchte ich einige Punkte, die eine Begrenzung der Hochdrucktherapie im allgemeinen oder auch im einzelnen darstellen, aufführen.

1. Zuerst einmal muß man erkennen, daß man mit einem auch noch so perfekten Screening-Programm nie 100% aller Hypertoniker erfassen kann. Ein sehr hoher Prozentsatz, den man bisher auch nur mit gesetzlichem Zwang erreichen kann, liegt bei 90% einer Population. Ein Beispiel hierfür ist die gesetzliche Röntgen-Reihenuntersuchungen des Thorax in Niedersachsen. 10% der Bevölkerung konnten sich immer dieser Untersuchung aus vielerlei Gründen entziehen. Und gerade unter diesen 10% waren dann ebensoviel Tuber-

kulöse wie unter den anderen 90%. Vergleichsweise mit Hamburg, wo solche Untersuchungen nicht Pflicht sind, wo aber Ärzte und Gesundheitsämter mit Lungenfürsorgestellen leichter erreichbar sind, ist die Zahl der frisch entdeckten Fälle trotz Gesetzespflicht relativ nicht größer. Die Erfahrungen aus Ländern mit staatlich gelenkten Gesundheitssystemen sind nicht anders. Auch in der DDR wird bei der Schwangerenvorsorge keine 100%ige Beteiligung erreicht, obwohl eine Nichtteilnahme deutliche finanzielle Nachteile zur Folge hat. Dort wird auch für die Beteiligung an der Krebsfrüherkennung Geld ausgezahlt, und trotzdem geht die Teilnahmequote nie höher als 70–80%.

Wir müssen also von vornherein damit rechnen, daß wir auch bei äußersten Bemühungen schätzungsweise wohl mindestens 20% der Hypertoniker ohnehin überhaupt nicht erfassen werden.

2. Die Compliance des Hypertonikers ist unterdurchschnittlich ausgeprägt. Der Hypertoniker folgt also weniger als der Durchschnitt dem Rat des Arztes, d. h. er wird seine Medikamente, wenn überhaupt, nur unregelmäßig einnehmen, er wird weniger exakt zur Kontrolle seiner Blutdruckwerte den Arzt aufsuchen, er wird weniger bereit sein, an Gewicht abzunehmen usw. Auch hier sind uns also Grenzen einer Behandlung im idealen Sinne gesetzt, die einfach in der Hypertonikerpersönlichkeit begründet sind.
Ich glaube, wir müssen uns doch überhaupt bei aller nützlichen Selbstkritik einmal vor Augen halten, daß primär kein Patient verpflichtet ist, zu uns zu kommen und dann auch das noch zu befolgen, was wir ihm sagen. Wenn also, wie ich vorhin sagte, 50% aller bekannten Hypertoniker nicht ausreichend behandelt sind, sollte man auf keinen Fall allein den behandelnden Arzt dafür verantwortlich machen. Je unselbstständiger wir den Patienten einschätzen, desto weniger wird er auch bereit sein, selbst therapeutisch mitzuarbeiten. Und ohne diese Bereitschaft geht es bei einer meist lebenslangen Dauertherapie schon gar nicht.

3. Lediglich gelegentlich auftretende sicher emotionelle Blutdrucksteigerungen bedürfen keiner Behandlung, zum mindesten nicht mit Medikamenten. Das bedarf, glaube ich, keiner Erläuterung.

4. Das gleiche gilt mit Einschränkungen auch für die juvenile Hypertonie und für das hyperkinetische Herzsyndrom, d. h. für hypertone Kreislaufregulationsstörungen. Mit Einschränkungen deshalb, weil hier zwar eine Therapie mit Betablockern infrage kommt, aber meist nicht mit den übrigen „konventionellen" Hochdruckmitteln.

5. Nicht jeder „Hochdruck" bei älteren Menschen ist behandlungsbedürftig.
   Nach den Regeln der WHO müßte jeder Blutdruck über 160 systolisch und
   95 diastolisch auch bei einem 70jährigen behandlungsbedürftig sein. Auch
   nach Schölmerich müßte ein Hochdruck von mehr als 160/100 bei einem
   70- oder 80jährigen behandelt werden. Ich halte das nicht nur für etwas
   praxisfern, sondern in manchen Fällen in der Praxis sogar für bedenklich.
   Man tut aber besser daran, wenn man bei über 70jährigen die alte Faustregel: Hypertonie = Systolischer Druck über 100 plus Lebensalter anwendet.
   Diastolische Blutdruckwerte über 100—105 sind dagegen als pathologisch
   anzusehen und zu behandeln. Auch bei diesen Patienten sollte man keine
   abrupte Blutdrucksenkung herbeiführen, um nicht Schäden in gefährdeten
   Kreislaufprovinzen zu provozieren. Auch hierbei sind also Grenzen einer
   allzu schematischen Hochdrucktherapie in der Praxis gesetzt.

6. Das gleiche trifft auch dann zu, wenn zum mindesten bei älteren Patienten
   eine kreislaufwirksame schwere Erkrankung besteht und solche Patienten
   mäßig erhöhte Blutdruckwerte aufweisen. Als Beispiel sei hier das Bestehen
   einer Bronchopneumonie bei einem 60—70jährigen angeführt, der Blutdruckwerte etwa bis 180 systolisch aufweist. Diese an sich nicht unerwünschte
   Kreislaufregulation sollte nicht behindert werden.

7. Die Frage, ob erhöhte Blutdruckwerte bei symptomatischen Hypertonien
   renaler, endokriner, kardiovaskulärer und anderer Ursachen mit den üblichen
   Antihypertonika behandelt werden sollen, muß von Fall zu Fall entschieden
   werden. Hier ist natürlich möglichst eine kausale Therapie anzustreben. Eine
   medikamentös verursachte Hypertonie (Ovulationshemmer, Carbenoxolon,
   Kortikoide) erfordert natürlich nur ein Absetzen oder eine Einschränkung
   des verursachenden Mittels.

8. Grenzen für die Anwendbarkeit einzelner antihypertensiver Substanzen sind
   auch durch die Kontraindikationen, die für sie bestehen, gesetzt. Ich er-
   wähne hier nur, daß Reserpin nicht bei Depressionsneigung angewandt
   werden sollte, daß Beta-Blocker eine Herzinsuffizienz verschlimmern können oder daß Saluretika bei Neigungen zu Kaliummangelzuständen, Diabetes mellitus oder Hyperurikämie nur mit Vorbehalt zu verordnen sind.

Diskussion

Hüttemann:

Aus welchem Motiv ist es Ihnen wünschenswert, den Blutdruck bei den älteren Menschen nicht – oder nur schonend – herabzusetzen?

Hamm:

Es gab ja früher die internistische These des Erfordernis-Hochdrucks, die inzwischen ja wohl ad acta gelegt ist. Wir müssen uns doch darüber wohl im klaren sein, daß wir bei einem starren Gefäßsystem eines älteren Menschen eine Blutdrucksenkung zumindest nicht abrupt herbeiführen dürfen, um nicht, wie ich Ihnen schon sagte, entsprechende deletäre Folgen zu haben. Aber ich glaube, daß ein leicht erhöhter Blutdruck beim älteren Menschen nicht als pathologisch anzusehen ist, zumindest nicht als behandlungsbedürftig, wohl beobachtungsbedürftig. Nicht behandlungsbedürftig, weil dieser Befund unerheblich ist, oft auch deshalb, weil viele andere Krankheiten bestehen, die bei einem solchen Patienten behandelt werden müssen.

Bock:

Hinzu kommt, daß allein systolische Hypertonien mit normalem diastolischen Druck bei älteren Menschen meist keine Hypertonien im engeren Sinne sind, sondern nur Folgen des Elastizitätsverlustes des Windkessels. Es ist eine offene Frage, ob man durch blutdrucksenkende Therapie bei über 60jährigen mit isolierter systolischer Hypertonie die Prognose ändern kann. Abgesehen davon ist die alleinige Senkung des systolischen Drucks entsprechend seiner Pathogenese manchmal schwierig und man bekommt hauptsächlich Nebenwirkungen. Andererseits gibt es aber gute Gründe, auch ältere Hypertoniker zu behandeln, z. B. wenn der diastolische Druck stets über 100–105 mmHg liegt oder wenn Zeichen einer Herzinsuffizienz bestehen, denn auch der hohe systolische Druck belastet das linke Herz.

Krüskemper:

Ich wollte Herrn Hamm fragen, ob die Zahlen, über die er berichtet hat, zwei Drittel Frauen, ein Drittel Männer, eventuell auch dadurch zustande kommen, daß bei einer symptomarmen Krankheit Frauen eher zum Arzt gehen als Männer. Kann das einen Einfluß haben, daß sie nicht messen, wie diese Verteilung der Krankheit in der Bevölkerung ist, sondern wie die Krankheit verteilt ist bei den Leuten, die sich zum Arztbesuch entschließen.

Hamm:

Das ist sicher ein Faktor, aber der größere Faktor ist der, daß es eben einfach viel mehr ältere Frauen als Männer gibt. Ich habe ja nicht gesagt, daß zwei Drittel aller Frauen in dem Alter und ein Drittel aller Männer nun einen Hypertonus haben, sondern ich habe nur diese Zahlen aus meiner Praxis heraus einfach empirisch festgestellt.

Vaitl:

Herr Haehn wollte hierzu noch die Zahlen mitteilen, die Herr Pflanz erhoben hat.

Haehn:

Fangen wir mal bei den 60jährigen an: Da sind 40% Männer und 50% Frauen. Und bei den 55jährigen bis 60jährigen sind 18% Männer und 16% Frauen. Also weniger, und bei den jüngeren Männern, bei den jüngeren Patienten: 25- bis 40jährige sind 8% Männer und 5% Frauen. Die Gesamtzahl wird von Herrn Pflanz doch noch höher eingeschätzt mit 9,28 Millionen, davon sind 5,5 Millionen über 60 Jahre alt.

Herrlinger:

Ich möchte noch auf einen Punkt hinweisen: Eine antihypertensive Behandlung alter Patienten ist nicht ungefährlich. Eine zu abrupt durchgeführte Blutdrucksenkung kann wegen der im Alter eingeschränkten Regulationsmechanismen eine zerebrale Ischämie oder eine koronare Minderdurchblutung bewirken.
Man sollte bei 70- bis 80jährigen Patienten sehr genau zwischen dem Risiko einer antihypertensiven Behandlung und dem im Einzelfall zu erwartenden Nutzen abwägen.

Hamm:

Man hat es ja manchmal nicht ganz ungern, wenn ein älterer Mensch einen gering erhöhten Blutdruck hat. Von internistischer Seite ist es eigentlich immer ganz wünschenswert, besonders, wenn eine Krankheit besteht, wie ich das hier aufgezeigt hatte.

Bock:

Man könnte Ihre Liste, Herr Hamm, über die Grenzen der Therapie in der Allgemeinpraxis noch erweitern. Es handelt sich einmal um Patienten, die so schwer einzustellen sind, die sogenannten „therapierefraktären" Fälle, daß die Einstellung in der Klinik erfolgen muß, wobei es sich empfiehlt, die Diagnostik noch einmal daraufhin zu überprüfen, ob mit Sicherheit auch ein sekundärer Hochdruck ausgeschlossen ist. Des weiteren sollten auch alle malignen Hypertonien stationär behandelt werden. Sie sollten als Notfall eingewiesen werden, weil jeder versäumte Behandlungstag teilweise irreversible Gefäßläsionen erzeugt.

Hamm:

Ich weiß nur einen einzigen unter meinen Fällen, der wirklich dem Krankheitsbild einer malignen Hypertonie entspricht, also z. B. mit Blutdruckwerten bis 280 systolisch und diastolisch bis 130 mmHg. Es ist aber so gewesen, daß ich vor 10–15 Jahren oder noch länger mehrere Patienten hatte, die jahrelang über einen systolischen Blutdruck von über 300 mmHg hatten. Diese Fälle sind bei uns völlig verschwunden. Ich weiß nicht, ob mir die anwesenden Allgemeinmediziner da zustimmen. Ich habe wirklich solche Fälle jahrelang beobachtet. Andererseits auch Fälle, die ich über 20 Jahre beobachtet und dokumentiert habe, die völlig gleich geblieben sind mit dem Blutdruck, mit der Tendenz des Blutdrucks.

Bock:
Nun definieren die Blutdruckwerte allein ja nicht die maligne Hypertonie, und schon gar nicht der systolische Druck allein. Obligat für die Diagnose der malignen Hypertonie ist die Kombination hoher diastolischer Drucke (ständig über 120–130 mmHg) mit schweren Augenhintergrundsveränderungen. Keines dieser beiden Symptome darf fehlen. Und es besteht Einigkeit darüber, daß der Patient mit unbehandelter maligner Hypertonie mit 95% Wahrscheinlichkeit innerhalb von 2 Jahren tot ist. Bei den vor der Ära der Antihypertensiva kasuistisch beschriebenen vereinzelten Remissionen von angeblich maligner Hypertonie muß man retrospektiv sagen, daß es wahrscheinlich Fehldiagnosen gewesen sind.
Im übrigen ist die maligne Hypertonie in allen Industrieländern seltener geworden, vermutlich wegen der breiten Anwendung von Antihypertensiva, die selbst dann oft den Übergang in die maligne Phase verhindern, wenn die Therapie nicht optimal ist.

Hilgert:
Zu den Patienten mit Blutdruckwerten über 300 mmHg. Als ich vor 15 Jahren meine Praxis übernommen habe, entdeckte ich im Laufe des ersten Jahres 11 Fälle mit einem systolischen Blutdruck über 300 mmHg. Durch die lange Krankheit meines Vorgängers, in der immer wieder andere Vertreter für ein oder zwei Monate die Praxis führten, war eben vieles im argen. Nach Einleitung einer antihypertensiven Therapie waren die hohen Werte *schnell* verschwunden: Es war also sicherlich keine maligne Hypertonie dabei.

Aktive Langzeittherapie der Hypertonie auf „Grünes Rezept"

von I. Siegfried

Das Hochdruckleiden, eine der neuen Seuchen unserer Zeit, stellt mit anderen Erkrankungen, wie Diabetes mellitus, Hyperurikämie, Adipositas und koronarer Herzkrankheit, eine Erkrankung dar, die wir zu einem großen Teil auf die Lebensweise mit Überernährung und Bewegungsarmut zurückführen. Wir wissen, daß das von den Massenmedien angepriesene Leben in der Konsumgesellschaft uns alles genießen lassen soll, was angenehm und ohne Aufwendung eigener Leistung möglich ist. Wenn es stimmt, daß dieses Verhalten, und davon gehen wir aus, uns durch das Auftreten von Risikofaktoren krank macht, dann kann man daraus folgern, daß ein Leben in entgegengesetzter Weise, nämlich ohne Überernährung und mit vernünftiger Bewegung, verhindern kann, daß der Mensch an den obengenannten Erkrankungen leiden muß. Weiter sogar, daß, auch dann, wenn sich schon Auswirkungen eines solchen Lebens bereits zeigen, eine Umkehr in der Lebensweise bewirken kann, daß Risikofaktoren und Erkrankungen wieder verschwinden.

Natürlich kann das in erster Linie nur gelten für nicht aus anderen organischen Gründen entstandene Erkrankungen, wobei es jedoch auch möglich sein kann, diese günstig zu beeinflussen. Es gibt bereits Beweise, daß mit einer gezielten und ausgewogenen Bewegungstherapie gesundheitliche Erfolge zu erzielen sind. Hier denke ich in erster Linie an die Rehabilitationsbehandlung mit Sport bei Koronargeschädigten.

Wenn wir von der Behandlung Hypertoniekranker mit Bewegungstherapie sprechen, so sind damit diejenigen gemeint, die an der „Essentiellen Hypertonie" leiden. Grundsätzlich ist ja zu sagen, daß wir die causa der „Essentiellen Hypertonie" nicht genau kennen und somit auch keine Kausaltherapie betreiben können. Auch ist die reine Auswirkung von Sport auf das Verhalten des Blutdrucks keineswegs immer ein günstiger Effekt, denken wir auch an die Ausschüttung von Katecholaminen in Wettkampfsituationen, die mit Sicherheit für den Hypertoniker eine Gefahr darstellen würden. Nun – hier muß ich gleich sagen, daß bei der Anwendung von Sport sicher kein Hypertoniker einer Wettkampfsituation zugeführt wird.

118

Jeder Mensch soll sich grundsätzlich in irgendeiner Weise bewegen, weil man weiß, daß Bewegung zur Aufrechterhaltung gewisser Körperfunktionen unerläßlich ist. Leider ist sie in der technisierten Gesellschaft teilweise verloren gegangen. Der Hypertoniker kann, wie wir erkannt haben, seine Situation durch die Anwendung von gezieltem und systematisch aufgebautem Ausdauertraining verbessern; er kann erreichen, daß die Herzfrequenz gesenkt wird und daß eine gewisse trainingsbedingte Vagotonie eintritt. Natürlich muß durch genaue Untersuchungen das individuell mögliche Belastungsausmaß festgelegt werden und durch begleitende regelmäßige Untersuchungskontrollen überwacht werden.

Sie werden sagen, daß diese Methode aufwendig ist. Sie ist es, jedenfalls in bezug auf die Zeit, – jedoch nie finanziell! Aber wir sind ja gezwungen eine Langzeittherapie zu betreiben, wir betreiben sie auch mit der medikamentösen Therapie und sind dankbar, wenn wir es schaffen, zu einer vernünftigen Compliance zu gelangen.

Ich kann sagen, daß es leichter ist, ein Vertrauensverhältnis zwischen den Partnern Patient und Arzt zu gewinnen, wenn man den Patienten motiviert (ähnlich wie auch bei der Gruppenarbeit ohne Sport), sich einer Sportgruppe anzuschließen, denn Sport ist beliebt, ist sozusagen „in", und der Hypertoniker fühlt sich nicht nur zur Tabletteneinnahme verurteilt, sondern er bezeichnet sich als Sportler, womit er gleichzeitig leichter einen Weg zur Disziplinierung findet, was ja ohnehin von ihm in der Therapie verlangt wird. Viele Hypertoniker sagen, daß sie sich nach Ausübung von Bewegungstherapie wieder normaler fühlen; ohnehin hätten sie keine Beschwerden durch die Hypertonie gehabt, sollten sich aber zu den Kranken zählen und regelmäßig die Wartezimmer der Ärzte zu den notwendigen Blutdruckkontrollen füllen. Durch die von ihm in Eigeninitiative durchgeführte Therapie lernt der Patient ja leichter, daß Gesundheit ein aktiver Prozeß ist, den er sich erwerben muß!

Bei der Durchführung der Bewegungstherapie wird nicht die Ausdauerleistung allein mit der Verminderung des sympathischen Antriebs angestrebt, sondern die Leistungsbreite des Herz-Kreislaufsystems soll erhöht werden, wodurch die Pumpleistung des Herzens zunehmen kann.

Auch andere Faktoren beeinflussen den Hochdruck bei Anwendung von Bewegungstherapie günstig, z. B. Schwitzen unter der Belastung. Es ist gleichzeitig Kochsalzabgabe, denn Kochsalzentzug gehört bekanntlich zu den basalen Behandlungsprinzipien beim Hochdruck.

Zur Durchführung des körperlichen Trainings sei folgendes gesagt:
Reine Ausdauerbelastungen hintereinander gefügt, werden vom Patienten als

lästig empfunden. Dagegen empfehlen sich gemischte Programme mit leichten
Ausdauerleistungen, wie Intervalläufe, Radfahren, dazu Gymnastik und Bewe-
gungsübungen ohne Kraftanwendung und vor allem, aus physiologischen und
psychologischen Gründen, Spiele. Die kommunikative Wirkung der Sportspiele
ist nicht zu unterschätzen. Sie dienen gleichzeitig dem Abbau von Aggressionen
und Spannungen, die wir ja ebenfalls als auslösende Faktoren der essentiellen
Hypertonie ansehen. Die Patienten lassen sich leicht motivieren mitzumachen,
haben oft Erfolgserlebnisse und fühlen sich, selbst wenn die medizinischen Beweise der positiven Auswirkungen sportlicher Betätigung nicht restlos vorhanden
sind, glücklicher, als wenn sie nur Tabletten einnehmen.

Leicht läßt sich hier im Gespräch auch die Lebenseinstellung revidieren. Auch
derjenige, dem vorher ein diszipliniertes Leben schwer fiel, ist in der Gemeinschaft leichter zu motivieren und als Compliance-Partner ein freudigerer Mit-
streiter!
Ein Wort zur Quantität der sportlichen Belastung des Hypertonikers. Der Hypertoniker soll selber wissen, wie hoch und wann er sich belasten darf. Grundsätzlich
darf ein Hypertoniker mit systolischen Werten in Ruhe über 200 mmHg keinen
Sport treiben. Er muß dann eine medikamentöse Blutdrucksenkung vorher
erreichen. Auch Blutdruckwerte unter der Belastung im Test, die systolisch über
260 mmHg ansteigen, müssen mit Medikamenten gesenkt werden. Die Höhe des
diastolischen Wertes ist weniger ausschlaggebend. Unter Belastung stellt die
Pulsfrequenz ein wichtiges Kriterium dar. Man sollte sich an die Angaben von
Prof. Hollmann, Köln, halten, dessen Faustregel heißt: Die Belastung darf nur
bis zu einer Pulsfrequenz von 180 minus Lebensalter gehen; das heißt: der
50jährige bis Puls 130/min, der 60jährige bis Puls 120/min. Somit kann der
Trainierende Überforderung vermeiden und dennoch einen Trainingseffekt
erreichen. Ein Trainingseffekt kann jedoch auch nur erreicht werden, wenn diese
Pulsfrequenzen über mehrere Minuten gehalten werden. Länger dauernde Belastungen hingegen verbessern den Effekt unwesentlich und können unter Umständen eine Gefahr darstellen.

Unter der gleichzeitigen Anwendung von Beta-Rezeptorenblockern kann die
Pulszahl nicht so hoch, auch nicht unter der Belastung, ansteigen. Der Patient
muß wissen, daß die Pulsfrequenz dadurch um 15–20 Schläge pro Minute gebremst werden kann.

Solche Trainingsprogramme stellen eine ergänzende Behandlung und kein Ersatz einer notwendigen Medikamententherapie dar. Sie müssen unbedingt individuell, in vernünftiger Weise besprochen und überwacht werden und der individuellen Belastbarkeit angepaßt sein. Nach einer Untersuchung durch den Arzt
kann dieser individuell verordnen, wie der Patient in seiner Situation aktiv mit-
helfen kann.

Alter: Größe:

Datum	Gewicht	Bauch-umfang	Ruhepuls morgens gemessen	RR	VK

Zur nächsten Beratung mitzunehmen

Vorsorgeuntersuchungen:

____

____

____

Abb. Rückseite des sog. „Grünen Rezepts"

Die Verordnung von Medikamenten auf einem normalen Rezept, welches in der Apotheke eingelöst wird, ist üblich. Die Verordnung von aktiver Bewegung auf grünem Rezept (nach Dr. Eugen Gossner, Augsburg) ist für den Patienten selbst gedacht (Abb.). Es kann nicht in der Apotheke eingelöst werden, sondern der Hypertoniker kann sich damit einer Gesundheitsgruppe in einem Sportverein anschließen; zur Zeit werden diese Gruppen an vielen Orten gegründet.
Auf der Rückseite des Rezeptes kann er selber seine Vitaldaten, wie Pulsfrequenzen, Blutdruckwerte, Gewicht sowie abgeleistete aktive Tätigkeiten eintragen und zur Untersuchungskontrolle dem behandelnden Arzt vorlegen.

Der Hypertoniker soll wissen, daß die Therapie notwendig ist, um das Risiko, um Morbidität und Mortalität zu senken. Ich glaube, daß hier dem Hypertoniker ein Weg gezeigt wird, auf dem er auch nicht auf gewisse Lebensqualität verzichten muß und auf dem er, fast ein wenig nach olympischem Grundsatz, durch die Freude am Mitmachen und nicht durch streßbeladenes „Siegenmüssen" Erfolg haben kann.

Literatur

1. ROST, R. und HOLLMANN, W.: Aus: Welt-Gesundheitstag 1978, Bundesvereinigung für Gesundheitserziehung e. V.

2. LÖSEL, H.: Die Behandlung des Hochdrucks durch körperliches Training. Zeitschrift der Giulini-Pharma 1978

3. GOSSNER, E.: „Das grüne Rezept". Bayr. Ärzteblatt 6/1978

Diskussion

Hofmann:
Sie sagten am Anfang, Sport ist beliebt. Meinen Sie damit das aktive Sportleben? Ich würde mal gerne die anwesenden Praktiker fragen, ob das tatsächlich allgemein so empfunden wird.

Haehn:
Es ist selbst auf dem Lande bei der jungen Generation ein deutlicher Trend zum Sport hin. Ein Beispiel macht es klar: Wir haben in unserem Dorf eine Turnhalle bekommen und es hat nicht lange gedauert, da war der Sportverein so angewachsen mit Frauen- und Männer-Sparten, daß sie bald ausgebucht war. Es ist eine Kegelbahn gebaut worden, auch das ist ja Sport. Die war noch nicht fertig, da war sie bereits voll vermietet. Aber dies betrifft vorwiegend die jüngeren Leute.

Anlauf:
Auf der einen Seite habe ich Hemmungen, Kritik anzubringen, weil ich auch davon überzeugt bin, daß Sport sehr gesund ist. Auf der anderen Seite muß man einen Gesichtspunkt, den Sie fairerweise ja genannt haben, unterstreichen, wenn man in Bezug auf Hochdruck-Therapie nicht in ein allumfassendes Programm münden will, und zwar die Tatsache, daß der blutdrucksenkende Effekt dieser sportlichen Betätigung nicht erwiesen ist. Es ist eine Feststellung, zu der auch die Weltgesundheitsorganisation gekommen ist, und es ist leider nicht möglich, von akuten physiologischen Wirkungen, beispielsweise dem Salzverlust durch Schwitzen, oder die Gefäßerweiterungen, die ja beim Sport auch eine Rolle spielen, auf eine langfristige antihypertensive Wirkung zu schließen. Umgekehrt kann man auch nicht sagen, daß situative Katecholamin-Ausschüttungen wesentlich zu einer Steigerung des Ruheblutdrucks beitragen.
Eine weitere Anmerkung hätte ich zu machen zur Beurteilung der Belastungsblutdruck-werte. Nach den letzten vorliegenden Untersuchungen ist es kaum möglich, Blutdruck-werte, die unter der Belastung bestimmte Grenzen überschreiten, als Indiz für eine bestehende Hypertonie oder eine „Prähypertonie" analog dem Glucose-Toleranz-Test zu nehmen. Habe ich Sie deswegen möglichweise mißverstanden, daß systolische Blutdruckwerte über 200 während der Belastung Sie veranlassen würden, eine antihypertensive Therapie einzuleiten?

Siegfried:
Nein, wenn trotz der antihypertensiven Therapie der Blutdruck unter der Belastung über 200 ansteigt. Dann muß man gewisse Bedenken haben wegen der Belastungsspitzen. Ich bin grundsätzlich ganz Ihrer Meinung und muß Ihre Ausführungen unterstreichen. Ich habe ja auch gewisse Bedenken in der Hinsicht, daß Belastungsspitzen falsch bewertet werden.

Anlauf:
Haben Sie eine Altersgrenze,und für welche Art und Schwere der Belastung gilt der Grenz-
wert 200 mmHg systolisch?

Siegfried:
Hier müßte man das weiter ausführen. Ich habe das an sich vorgehabt, aber ich habe mich
etwas beschränkt, denn man müßte das natürlich für die verschiedenen Altersgruppen
getrennt machen. Ich habe hierbei eigentlich die obere Gruppe gemeint, der überhaupt noch
Sporttherapie zugemutet werden kann. Daß man bei jüngeren Menschen durch Belastungen
mit höheren Belastungsspitzen rechnen muß und daß die physiologisch sind, das ist natürlich
bekannt. Das habe ich hier nicht gesagt.

Beckmann:
Ich würde trotzdem die Frage stellen wollen, ob nicht gerade beim Sport, und zwar unter die-
sem Aspekt, der Spaß eine zentrale Rolle spielt. Es geht hier mehr um Spiel und damit um
eine Reihe von psychologischen Faktoren, die dann wirksam werden wie Entspannung,
Abbau der Aggression und Abbau von Angst. Wenn man es psychosomatisch sieht, sind diese
Affekte immer mitbeteiligt und mit Körperbeschwerden verbunden.
Ich wohne auch auf einem Dorf und ich sehe, daß die Sportvereine eigentlich wirklich das
Zentrum sind, wo die Leute sich treffen und von wo Selbsthilfeaktivitäten ausgehen. Ich
verstehe das gar nicht so sehr physiologisch, sondern psychologisch. Wenn man es physiolo-
gisch verstehen würde, dann wäre ja auch die Unterscheidung zwischen Leistungs- und
Konkurrenzsport im Verhältnis zu einem Sport, der Spaß macht, nicht sinnvoll.

Siegfried:
Sicher spielt hierbei die psychische Seite eine erhebliche Rolle. Ich betonte ja, daß gerade
der Sport in Gemeinschaft auch zum abbauen von Aggressionen hilft. Aber wir wissen auch,
daß eine gewisse Konditionierung durch leichte Ausdauerleistung dazu führt, daß eben der
sympathische Antrieb auf das Herz-Kreislauf-System gebremst wird und das ist, glaube ich,
der Effekt schlechthin, den wir hierbei ausnutzen. Sicher ist das begrenzt. Das ist vollkommen klar. Und sicher kann nicht jeder Hypertoniker einer Sporttherapie zugeführt werden.
Aber wir sprachen hier von der essentiellen Hypertonie, von der wir nicht ganz genau
wissen, wodurch sie ausgelöst wird. Wobei aber auch betont wurde, daß jeder Fall individuell untersucht sein muß, man muß wissen, ob in diesem Fall eine Bewegungstherapie
angebracht ist.

Bock:
Ich meine auch, daß die psychologischen Effekte des Sportes in erster Linie von Nutzen
sind, wenngleich die physiologischen Aspekte nicht ganz zu vernachlässigen sind.
Wir haben zwar keine eindeutigen Belege, z. B. in Form kontrollierter Studien, daß durch
regelmäßigen Sport der Blutdruck dauerhaft gesenkt werden kann, aber unsere Patienten,
die sich den Blutdruck selbst messen, berichten fast regelmäßig, daß sie im Anschluß an
sportliche Aktivität besonders niedrige Blutdruckwerte haben.

Hensel:

Ich würde auch den Leistungsaspekt nicht vernachlässigen. Ich glaube, man wirkt dann, wenn man den Patienten in einer Hochdruckbehandlung hat, diesem Verkrüppelungseffekt entgegen, der danach doch eintritt, so daß er das Gefühl hat, er sei ein Herz-Kreislauf-Krüppel oder als nicht gesunder Mensch irgendwie anormal. Wenn man ihm dann das Gefühl gibt, er kann über den Sport doch eine Leistung vollbringen, ist das sicher auch zu begrüßen unter dem Leistungsgesichtspunkt.

Rosenbaum:

Sie haben gesagt, man kann natürlich nur bis zu einer gewissen Altersgrenze gehen. Können Sie mir sagen, wo Sie die ansetzen?

Siegfried:

Ich glaube, daß man auch da nicht das Alter allein als Kriterium nehmen sollte. Selbstverständlich ist wichtig, ob andere Erkrankungen gleichzeitig vorliegen. Es muß eben die Multimorbidität dabei berücksichtigt werden. Es kann nicht jemand, der z. B. eine Kniearthrose hat, für die dieser Sport ungeeignet ist, dazu gebracht werden, das wäre ein Fehler. Man soll eben wirklich dieses Patientengut aussuchen und individuell beraten und damit die Belastungsgrenze festlegen.

Rosenbaum:

Haben Sie auch die Erfahrung gemacht, daß gerade Ältere sehr gerne tanzen, und würden Sie dieses Tanzvergnügen auch als Sport einstufen? Wir haben damit in unserer Gruppe sehr viel gute Erfahrungen gemacht.

Siegfried:

Ja, das kann ich bestätigen. Tanzen kann als geringe Ausdauerleistung gewertet werden. Turniertanz ist jedoch Leistungssport.

Grundregeln der Verhaltensänderung

von D. Vaitl

Eine psychologische Methode, die sich im klinischen Bereich um die Veränderung menschlicher Verhaltensweisen nach offenen, rational begründeten und empirisch überprüfbaren Prinzipien bemüht, ist die Verhaltenstherapie. Sie hat in den vergangenen zwei Jahrzehnten ein Repertoire von Verfahren zur Behandlung verschiedenster Störungen des menschlichen Verhaltens und Erlebens entwickelt (zur Einführung s. *Blöschl*, 1974).

Verhaltenstherapeutische Prinzipien lassen sich auch zur Verbesserung der Compliance von Bluthochdruck-Patienten einsetzen. Dafür sprechen folgende Gründe:

a) Die Compliance stellt in der Hochdrucktherapie ein zentrales Problem dar. Soll eine medikamentöse Therapie Erfolg haben, muß die Compliance sehr hoch sein (die empirischen Schätzungen liegen bei 80%; vgl. *Sackett* et al., 1975).

b) Bislang konnten keine überdauernden, dispositionellen Persönlichkeitsmerkmale gefunden werden, die mit der Compliance hinreichend hoch korrelieren; die Vermutung liegt also nahe, daß es möglicherweise situative Faktoren sind, die den einen Patienten kooperationsbereiter machen als den anderen.

c) Durch systematische Veränderungen der Umgebungsbedingungen kann das Verhalten von Patienten in Richtung auf gesundheitsfördernde und -erhaltende Verhaltensweisen hin verändert werden.

d) Diese Veränderungen müssen nach Prinzipien geschehen, die sowohl für den Patienten als auch für den Arzt einsichtig sind und in der alltäglichen Praxis realisiert werden können.

Die Verhaltenstherapie ist eine mögliche Methode, mit der eine Verbesserung der Compliance versucht werden kann.

Auf dem Essener Hypertonie-Kolloquium des vergangenen Jahres wurde ich nach „Goldenen Regeln" der Verhaltensänderung gefragt. Es sollen keine falschen Hoffnungen geweckt werden: Regeln kann die Psychologie nicht anbieten, schon gar nicht „Goldene Regeln". Was beim derzeitigen Wissensstand wohl möglich erscheint, ist ein Hinweis auf gewisse Regelhaftigkeiten von Verhaltensänderungen. Es können Bedingungen beschrieben werden, unter denen sich Verhalten und Erleben mit einer gewissen Wahrscheinlichkeit verändern wird, sofern diese Bedingungen systematisch variiert werden.

Methodik der Verhaltensänderung

Wie Verhalten verändert werden kann, soll im Hinblick auf die primären Ziele der Hochdruck-Therapie dargestellt werden.
Die primären Ziele sind:
– Blutdrucksenkung
– Blutdruckstabilisation
– Regelmäßige Einnahme der verordneten Medikamente
– Einhalten der vereinbarten Besuche beim Arzt
– Fortsetzung der Teilnahme an einem Behandlungsprogramm

Die sekundären Ziele, wie z. B. Einhalten von Diätvorschriften, Änderung des Eßverhaltens, körperliches Training und Aufbau von „Streß"-Bewältigungsstrategie, beziehen sich zwar auf äußerst wünschenswerte, gesundheitsfördernde Verhaltensweisen, sind aber insgesamt so komplex, daß sie nur mit Hilfe spezieller und oft sehr zeitaufwendiger Behandlungsprogramme zu erreichen sind.

Verhaltensänderungen sind zu erreichen, wenn
a) die Lernziele klar definiert sind, d. h. das gewünschte Verhalten eindeutig bestimmt ist und
b) die Reiz- und Reaktionsbedingungen systematisch, entsprechend den Lernprinzipien, verändert werden.

Definition des Lernziels

Ehe überhaupt damit begonnen werden kann, Verhalten zu verändern, muß klar definiert sein, welches Verhalten zu verändern ist und wie das Endverhalten aussehen soll, d. h. das Lernziel muß bestimmt werden. Will man Erfolg haben, müssen bei der Lernzieldefinition folgende Kriterien berücksichtigt werden:

1. Die Formulierung des Lernziels muß sich auf beobachtbares Verhalten beziehen.
2. Die Formulierung muß eindeutig und klar sein.
3. Das Lernziel muß für den Patienten unbedingt begründet sein, so daß er es einsehen kann.
4. Das Erreichen des Lernziels muß überprüfbar sein.
5. Ein Behandlungsprogramm muß in eine Folge von einzelnen, erreichbaren Teilzielen aufgegliedert sein.

Daraus ergeben sich z. B. für die Verordnung von Medikamenten folgende
Konsequenzen:

a) Allgemeine Ratschläge zur Verhaltensänderung wie z. B. „Sie sollten das
   Rauchen einstellen" oder „Sie sollten weniger essen" oder gar „Sie sollten
   sich mehr um Ihre Gesundheit kümmern" sind aufgrund mangelnder Präzision und eines zu hohen Allgemeinheitsgrades für eine Lernzielbestimmung
   ungeeignet.
   Denn es gilt: Je höher der Grad an Komplexität einer Verordnung ist, um so
   geringer ist die Wahrscheinlichkeit, daß sie befolgt wird.

b) Wenn eine Hochdruck-Therapie mit Antihypertensiva begonnen wird, sollten sich die Vorschriften des Arztes nur auf die Einnahme des Medikaments
   beschränken; alle weiteren Vorschriften verwirren nur.

c) Es sollten möglichst nicht verschiedene Medikamente mit unterschiedlichen
   Einnahmeregeln verordnet werden, sondern nur eins oder höchstens zwei.
   Kombinationspräparate können hier von Vorteil sein.

d) Die Einnahmeregeln müssen präzise und redundant gegeben werden.

e) Der Arzt muß sich versichern, daß der Patient tatsächlich verstanden hat,
   welche Tablette zu welchem Zeitpunkt eingenommen werden muß.

f) Der Patient sollte auf mögliche Nebenwirkungen des Medikaments vorbereitet werden (Nebenwirkungen könnten möglicherweise als „neue" Krankheit
   interpretiert werden!).

Bei einem komplexeren Behandlungsprogramm, welches mehrere Maßnahmen
umfaßt (z. B. Medikament-Einnahme, regelmäßige Besuche beim Arzt, Diätvorschriften) soll eine Hierarchie von Lernzielen aufgestellt werden, bei der erst
dann von einer Behandlungsstufe zur nächsten übergegangen wird, wenn das
gewünschte Verhalten der vorangegangenen Stufe etabliert ist. Also sollte die
Verhaltensvorschrift, eine Diät einzuhalten, nicht mit den Regeln, nach denen
die Medikamente einzunehmen sind, konfundiert sein, sondern eher zu einem
späteren Zeitpunkt des Behandlungsprogramms zur Sprache gebracht werden.

Bedingungen der Verhaltensänderung

Wenn das Lernziel bestimmt ist, können Lernprozesse durch systematische Veränderung der Reiz- und Reaktionsbedingungen in Gang gesetzt werden. Diese
Veränderung erfolgt nach bestimmten Prinzipien, die von der Lernpsychologie
entwickelt und deren Wirksamkeit empirisch überprüft worden sind. Man spricht
von „Konditionierung".

Es gibt zwei Klassen von Konditionierungsmethoden: das operante und das klassische Konditionieren. Hierfür möchte ich einige Beispiele geben.

A. Operantes Konditionieren (= Lernen durch Konsequenzen)

Die Häufigkeit, mit der ein bestimmtes Verhalten auftritt, kann durch die Konsequenzen beeinflußt werden, die auf das Verhalten folgen. Die Verhaltenshäufigkeit kann dadurch zu- bzw. abnehmen. Dies wird in der Lernpsychologie durch sog. Lernkurven (= kumulative Häufigkeit der Reaktionen zu bestimmten Zeitpunkten) dargestellt. Nimmt ein bestimmtes Verhalten an Häufigkeit zu, spricht man von einer „Verstärkung" des Verhaltens.

1. Lernen durch positive Konsequenzen

Die Häufigkeit eines bestimmten Verhaltens nimmt zu, wenn die nachfolgenden, unmittelbaren Konsequenzen als positiv erlebt werden. Man spricht hier von einer positiven Verstärkung des Verhaltens. Das Lernprinzip und die entsprechende Lernkurve für diese Form der Verhaltensänderung ist in der folgenden Abbildung dargestellt.

> Eine Reaktion, die dadurch belohnt wird, daß sie von angenehmen Folgen begleitet ist, wird in Zukunft häufiger auftreten (= **positive Verstärkung**)

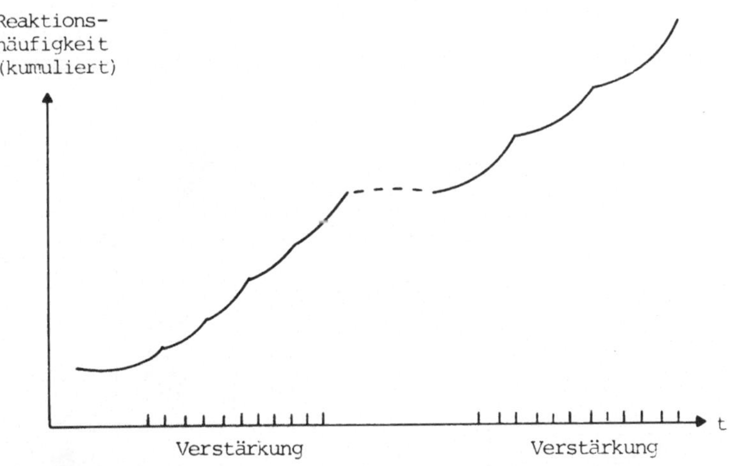

Voraussetzungen:
a. Die Verstärkung muß sofort auf die Reaktion erfolgen
b. Die Verstärkung muß wiederholt nach den einzelnen Reaktionen gegeben werden
c. Die Verstärkung muß tatsächlich eine Belohnung (= angenehme Folge) sein
d. Ein und dieselbe Verstärkung darf nicht zu häufig gegeben werden, da sich sonst ihr Belohnungswert verringert.

Positive Verstärkung des Verhaltens können alle Arten von Belohnung (z. B. Lob, Anerkennung, etc.) sein.

Erhält ein Patient immer dann Zuwendung und Aufmerksamkeit, wenn er über bestimmte Dinge Auskünfte gibt, so wird mit großer Wahrscheinlichkeit seine Äußerungsbereitschaft zunehmen. Allein schon die lobende Anerkennung dafür, daß er über einen kurzen Zeitraum hin in der Lage war, seine Medikamente regelmäßig einzunehmen, kann dieses Verhalten verstärken. Mißt ein Patient regelmäßig seinen Blutdruck zu bestimmten Zeiten, kann es für ihn ebenfalls eine positive Verstärkung seiner Tabletteneinnahme sein, wenn er feststellt, daß sein Blutdruck tatsächlich abnimmt.

Bei der positiven Verstärkung des Verhaltens ist immer zu berücksichtigen, daß klar umrissene, beobachtbare Verhaltensanteile positiv verstärkt werden. Die einzelnen verstärkten Verhaltensanteile lassen sich dann sukzessive zu längeren Verhaltensketten aufbauen; die positive Verstärkung erfolgt dann, wenn die gesamte Verhaltenskette abgelaufen ist. Hierfür ein Beispiel aus der Tierpsychologie:

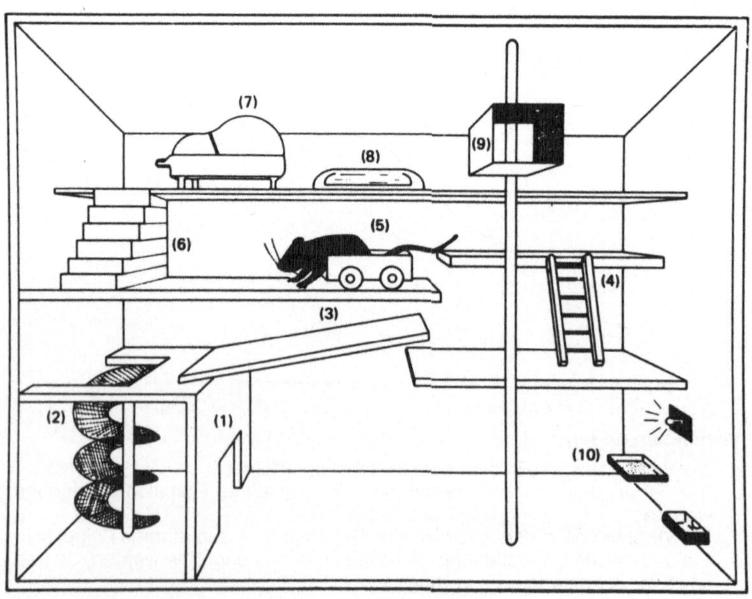

Ein Licht am Futterverteiler des Lernkäfigs zeigt der Ratte an, daß am Ende einer langen Verhaltenssequenz eine positive Verstärkung (= Futter) zu erwarten ist. Diese erhält sie aber erst, wenn sie folgende Leistungen nacheinander gezeigt hat: durch eine Tür rennen, eine Treppe hochklettern, über eine Brücke laufen, eine Leiter hochklettern, in einem Wagen fahren, eine Treppe steigen, ein Musikinstrument anschlagen, durch einen kleinen Tunnel durchkriechen und schließlich in einem Aufzugskasten wieder nach unten fahren und die Futterpille in Empfang nehmen. Daß diese hochkomplexe Verhaltenskette durchlaufen wird, ist durch die schrittweise Verstärkung der einzelnen Verhaltensanteile möglich. Manche Verhaltensweisen im Humanbereich sind dem, was diese Ratte gelernt hat, nicht ganz unähnlich.

Bei der positiven Verstärkung ist der Wechsel von einer kontinuierlichen (auf jede gewünschte Reaktion folgt eine Verstärkung) zu einer intermittierenden Verstärkung (nicht jede gewünschte Reaktion wird verstärkt) von Bedeutung.

> Eine Reaktion, die anfangs immer verstärkt wurde, nimmt an Häufigkeit noch weiter zu und tritt stabiler auf, wenn sie im Laufe des Lernprozesses intermittierend verstärkt wird.

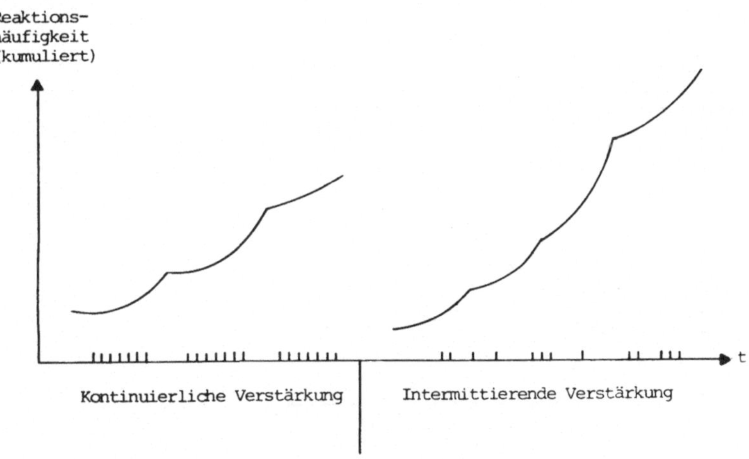

Abfolge:
a. In der Initial-Phase: Kontinuierliche Verstärkung
b. Tritt die Reaktion mit einer Wahrscheinlichkeit von ca. 50% auf:
   Intermittierende Verstärkung

Der Vorteil der intermittierenden gegenüber einer kontinuierlichen Verstärkung besteht darin, daß die Gewöhnung an die positive Verstärkung weitgehend unterdrückt wird; denn jetzt weiß das Individuum nicht mehr genau, wann die gewünschte Verstärkung erfolgt. Dies hat zur Folge, daß das intermittierend verstärkte Verhalten noch häufiger und vor allem stabiler auftritt als das kontinuierlich verstärkte. Die Lernpsychologie hat für die intermittierende Verstärkung sehr differenzierte Verstärkungspläne entwickelt (vgl. *Angermeier*, 1972). Es hat sich als vorteilhaft erwiesen, das gewünschte Verhalten zu Beginn eines Behandlungsprogramms kontinuierlich zu verstärken, um eine gewisse Verhaltenshäufigkeit zu erreichen; danach wird auf eine intermittierende Verstärkung übergegangen, wodurch eine Stabilisierung des Erlernten erfolgt.

2. Lernen durch Vermeidung negativer (aversiver) Konsequenzen

Die Berücksichtigung dieses Lernprinzips in der Praxis kann helfen, manch unerwünschte, nämlich die Compliance der Patienten hemmende Reaktionen zu verhindern. Sehr oft ist mit Verhaltensweisen aufgrund von Vermeidung unangenehmer Folgen zu rechnen.

> Eine Reaktion, die dadurch belohnt wird, daß durch sie unangenehme Folgen vermieden werden, wird in Zukunft häufiger auftreten
> (= **negative Verstärkung**)

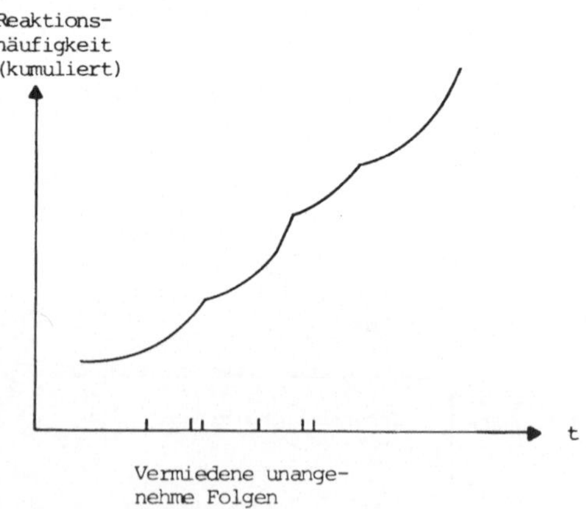

Charakteristik von Vermeidungsreaktionen
a. Anzahl der negativen Verstärkungen ist gering
b. Vermeidungsreaktionen sind sehr löschungsresistent

Aufgrund dieses Lernprinzips kann man erklären, weswegen der Konsum von Tranquilizern so rapide zunimmt und die Einnahme von Antihypertensiva stets ein Problem bleibt. Ein Patient, der beispielsweise unter Unruhe und diffuser Angst leidet, verspürt sofort nach der Einnahme eines Beruhigungsmittels eine gewisse Erleichterung: ein unangenehmer Zustand wird also durch das Verhalten „Tabletteneinnahme" beseitigt, das Verhalten nimmt an Häufigkeit zu. Im Unterschied zur positiven Verstärkung bedarf es im Fall einer solchen negativen Verstärkung nur weniger Erfahrungen der geschilderten Art, um die Einnahme von Beruhigungsmitteln rapide zunehmen zu lassen. Solch unmittelbar positive Effekte werden durch kein einziges antihypertensives Medikament erreicht. Im Gegenteil führt die Einnahme mancher Antihypertensiva zu unangenehmen Begleiterscheinungen, die durch das Absetzen des Medikaments vermieden werden können: das Nichteinnehmen der verordneten Medikamente wird dadurch verstärkt.

Sind aversive Konsequenzen eines Verhaltens vorhersehbar, so wird ein Individuum entweder das Verhalten verändern (z. B. Tabletten nicht mehr nehmen) oder die Situation meiden, die ihn zu Verhalten mit aversiven Konsequenzen veranlassen könnte (= Vermeidungsverhalten). Dafür folgendes Beispiel. Eine unmißverständliche Form von Vermeidungsverhalten liegt vor, wenn ein Patient versäumt, z. B. in die Sprechstunde zu kommen oder sich an die Verordnungen zu halten. Hier ist zu fragen, welche unangenehmen Konsequenzen durch dieses Verhalten vermieden werden. Lange Wartezeiten in der Arzt-Praxis sowie tatsächliche bzw. befürchtete Nebenwirkungen von Medikamenten können solche Bedingungen sein, die das Vermeidungsverhalten der Patienten begünstigen. Werden diese ungünstigen Bedingungen reduziert oder beseitigt, ändert sich auch mit großer Wahrscheinlichkeit das Verhalten der Patienten. So fand man, daß durch eine drastische Verkürzung der Wartezeiten infolge einer besseren Rationalisierung des Bestellsystems die Anzahl der drop-out-Patienten unter den Hypertonikern deutlich zurückging (von 42% auf 8%; vgl. *Finnerty* et al., 1973). Der negative Einfluß, der von den Nebenwirkungen mancher Antihypertensiva auf das kooperative Verhalten der Patienten ausgeht und zu Vermeidungsverhalten führt, kann durch eine sachgerechte Aufklärung und eine patientenbezogene Gewichtung der einzelnen Nebeneffekte reduziert werden. Mit weitaus geringerem Vermeidungsverhalten ist bei der Verordnung von Medikamenten zu rechnen, die das subjektive Befinden und Erleben der Patienten kaum oder gar nicht beeinträchtigen.

Das Charakteristische des Vermeidungsverhaltens besteht darin, daß es nur weniger Konditionierungsereignisse bedarf, um ein sehr stabiles Vermeidungsverhalten aufzubauen. Außerdem sind die Auslöser oft unklar. Eine Konsequenz daraus kann nur sein, zu Beginn einer Behandlung in jedem Fall Vermeidungsreaktionen zu verhindern. Dies kann dadurch erreicht werden, daß mit dem

Patienten ein Kontrakt geschlossen wird, der ihn für einen bestimmten Zeitraum verpflichtet, den klar definierten Verordnungen (s. Definition des Lernziels) nachzukommen. Eine derartige Reglementierung ist nicht Selbstzweck,
sondern soll lediglich helfen, in der oft schwierigen Anfangsphase eines längeren
Behandlungsprogramms unkontrollierbare Vermeidungsreaktionen zu unter-
binden; denn es kann nicht nachdrücklich genug darauf hingewiesen werden,
daß bei einem einmal stabilisierten Vermeidungsverhalten kaum noch wirksame
Möglichkeiten bestehen, dieses Verhalten wieder abzubauen.

3. Lernen durch den Entzug positiver Konsequenzen

Lernprozesse können auch durch den Entzug angenehmer Folgen in Gang gesetzt
werden. Man spricht hier von einer Löschung des Verhaltens. Nicht erwünschtes
Verhalten wird dadurch in seiner Häufigkeit reduziert.

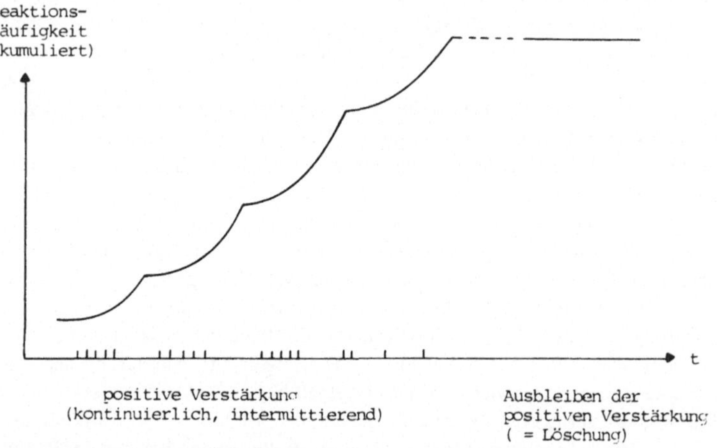

Hierfür ein Beispiel. Nehmen wir an, ein Arzt beschäftige sich aufgrund von Zeit-
druck nur sehr sachlich und knapp mit einem Patienten. Sobald die Sprache aber
auf die Nebenwirkungen der verordneten blutdrucksenkenden Medikamente
kommt, geht er auf die Beschwerden des Patienten mehr als sonst ein, er fragt
genauer nach und erwägt möglicherweise, das Medikament zu wechseln. Diese
vermehrte Zuwendung kann eine positive Verstärkung dafür sein, daß der

Patient künftig häufiger und ausführlicher über seine Beobachtungen von Nebenwirkungen spricht. Dieses Verhalten, das querulatorische Züge annehmen kann,
läßt sich nur dadurch wieder abbauen, daß die primären positiven Verstärkungen (z. B. Zuwendung) immer dann entzogen werden, wenn dieses Verhalten
auftritt. Dasselbe gilt auch für ein Verhalten, durch das dem Arzt zu verstehen
gegeben wird, aus welch vielfältigen Gründen bestimmte Verordnungen nicht
eingehalten worden sind. Wenn dieses Lernprinzip, wie im geschilderten Fall,
nicht berücksichtigt wird, kann es passieren, daß Arzt und Patient sich sehr ausführlich über die Ursachen der Non-Compliance unterhalten. Die Compliance
selbst wird dadurch aber kaum verbessert.

4. Lernen durch aversive Konsequenzen

Ein bestimmtes, meist unerwünschtes Verhalten kann außer durch den Entzug
angenehmer Folgen auch durch die Existenz unangenehmer Folgen reduziert
werden. Wir alle kennen das Phänomen der „Bestrafung".

> Reaktionen, die von unangenehmen Folgen begleitet sind, werden in Zukunft
> nicht häufiger oder seltener auftreten (= **Bestrafung**)

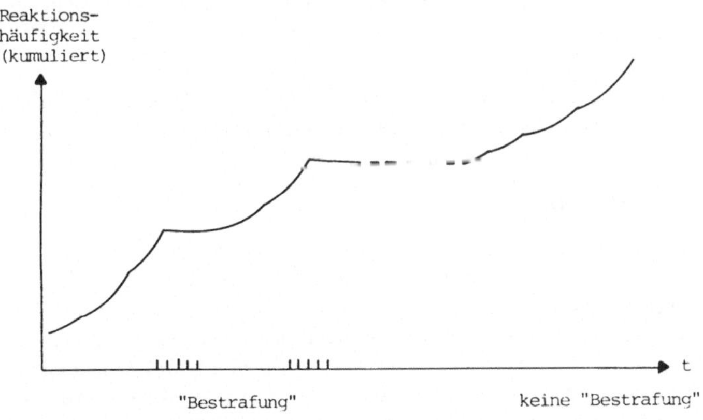

Variablen, die den Bestrafungseffekt direkt beeinflussen:
a. Die Bestrafung muß kontingent auf die Reaktion erfolgen, um die Reaktionshäufigkeit zu reduzieren
b. Die Art der Bestrafung und der Plan, nach der sie verabreicht wird (kontinuierlich oder intermittierend), beeinflussen die Reaktionshäufigkeit

Jede Form eines Vorwurfs oder einer im Augenblick noch nicht realisierbaren Verhaltensvorschrift kann die Funktion einer „Bestrafung" haben. Das unerwünschte Verhalten, das darin angesprochen wird, ändert sich mit großer Wahrscheinlichkeit nicht, vor allen Dingen dann nicht, wenn keine Alternativen zur Verfügung stehen. Der Hinweis auf die Schädlichkeit des Rauchens oder Zuvielessens reduziert dieses Verhalten wohl kaum. Was jedoch reduziert wird, ist die Äußerungsbereitschaft des Patienten über jene Verhaltensweisen; denn er muß befürchten, daß ihm Vorhaltungen gemacht werden, wenn er diese Dinge zur Sprache bringt. „Bestrafung" in Form von Furcht- und Drohappellen ist eine der ungeeignetsten Methoden, um gesundheitsbezogenes Verhalten auf längere Sicht hin aufzubauen. Gerade die unmittelbare Wirksamkeit dieses Lernprinzips sollte zur Vorsicht anregen: denn derjenige, der sich solcher Verhaltensweisen beispielsweise im ärztlichen Gespräch bedient, wird dafür möglicherweise selbst noch positiv verstärkt. Wenn sich der Patient z. B. kurzfristig einsichtig zeigt und zugibt, daß er ungesund lebt, kann das als eine Bestätigung für die Wirkung der Vorhaltungen interpretiert werden. Insofern hat „Bestrafung" immer einen Doppeleffekt: sie verstärkt das Verhalten des „Strafenden" und reduziert das Verhalten des „Bestraften", fatalerweise jedoch nicht das unerwünschte Verhalten, sondern nur das Verhalten in eben der Situation, in der „strafende" Äußerungen erwartet werden. Darin könnte eine Erklärung für die oft beklagte Fruchtlosigkeit so mancher Verhaltensvorschriften liegen: je mehr Vorschriften gemacht werden, um so weniger verändert sich das unerwünschte Verhalten, das darin angesprochen wird. Was abnimmt, ist lediglich die Äußerungsbereitschaft und die Offenheit des Betroffenen.

Förderlich für die Compliance ist also das Vermeiden von Furcht- und Drohappellen, die die Funktion einer „Bestrafung" haben könnten.

5. Lernen am Modell

Verhaltensänderungen nach dem Prinzip der „Löschung" und „Bestrafung" beziehen sich mehr oder weniger auf die der Compliance entgegenwirkenden Umgebungsbedingungen. Nach dem Prinzip „Lernen am Modell" können Verhaltensänderungen wieder eher mit dem Aufbau von Compliance in Zusammenhang gebracht werden. Man kann diesen Lernvorgang auch als Nachahmungslernen bezeichnen. Dieses Prinzip ist sicherlich von Alltagsbeobachtungen an Kindern und Erwachsenen her bekannt: es werden Verhaltensweisen übernommen und imitiert, die andere vormachen.

Man kann nun versuchen, dieses Prinzip zur Steigerung und Festigung der Compliance anzuwenden. Eine Möglichkeit dazu wäre die Einbestellung und Behandlung von geeigneten Patienten in einer Klein-Gruppe. Erhält einer oder mehrere Patienten für ihr kooperatives Verhalten Anerkennung und Lob, so ist

> Die Häufigkeit des Auftretens einer Reaktion kann dadurch gesteigert bzw.
> gesenkt werden, daß die entsprechende Reaktion an einem Modell beob-
> achtet und nachgeahmt wird

Bedingungen für erfolgreiches Lernen am Modell:

a. Der Unterschied zwischen den eigenen Verhaltensmöglichkeiten und dem
   beobachteten Verhalten darf nicht zu groß sein
b. Das Modell muß für den Beobachter von Bedeutung (emotional, sozial) sein
c. Das Modell wird für seine Reaktionen verstärkt
d. Der Beobachter wird für die nachgeahmten Reaktionen verstärkt

zu erwarten, daß sich die weniger kooperativen Patienten nun ebenfalls mehr
um die Verordnungen und Vereinbarungen kümmern werden als bisher. Fatal
wäre jedoch, wenn dadurch ein „Star" aufgebaut würde, der alles andere als ein
gutes, nachahmenswertes Modell abgibt, sondern vielmehr die anderen spüren
läßt, wie „schwach" sie sind. Schon die geringsten Bemühungen der weniger
kooperativen Patienten um Nachahmung des gewünschten Verhaltens müssen
daher positiv verstärkt werden. Die Nachahmung als solche muß erstrebenswert
bleiben. Vorteilhaft ist in jedem Fall, wenn der Unterschied zwischen den eigenen Verhaltensmöglichkeiten und dem nachzuahmenden Verhalten nicht zu
groß ist. Oft hilft schon die gemeinsame Aussprache der Patienten unterein-
ander über ihre konkreten Probleme, die sie mit der Compliance haben, das
soziale Gefälle zwischen ihnen abzubauen. So kann bei dem einen Compliance-
Problem ein bestimmter Patient als Modell fungieren, bei einem anderen gegebenenfalls ein anderer

6. Lernen ohne positive bzw. negative Konsequenzen

Ein Prinzip, das beim Aufbau von Compliance hilfreich sein kann, ist das nach
seinem Entdecker benannte *Premack-Prinzip*. Es beschreibt, wie auch *ohne* Verstärkung eine Steigerung eines bestimmten Verhaltens erreicht werden kann.
Eine befriedigende Erklärung für seine Wirksamkeit gibt es bislang noch nicht.

> **– Premack-Prinzip –**
>
> Werden bestimmte Reaktionen immer dann ausgeführt, wenn eine bereits
> automatisch ablaufende Verhaltensweise auftritt, so nimmt auch die Häufig-
> keit dieser Reaktionen zu.

Konkret ließe sich bei der Einnahme von Tabletten nach diesem Prinzip verfahren. Wenn ein Patient regelmäßig und automatisch bestimmte Dinge (z. B. zu festen Zeiten zur Toilette gehen, Kaffee trinken im Büro) tagtäglich tut, könnte die Tabletteneinnahme mit diesen Verrichtungen gekoppelt werden. Für die Anfangsphase ist jedoch wichtig, daß er daran regelmäßig erinnert wird. Kleine Gedächtnisstützen in Form von „Memo-Signalen" haben sich als äußerst hilfreich und vor allem als leicht machbar erwiesen. Die Automatie, mit der die täglichen Verrichtungen ablaufen, kann sich dann auf die Tabletteneinnahme selbst übertragen.

B. Klassisches Konditionieren

Viele unserer Reaktionen sind nach dem Prinzip des klassischen Konditionierens gelernt worden. Im Unterschied zum Lernen durch Konsequenzen handelt es sich hierbei um reizabhängiges Lernen; das Verhalten wird nicht durch positive oder negative Folgen aufgebaut, sondern verändert sich aufgrund vorangehender Reizbedingungen. Wir haben es hier mit einer anderen Klasse von Verhalten zu tun, nämlich mit mehr physiologischen Reaktionen. Es sind quasi-reflexartige Reaktionen, die unter ganz bestimmten Reizbedingungen auftreten. Dieses Lernprinzip ist von *Pawlow* zu Beginn unseres Jahrhunderts entdeckt worden (daher der Begriff „klassisches" Konditionieren).

Klassisch konditionierte Reaktionen (wie z. B. plötzliche Angst, Erröten, Schweißausbrüche, Übelkeit) gehören zu jenen Faktoren, die der Compliance massiv entgegenwirken. Sie zumindest zu berücksichtigen bzw. ihre Wirkung nicht zu unterschätzen, gehört zu jeder auf Compliance-Steigerung abzielende Maßnahme.

Ein Beispiel für eine Konditionierungskette. die nach diesem Lernprinzip abläuft, ist in der nächsten Abbildung dargestellt.

Stellen wir uns einen Patienten vor, der auf eine Blutentnahme mit Angst reagiert. Der Einstich der Nadel (= unkonditionierter Reiz) ruft bei ihm massive vegetative Reaktionen hervor, die mit einem Angstgefühl (= unkonditionierte Reaktion) gekoppelt sind (Phase I). Treten nun gleichzeitig mit der unkonditionierten Reiz- und Reaktionsbedingung noch andere Reizbedingungen, wie z. B. der Anblick der Spritze oder der Geruch in der Arzt-Praxis, auf, so können diese allein schon die Reaktion, nämlich das Angstgefühl hervorrufen. Es handelt sich nun um eine sog. konditionierte Reaktion. Auch ohne Blutentnahme wird künftig bei Eintritt in den Behandlungsraum Angst auftreten (Phase II). Die Komplexität, die das Verständnis solcher konditionierter Reaktionen oft erschwert, liegt darin, daß stets neue unkonditionierte Reizbedingungen die Funktion von konditionierten Auslösern übernehmen können (= Reiz-Generalisa-

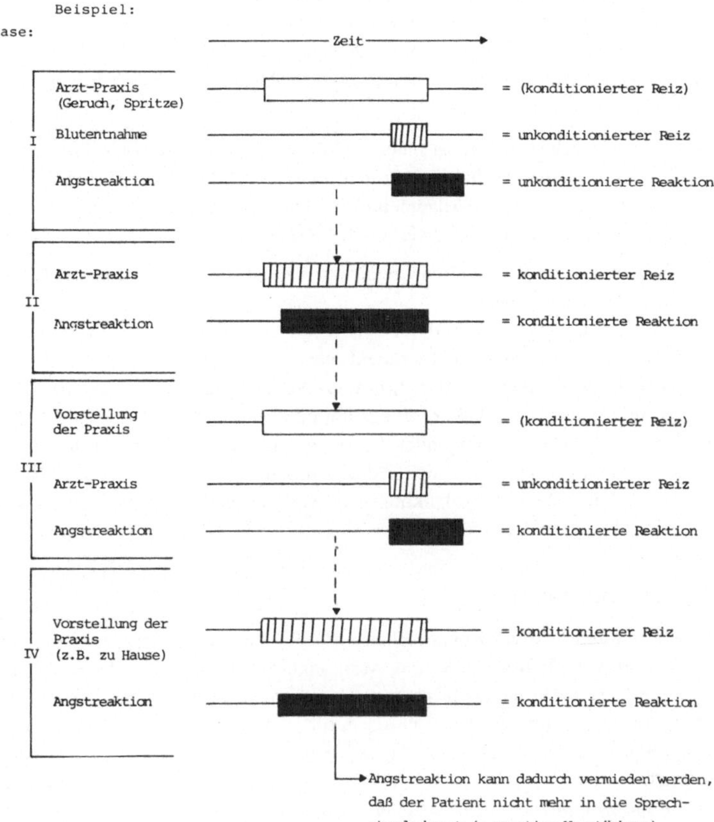

tion). Innerhalb kürzester Zeit entwickeln sich so Verhaltensweisen, die mit den ursprünglichen Auslösern nichts mehr zu tun haben (= Reaktions-Generalisation). In unserem Beispiel kann die Vorstellung des Behandlungsraumes, während der Patient im Wartezimmer sitzt, schon zu Angstreaktionen führen (Phase III). Oft genügt schon die bloße Vorstellung der Behandlungssituation, während der Patient noch zu Hause ist, um ähnliche Reaktionen hervorzurufen. Dann ist zu erwarten, daß er das unangenehme Erlebnis der Angst einfach dadurch vermeidet, daß er nicht mehr in die Sprechstunde kommt (Phase IV).

Es ist oft schwer, die Genese derartiger Reaktionen nachzuvollziehen. Selbst wenn solche Verhaltensweisen nicht bei allen Patienten auftreten, ist doch gerade bei denjenigen damit zu rechnen, die sich z. B. nicht oder nur selten an vereinbarte Termine halten. Hinter sachlichen Argumenten für die Non-Compliance stehen meist klassisch konditionierte Ängste und Befürchtungen, die es zu vermeiden gilt.

Der Abbau solcher Ängste ist nicht leicht und erfordert viel Zeit. Da sich die hierfür entwickelte verhaltenstherapeutische Technik der „systematischen Desensibilisierung" in der Allgemeinpraxis kaum einsetzen läßt, sollen hier nur Anregungen gegeben werden, wie solchen Patienten begegnet werden könnte:

a) Verkürzung der Wartezeiten, um nicht der ängstlichen Erwartung der Patienten zuviel Zeit zu lassen;
b) Vermeidung angststeigernder Verhaltensweisen durch Erklärungen der einzelnen diagnostischen und therapeutischen Maßnahmen;
c) Verbale Vorwegnahme der Angstreaktionen, indem man den Patienten daraufhin anspricht, daß er vor bestimmten Maßnahmen Angst haben wird;
d) Kontinuierliches, beruhigendes Einreden auf den Patienten während der Maßnahmen; dies sollte sich jedoch inhaltlich mit den vorgenommenen Maßnahmen decken. Ablenkungsmanöver haben eher einen gegenteiligen, nämlich angststeigernden Effekt.

Zusammenfassung

Die genannten Lernprinzipien stellen natürlich nur einen Ausschnitt aus dem Repertoire verhaltensverändernder Methoden dar. Der Einsatz des einen oder anderen Verfahrens hängt entscheidend vom einzelnen Patienten ab. Sein aktuelles Verhalten sollte die Richtschnur dafür sein, durch welche Methode seine Compliance verbessert und gefestigt werden kann. In der Allgemeinpraxis lassen sich wohl kaum sämtliche Lernprinzipien in angemessener Form realisieren. Wenn die Compliance nicht zustande kommt oder zusammenzubrechen droht, sollte dies ein Warnsignal sein, den Zusammenhang zwischen Umgebungsbedingungen und Verhaltensweisen des Patienten genauer zu analysieren und Alternativen zu überlegen. In diese Überlegungen sollten alle Beteiligten einbezogen werden, der Arzt, das medizinische Hilfspersonal, der Patient sowie die Personen der näheren Umgebung des Patienten.

In der Tabelle sind für die beteiligten Personen nochmals im Überblick jene Verhaltensweisen als Realisierungsmöglichkeiten der genannten Lernprinzipien aufgeführt, bei deren systematischem Einsatz eine Verbesserung der Compliance zu erwarten ist. Angesichts der Komplexität des Phänomens „Compliance" kann dies zunächst nicht mehr sein als ein vorläufiger Kompromiß zwischen wünschenswerter Vollständigkeit und praktischer Durchführbarkeit.

Beispiele für die Realisierung von Lernprinzipien zur Steigerung der Compliance durch systematisch eingesetzte Verhaltensweisen

Lernprinzip	Richtung der Realisierung[1])	Verhaltensweisen der beteiligten Personen		
		Arzt/med. Hilfspersonal	Patienten	Menschen der näheren Umgebung des Patienten
Positive Verstärkung	↑	Lob, Anerkennung, Ermunterung	Selbstmessung des Blutdrucks	Instruktion der Partner über die Wirkung von positiver Verstärkung
Negative Verstärkung	↓	– Medikamente ohne schwere Nebenwirkungen – Vermeiden längerer Wartezeiten	Einhalten eines Kontrakts	Entzug von Zuwendung bei Auftreten von Vermeidungsverhalten (z. B. nicht zum Arzt gehen)
Löschung	↑	Nicht-Eingehen auf vorgebrachte Gründe für das Nicht-Befolgen einer Verordnung	–	Nicht-Eingehen auf vorgebrachte Gründe für das Nicht-Befolgen einer Verordnung (z. B. Wunsch, nicht zum Arzt zu gehen)
Bestrafung	↓	Vermeiden von nicht verhaltensbezogenen Vorschriften	–	Vermeiden von Vorwürfen
Modell-Lernen	↑	Hyportoniker in Gruppen bestellen	–	Mitpatienten, zu denen eine emotionale Beziehung besteht, werden als ,,Beispiel" vorgestellt
Klassisches Konditionieren	↓	Vermeidung angststeigernder Verhaltensweisen (statt dessen ,,Erklärungen geben")	–	–

[1]) ↑ : vermehrter Einsatz des Lernprinzips durch die entsprechenden Verhaltensweisen

↓ : Reduktion oder Vermeidung der Wirksamkeit des Lernprinzips durch die entsprechenden Verhaltensweisen

Literatur

1. ANGERMEIER, W. F.: Kontrolle des Verhaltens. Das Lernen am Erfolg. Springer Verlag, Berlin, Heidelberg, New York 1972

2. BLÖSCHL, L.: Grundlagen und Methoden der Verhaltenstherapie. Verlag Hans Huber, Bern, Stuttgart, Wien 1974

3. FINNERTY. Jr., F. A., MATTIE, E. C., FINNERTY, F. A.: Hypertension in the inner city. I. Analysis of clinic drop outs. Circulation 1973, 47, 73–75

4. SACKETT, D. L., GIBSON, E. S. TAYLOR, D. W., HAYNES, R. B., HACKETT, B. C., ROBERTS, R. S., JOHNSON, A. L.: Randomized clinical trial of strategies for improving medication compliance in primary hypertension. Lancet, 1975, 1, 1205–1207

5. SIEGRIST, J.: Forschungsfragen zum Problem der Compliance bei Hypertonikern. In: E. WEBER, U. GUNDERT-REMY, A. SCHREY (Hrsg.): Patienten Compliance. Workshop am 14. Mai 1977 über die Verbesserung der Arzt-Patienten-Beziehung in Frankfurt a. M., Verlag G. Witzstrock, Baden-Baden, Köln, New York 1977

Diskussion

Anlauf:
Herr Vaitl, wenn ich einmal das, was Sie gesagt haben, als eine Anordnung oder eine Empfehlung des Psychologen an den Arzt begreife, dann haben Sie, wie ich meine, gegen ein
eigenes Prinzip verstoßen, nämlich daß die Komplexität der Anordnung Ihrer Befolgung
hinderlich sein kann.
Deswegen möchte ich Sie gerne nach der Quantifizierung Ihrer Ergebnisse fragen und nach
der Gewichtung einzelner Punkte, und zwar eben im Hinblick darauf, womit man eigentlich
anfangen sollte in der Praxis.

Vaitl:
Die von mir genannten Prinzipien der Verhaltensänderung sind für sich genommen in der
Tat sehr komplex. Noch komplexer wird der Sachverhalt, wenn eine Kombination dieser
Prinzipien angestrebt wird. Insofern trifft Ihre Frage einen zentralen Punkt.

Unter dem Gesichtspunkt ihrer Realisierbarkeit kann zumindest zu Beginn eines Behandlungsprogramms eine gewisse Gewichtung der einzelnen Maßnahmen erfolgen. Wenn
ein Patient zum ersten Mal in die Sprechstunde kommt, kann das Prinzip der positiven Verstärkung und der Abbau von Vermeidungsverhaltensweisen von Vorteil sein. Wenn der
Patient erfährt, daß man auf ihn eingeht, ihm Zuwendung schenkt, sobald er sich über seine
Beschwerden äußert, wird seine Äußerungsbereitschaft wahrscheinlich zunehmen. Wenn
er dafür Anerkennung bekommt, daß er sich mit seinen Beschwerden an den Arzt gewandt
hat, ist ebenfalls zu erwarten, daß er die nächste Terminvereinbarung einhält. Von dieser
Maßnahme jedoch nicht getrennt sollte das Bemühen sein, ihm seine Angst soweit als möglich abbauen zu helfen, d. h. keinen Anlaß zu Vermeidungsverhalten zu geben. Das kann
beispielsweise durch Erklärung der notwendigen einzelnen therapeutischen Schritte geschehen. Zumindest sollten am Anfang einer Behandlung beide Prinzipien, die positive Verstärkung und der Abbau von Vermeidungsverhalten realisiert werden.
Dadurch läßt sich die Compliance wenigstens kurzfristig verbessern. Ist dies in der kritischen Anfangsphase erst einmal erreicht, können komplexere Prinzipien der Verhaltensänderung, z. B. das Prinzip des Modell-Lernens, zum Einsatz kommen. Wichtige Voraussetzungen dafür sind jedoch eine genaue Analyse des jeweiligen aktuellen Verhaltens sowie
eine klare Definition weiterer Teilziele.

v. Troschke:
Gerade bei diesem Vortrag ist mir die Schwierigkeit besonders deutlich geworden, komplexe Phänomene, die auf dem Hintergrund differenzierter wissenschaftlicher Analysen gewonnen wurden, in sinnvolle Empfehlungen für die Praxis umzusetzen, ohne daß diese dann zu trivial werden. Wenn man Ihre Ausführungen auf die Praxisverwertbarkeit hin reduziert, dann bleibt vor allem übrig, was jeder erfolgreiche Kleinunternehmer weiß: Daß er freundlich zu seinen Kunden sein sollte und auch sein Assistenzpersonal dazu anhalten muß, daß er in allen Räumen eine möglichst angenehme Atmosphäre herstellen sollte (also auch im Wartezimmer) und unangenehme Erfahrungen möglichst vermeiden muß, weil sonst die Kunden bzw. Patienten nicht mehr wiederkommen oder das für die Compliance so wichtige Vertrauensverhältnis gestört wird. Die Frage ist nur, wo und wie Ärzte diese freundlich zuwendende, angenehme Haltung ihren Patienten gegenüber lernen können. Zum bewußten Einsatz positiver Verstärkungen möchte ich für die Kollegen in der Praxis noch einmal darauf hinweisen, wie wichtig es ist, hierzu patientenbezogene Therapiepläne aufzustellen und diese entsprechend in der Patientenkartei zu dokumentieren und fortzuschreiben.

Krüskemper:
Wenn die Medikamenteneinnahme unangenehm ist, z. B. ein bitteres Medikament, dann weiß ich nicht, ob nicht durch das Bittere des Medikaments, was sofort kommt, der Bezug da ist und nicht der eine Stunde oder einen Tag später einsetzende gesenkte Blutdruck mit seinen Wohltaten.
Ich glaube, daß die Unmittelbarkeit des schlechten Geschmacks einer Tablette da als Verstärker dient und es deshalb eben zu keiner häufigeren Verhaltensweise, d. h. regelmäßigen Tabletteneinnahme kommt.

Vaitl:
Verschlechtert ein Medikament das Befinden eines Patienten in der Weise, daß er stets einen Zusammenhang zwischen Mißbehagen und Einnahme des Medikaments herstellen kann, wird er mit großer Wahrscheinlichkeit keine Medikamente mehr einnehmen.
Da diese Art von Vermeidungsverhalten sehr veränderungsresistent ist, wird er künftig mit großer Wahrscheinlichkeit kaum noch dazu zu bewegen sein, derartige Tabletten einzunehmen. Daher sollte man überlegen, ob nicht die relativ nebenwirkungsarmen Beta-Rezeptoren-Blocker solange verordnet werden, bis sich die Tabletten-Einnahme weitgehend automatisiert hat. Erfordert ein Behandlungsschema Antihypertensiva, die stärkere Nebenwirkungen haben, sollte man damit erst nach einer derartigen Anlernphase beginnen.

Beckmann:
Was mir bei den Hypertonikern sehr wichtig erscheint, ist die Tatsache, daß man nur zwei Faktoren in der Regel versucht zu verstärken: Wenn Übergewicht da ist, die Gewichtsreduktion und das diätische Verhalten in bezug auf salzarme Kost.
Systematische Verstärkung klappt nur dann, wenn man sich ein isoliertes Verhalten, das sehr wichtig ist, herausgreift und das systematisch dann in dieser Form verstärkt. Man kann

144

mit diesem Ansatz auf keinen Fall eine ganze Palette von Verhaltensweisen gleichzeitig
ändern. Das geht nicht. Aber ganz isolierte einzeln herausgegriffene Verhaltensweisen, die
unerwünscht sind, die kann man ganz gezielt verändern. Daraus folgt eigentlich für die Praxis,
daß man sich auf einzelne Verhaltensweisen konzentrieren kann, auf eine oder zwei und
nicht mehr.

Kallinke:
Herr Vaitl hat erläutert, daß man erwünschtes Verhalten dadurch häufiger machen kann,
daß man es verstärkt, d. h, daß man diesem erwünschten Verhalten Aufmerksamkeit
schenkt. Dies klingt plausibel und so leicht, daß jeder von uns meinen könnte, daß das garkein
Kunststück ist und daß er dies auch ständig tut.
Aus der Ausbildung von Verhaltenstherapeuten wissen wir jedoch, wie schwierig es ist, richtig zu verstärken, d. h. bereits kleinste Ansätze in die gewünschte Richtung zu erkennen und
sofort zu verstärken.

Hamm:
Wir sind ja alle dabei zu versuchen, die Compliance zu erhöhen. Das ist doch eigentlich das
Ziel. Warum bedienen wir uns da nicht ganz einfacher Werbemethoden? Die Werbung kann
ja heute garantieren, daß der Absatz erhöht wird mit bestimmten Methoden, das wissen wir
alle. Warum soll man das nicht auch tun? Ich könnte mir z. B. weiterhin vorstellen, daß auch
die Konfektionierung sehr wichtig ist.
Wir wissen aus der Praxis, daß so eine Art Brausetabletten oder ähnliches von den Patienten
direkt verlangt werden, völlig unsinnigerweise oft, oder ein Vitamin-C oder etwas anderes
enthaltender Saft.
Ich glaube, auf dieser Schiene würde man eine viel bessere Compliance erreichen können als
wenn man diese entsetzlichen Tabletten jeden Tag schlucken muß, was man zudem gar nicht
einsieht. Man kann das sicher viel besser machen.
Und das ist vielleicht für die Praxis, und ich spreche ja aus der Praxis, wichtiger als wenn wir
hier von Änderung im Verhalten des Arztes selber sprechen.

Hofmann:
Herr Vaitl, zum Stichwort „Vermeidungsverhalten" habe ich folgende Frage: Vermeiden
von Kopfschmerzen z. B. hieße doch: Tabletten einnehmen – Kopfschmerzen verhindern –
unangenehmes Erlebnis vermeiden. Bezogen auf die Hypertonie würde aber gelten, daß
meist kein unangenehmes Empfinden erlebt wird, das heißt also, auch nichts vermieden zu
werden braucht.
Wo kommt hierbei der Mechanismus des Vermeidungsverhaltens zum Tragen?

Vaitl:
Wenn ein Patient z. B. Kopfschmerzen oder Angstzustände durch die Einnahme von Tabletten effektiv beseitigen kann, wird dieses Verhalten mit Sicherheit zunehmen, selbst
dann schon, wenn er sich nur vorstellt, es könnte wieder ein derartig unangenehmer Zustand auftreten. Genau das Gegenteil ist bei der Hypertonie-Behandlung der Fall. Nebenwirkungen werden befürchtet, also werden auch keine Tabletten eingenommen. In beiden
Fällen wirkt sich das Prinzip der negativen Verstärkung aus: beim Kopfschmerz führt es

zum erwünschten Verhalten, beim Bluthochdruck zum unerwünschten. Aufgrund dieser negativen, der Compliance entgegenwirkenden Aspekte ist dieses Prinzip und dessen Beachtung von so zentraler Bedeutung. Verkürzt könnte man sagen: in der Hochdruck-Therapie muß das Vermeidungsverhalten des Patienten vermieden werden.

Bock:

Vermeidungsverhalten hätten wir ja außerordentlich gern in der Hochdrucktherapie in bezug auf die Nahrungszufuhr und das Salz. Gibt es konkrete Vorschläge, wie man hierbei ein Vermeidungsverhalten konditionieren oder verstärken könnte, denn was wir bisher gehört haben zu diesem Thema war ja recht unbefriedigend.

Vaitl:

Das wäre sehr gut für die Hochdruck-Therapie, wenn der Verzicht auf Salz und reichliche Kost nach dem Prinzip des Vermeidungsverhaltens abliefe. Salzreich und üppig wird doch nur gegessen, weil dadurch ein Zustand des Wohlbefindens erzeugt wird. Es wird ein Bedürfnis reduziert und dies bleibt nach wie vor eine der kräftigsten Verstärkung für das Verhalten, nämlich das Essen. Also eine positive Verstärkung. Eine schale Kost erzeugt demgegenüber Widerwillen und Ablehnung. Kräftiges Nachsalzen sorgt dafür, daß diese unliebsame Konsequenz ausbleibt. Wenn hier etwas verändert werden soll, so darf an der Schmackhaftigkeit der Speisen nichts verändert werden. Geschickte Verwendung von Gewürzen kann hier die fehlende Salzmenge kompensieren helfen. Die Hausfrau muß verstärkt werden, daß sie salzarm kocht, nicht der Hypertoniker, daß er salzarm ißt.

Bock:

Wie verstärken Sie denn die Hausfrau?

Vaitl:

Die Verstärkung könnte z. B. durch den Patienten gegeben werden. Nehmen wir an, er würde seinen Blutdruck regelmäßig selbst messen. Es könnte nun sein, daß er nach einer gewissen Zeit salzarmer Kost eine Senkung seines Blutdrucks feststellt. Versichert er – oder auch der Arzt – seiner Frau, daß dieser Effekt auf ihre neue Art zu kochen zurückzuführen sei, kann dadurch möglicherweise ihre kulinarische Phantasie angeregt werden, auch ohne viel Salz etwas Schmackhaftes auf den Tisch zu bringen. Denkbar wäre auch, solche Verstärkungsmethoden mit Hilfe von Saluretika zu unterstützen.
Damit möchte ich jedoch nicht den Eindruck erwecken, als seien solche Konditionierungsmethoden die einfachste Lösung dieses Problems. Wie oft müssen wir feststellen, daß eingefahrene Gewohnheiten beim Kochen und Essen nur mit größtem Aufwand zu ändern sind.

Bock:

Ein solches verhaltenstherapeutisches Programm, Herr Vaitl, in bezug auf Kochsalz und Ernährung wäre natürlich von größtem Interesse.

Beckmann:

Noch ein Hinweis zur negativen Verstärkung. Das Beispiel mit den Kopfschmerztabletten ist sehr gut. Für mich ist das eher eine Frage an die pharmazeutische Industrie. Warum kann man keine Medikamente herstellen, wobei man die negative Verstärkung so benutzt, daß der Patient die Medikamente auch regelmäßig einnimmt, weil er Unlustvermeidung erreicht. Mich stört etwas daran, daß man negative Verstärkung nicht systematisch benutzt. Es ist die wirksamste Form der Verstärkung. Man müßte also eigentlich Medikamente haben, die Unlustzustände reduzieren. Ich glaube, man soll doch auch von der Psychologie her mal ganz klare Anforderungen an Präparate stellen, die ein Patient regelmäßig einnehmen soll.

Bock:
Herr Beckmann, Sie sprechen ein großes Wort gelassen aus. Um dieses Problem bemüht sich die Industrie seit sie existiert, aber leider geht das nicht so einfach.

Thienhaus-Grotjahn:
Es geht immer um die Compliance des Patienten, nie um die des Arztes. Denken wir an die Übergewichtsforscher: Sie werden dauernd enttäuscht, können schon keine Dicken mehr sehen, geben auf. Der Arzt des Hochdruckkranken wird dieselben Probleme haben, man sollte sich deshalb auch mit der ärztlichen Therapietreue beschäftigen.

Hensel:
Mir wird einfach etwas unbehaglich bei der ganzen Diskussion hier, ich sehe den Patienten dieser klavierspielenden Ratte immer ähnlicher werden. Der arme Patient, der muß das Waschmittel kaufen, das ihm per Lerntrick einverleibt wird, er muß die Zähne putzen mit irgendwas, das er vielleicht gar nicht benutzen will. Und jetzt fangen wir an, oder wir sind zumindest in der Gefahr, das ein bißchen zu übertreiben. Wäre es nicht einfacher, wenn wir die Diskussion auf die Manipulation oder Selbstmanipulation des Arztes lenken würden; daß wir beim Verhalten, beim Konditionieren des Verhaltens des Arztes eingreifen und nicht versuchen, die vielen Patienten in den Vordergrund der Konditionierung zu stellen.

Kallinke:
Noch einmal zu dem „gelassen" ausgesprochenen „großen Wort" von Herrn Bock:
Ich finde, Herr Hamm hat eben einen ganz wichtigen Hinweis gegeben, der für die Diskussion von Vermeidungsverhalten relevant ist. Eine bittere Pille wird weniger gern genommen. Sie wird vermieden. Dies ist uns allen sofort einleuchtend. Das umgekehrte jedoch könnte für Beta-Rezeptorenblocker gelten, bei deren Verwendung es nach meiner Kenntnis nicht so große Compliance-Probleme zu geben scheint wie bei der Einnahme von traditionellen antihypertensiven Medikamenten. Dies könnte damit zusammenhängen, daß die Einnahme von Beta-Rezeptorenblockern angenehme Nebeneffekte hat, ebenso wie eine Muskelentspannung, so daß der Patient das Medikament nicht zu vermeiden sucht, sondern sich eher adhärent verhält. Ergo: Die pharmazeutische Industrie hat zwar, wie Sie sehr richtig sagen, Herr Bock, seit jeher gewisse geschmackliche Aspekte von Medikamenten berücksichtigt, nicht jedoch die verhaltenssteuernden Aspekte von Geschmack und unmittelbar nach Einnahme eines Medikamentes einsetzenden Sensationen.

Bock:
Das ist zweifellos richtig, aber leider ist es gerade beim Hochdruck so, daß, abgesehen von der Beseitigung von Kopfschmerzen oder von Belastungsdyspnoe infolge der Blutdruck-

senkung, die Nebenwirkungen praktisch alle negativ getönt sind. Nicht auszuschließen ist auch die Gefahr, daß sich bei Medikamenten, die Unlust beseitigen, die euphorisierend wirken, ein Abusus oder eine Sucht entwickelt.

Vaitl:

Ich würde diesen verhaltenstherapeutischen, auf lernpsychologischen Prinzipien beruhenden Behandlungsmethoden deswegen eine gewisse Bedeutsamkeit einräumen wollen, weil man sowohl für den Patienten als auch für den Behandelnden einigermaßen genau bestimmen kann, was man macht und wozu man etwas macht. Mit diesen sog. Regeln der Verhaltensänderung habe ich Ihnen wahrscheinlich nichts Neues gesagt. Von ihrer Einsehbarkeit her sind diese Regeln meines Erachtens nahezu trivial. Was jedoch Schwierigkeiten bereitet, ist ihre Umsetzung in konkrete Verhaltensweisen. Aber auch das läßt sich lernen. Es gibt hier keine prinzipiellen Barrieren, die gegen ihre Realisierbarkeit im Praxisalltag sprächen. Verhalten verändert sich nicht nach Zufall und chaotisch, sondern vollzieht sich langsam und mit einer gewissen Regelhaftigkeit. Auch die Verhaltensweisen, die mit der Compliance verbunden sind, machen hier keine Ausnahme.

Wesentliche Voraussetzungen für ein langfristiges Arbeitsbündnis zwischen Arzt und Patient

von D. Beckmann

Theorien zur Psychomatik der Hypertonie gibt es in verwirrender Fülle (7). Hierauf kann hier nur verwiesen werden. Es sollen vielmehr praktisch nutzbare Aspekte hervorgehoben werden, die sich aus den empirisch gesicherten Ergebnissen zu diesem Thema ableiten lassen. Im folgenden werden also für ein Arbeitsbündnis förderliche und hinderliche kognitive, emotionale und pragmatische Aspekte des Verhaltens von Arzt und Patient in aller Kürze aufgezeigt.

Das Arbeitsbündnis zwischen Arzt und Patient entwickelt sich bei chronisch Kranken unter optimalen Voraussetzungen auf drei Ebenen:

Kognitiv: Informationen werden verbal und nonverbal ausgetauscht.
Emotional: Gefühle und Affekte fördern oder hindern eine gegenseitige Akzeptierung.
Pragmatisch: Handlungen sind Hilfe des Arztes für den Patienten oder Selbsthilfe des Patienten.

Jede Arzt-Patient-Beziehung wird durch eine komplementäre Rolleneinteilung eröffnet und entwickelt sich unter optimalen Bedingungen zu einer symmetrischen Struktur.

I. Kognitive Ebene

Auf der kognitiven Ebene ist der Arzt zunächst Experte und der Patient Laie. Das Wissen des Patienten über seine Krankheit gilt es zu nutzen, damit die Komplementarität sich zur Symmetrie der gegenseitigen Informierung wandelt. *Blackwell* (1972) (4) hat in einer zusammenfassenden Arbeit der Ergebnisse zur Compliance-Forschung vier Momente hervorgehoben:

a) *Je besser der Patient die Anweisungen des Arztes versteht, um so besser ist die Befolgung.* Ob ein Patient die mitgeteilte Information verstanden hat, kann nur über ein Feedback des Patienten gesichert werden.
Beispiel: Die Verordnung einer Diät bei einem Mann, der in einer traditionellen Ehe sich um das Kochen nicht kümmert, setzt voraus, daß die familiären Bedingungen berücksichtigt werden. Das Feedback des Patienten würde also darin bestehen, daß er dem Arzt berichtet, was er mit seiner Frau besprochen hat und wie die Familie die Anweisungen des Arztes unter welchen emotionalen Kosten und Konflikten in die Tat umzusetzen gedenkt.

b) *Je komplizierter und umfangreicher die Vorschriften, desto geringer die Befolgung.* Jede Verordnung setzt voraus, daß der Patient ein Konzept über seine Krankheit hat. Dieses Konzept sollte dem Arzt bekannt sein, die sog. Laienätiologie (3). Jede Information, die nicht in das erklärende Konzept des Patienten paßt, wird unterdrückt, unabhängig davon, ob sie aus der Sicht des Arztes wichtig oder unwichtig ist.

Beispiel: Genaue und ausführliche Gespräche über die Änderung des Ernährungsverhaltens kommen besser an, wenn der Patient sie aus seiner Sicht als sinnvoll einsehen kann, als lange Listen von Verhaltensvorschriften, die er nicht versteht oder zu verstehen bereit ist.

c) *Je mehr Medikamente, desto geringer die Befolgung.* Auch hier handelt es sich um eine Überforderung der kognitiven Verarbeitungsmöglichkeiten eines Patienten. Dieser Aspekt leitet zu dem folgenden Punkt über:

d) *Je größer die Einsicht des Patienten in die Wirkungszusammenhänge der Medikamente,* desto besser die Befolgung. Der Arzt muß wissen, wie der Patient sich die Wirkung erklärt, um magisches Denken des Patienten zu vermeiden. Das Expertentum des Arztes kann hier sehr hinderlich sein, da der Arzt nach einer Reihe von Untersuchungen allzu häufig auf Einwände des Patienten lediglich mit Floskeln, Beruhigung, Zuspruch oder auch Ermahnungen reagiert. Hierdurch kann beim Patienten abergläubisches Verhalten provoziert werden (10). Der Patient sollte in die Lage versetzt werden, über ein Feedback des Arztes seine häufig falschen Erklärungsversuche korrigieren zu können.

2. Emotionale Ebene

Auf der emotionalen Ebene ist der Patient zunächst der hilfesuchende, schwache Kranke und der Arzt komplementär dazu der hilfegebende Mächtige. Die Allmachtsphantasien von Patienten, die sich auf den Arzt richten, sind gut untersucht.

a) *Je depressiver und ängstlicher ein Patient ist, um so mehr erlebt er den Arzt bei eigenen Ohnmachtsgefühlen als Ideal-Objekt,* ohne das er glaubt nicht leben zu können. Bei suggestiven Patienten kann hierdurch die „Droge Arzt" große, aber unberechenbare Wirkung bekommen, da Suggestibilität ein stabiles Merkmal ist, das nicht leicht zu diagnostizieren ist. Es korreliert mit Ängstlichkeit, Introvertiertheit und Reichtum an Phantasie. Die Umkehrung der Beziehung lautet: Je narzißtischer und angstfreier ein Patient ist, um so mehr schreibt der Patient die eigenen verdrängten Ohnmachtsgefühle dem Arzt zu. Derartige Patienten lassen sich auf ein Arbeitsbündnis nur dann ein, wenn der Arzt *narzißtische Kränkungen* vermeidet. Hierzu gehört auf der Seite des Arztes eine offene Haltung, der Mut zur Selbstdarstellung der eigenen Gefühle und eine Vermeidung kränkender Pseudoemotionalität, z. B. in Form von Verbrüderungen: „wie gehts uns denn?", „haben wir schon den Blutdruck gemessen?", usw. Hierbei sind depressive Ängstlichkeit und narzißtische Angstfreiheit komplementäre Pole der wesentlichsten Merkmale von Patient und auch vom Arzt, da hierüber Übertragungen des Patienten und Gegenübertragungen des Arztes in Gang gesetzt werden können (3): für den ängstlichen Patienten kann der Arzt zur Mutterfigur werden, an den sich der Patient in kindlicher Hilflosigkeit anklammert. Für den ängstlichen Arzt kann der Patient zum Feind werden, wenn er sich als Person hinter seiner omnipotent phantasierten Rolle versteckt. Nach Untersuchungen von *Siegrist* (1978) (11) gehört hierzu ein asymmetrisches Verhalten, indem der Arzt mit zunehmender Schwere der Krankheit vermehrt dazu neigt, Informationen vom Patienten zu nehmen, aber keine zu geben. Nichtaufgeklärte Patienten erleben ihre Krankheit ängstlicher und depressiver als aufgeklärte (10).

b) *Je empathischer die Beziehung zwischen Arzt und Patient ist, um so mehr rücken die psychosozialen Bedingungen der Krankheit in den Vordergrund.* Das Beschwerdenbild eines Patienten wird durch psychosoziale Faktoren weitgehend mitgesteuert, wie u. a. die Streß-Forschung zeigen konnte. Empathie zeigt sich, wenn die Gefühle des Patienten respektiert und realisiert werden, indem der Patient Gelegenheit erhält, sich auszusprechen. Dieser unspezifische Effekt jeder Psychotherapie ist von hoher therapeutischer Wirksamkeit (2). Von besonderer Bedeutung ist der erste Satz eines Patienten, mit dem viele Hoffnungen und Ängste indirekt mitgeteilt werden (6). Jeder Patient bereitet sich auf den Arztbesuch intensiv vor. Der Arzt sollte das Thema des Patienten aufnehmen, um das entgegengebrachte Vertrauen zu vertiefen. Die Empathie des Arztes ist dann hoch, wenn er den Patienten möglichst so versteht, wie dieser sich selbst (Selbst-Fremdbild Korrelation).

c) *Je mehr eine Krankheit chronifiziert, um so mehr sind familiäre Bedingungen und der Arbeitsplatz mitbetroffen.* Die Rollen der Ehepartner bei chronischer Krankheit ändern sich in der Regel unter krisenhaften Umstellungen, wobei auch die Kinder nicht unerheblich mitbetroffen sein können (5). Neurotische Ehekonflikte und Verhaltensstörungen sind häufig zu beobachten. So werden nicht selten von Ehefrauen der Patienten auf die behandelnden Ärzte Vorwürfe projiziert, die zu Mißverständnissen in der Arzt-Patient-Beziehung führen, weil der Arzt die Ehefrau des chronisch Kranken nie gesehen hat. Der familiäre Aspekt der emotionalen Ebene eines Arbeitsbündnisses hat auch einen sehr wesentlichen prophylaktischen Aspekt: Die Familie ist der Ort der primären Sozialisation, so daß z. B. Eßgewohnheiten der Eltern auf die Kinder übertragen werden. Gesundheitserziehung kann besonders über die primäre Sozialisation sinnvoll betrieben werden, wenn z. B. salzarme Kost beim Kleinkind eine Bedürfnislage erzeugt, die sich lebenslang auf die Eßgewohnheiten auswirkt.

3. Pragmatische Ebene

Auch auf der Ebene der Handlungen ist die Arzt-Patient-Beziehung zunächst komplementär und sollte sich in der Entwicklung in ein Arbeitsbündnis der symmetrischen Interaktion wandeln. Der Arzt hat zunächst die Handlungssicherheit diagnostischer und therapeutischer Maßnahmen, deren Objekt der Patient ist. Der Arzt sollte den Patienten im Laufe einer Beziehung dahin bringen, daß er diagnostische und therapeutische Handlungen möglichst weitgehend selbst durchführt. Auch hier möchte ich drei wesentliche Aspekte ansprechen.

a) *Verhalten wird durch positive oder negative Verstärkung modifiziert und nicht durch Bestrafung,* wodurch Verhalten blockiert und Angst erzeugt würde.
Positive Verstärkung ist Belohnung, z. B. anerkennende Bemerkungen, negative Verstärkung ist indirekte Belohnung, z. B. durch schmerzlindernde Medikamente, die einen Zustand der Unlust abschwächen. Bestrafung ist also zu vermeiden, da sie entweder unwirksam oder schädlich ist (9). Hierzu gibt es eine Fülle von Beispielen: So sollte der Arzt realisieren, daß unangenehme Nebenwirkungen von Medikamenten zur Bestrafung werden, wenn nicht die Hauptwirkung als negative Verstärker wirkt. Der Patient wird in der Folge die ärztlichen Anweisungen mißachten. Auch enthalten die Verhaltensvorschriften, wie z. B. „kein Alkohol", „kein Nikotin", „kein Kaffee" entweder keine Wirkung oder Bestrafungen, wenn sie lustbetonte Verhaltensgewohnheiten blockieren sollen. Der Patient wird unnötig verängstigt, so daß das Arbeitsbündnis zerstört werden kann.

Direkte Belohnung sollte immer zugleich auch Anerkennung sein, wodurch gleichzeitig eine empathische Beziehung zwischen Arzt und Patient gefördert wird.

b) *Je mehr das Verhalten des Arztes der verbal vermittelten Information widerspricht, um so mehr wird beim Patienten Angst und Unsicherheit erzeugt.* Paradoxe Information kann darüber hinaus Abhängigkeit erzeugen (3). So werden nicht selten „sicherheitshalber" Medikamente verordnet, obwohl dem Patienten gleichzeitig mitgeteilt wird, daß er im übrigen gesund sei (8). Zur Vermeidung derart verwirrender Situationen sollte der Arzt klare und übersichtliche Informationen geben und eine dauernde Überprüfung der Informationsaufnahme durch den Patienten absichern. Dies geschieht nicht verbal nach dem Muster: „Haben Sie mich verstanden?", sondern durch Überprüfung des Verhaltens, z. B. bei der Medikation oder bei Diätmaßnahmen. Der Patient muß hierbei schrittweise lernen, um nicht überfordert zu sein.

c) Das Grundmuster eines Arbeitsbündnisses zwischen Arzt und Patient berücksichtigt die Komplementarität der traditionellen Rollen von Arzt und Patient. Bei zunehmender Selbsthilfe des Patienten wird Symmetrie der Rollen erreicht, bei der auch der Arzt sehr viel über die psychosozialen Bedingungen von Gesundheit und Krankheit vom Patienten lernen kann. Sofern der Arzt sich selber hier als Lernender verstehen kann, wird auch sein Verhalten vom Patienten durch Belohnungen verändert. *Zur Gegenseitigkeit einer Beziehung gehört die Möglichkeit beider Partner, das Verhalten des anderen beeinflussen zu können.*

Zusammenfassung

1) Die Rollen von Arzt und Patient sind zunächst komplementär.
2) Ein langfristiges Arbeitsbündnis wird erreicht, wenn die Beziehung zwischen Arzt und Patient auf der kognitiven, emotionalen und pragmatischen Ebene der Kommunikation symmetrisch wird.
3) Ungelöst ist, über welche Formen der Weiterbildung Ärzten gesichertes medizinpsychologisches Wissen vermittelt werden kann.
4) Ungelöst ist auch, wie erreicht werden kann, daß das ärztliche Gespräch wieder mehr in den Mittelpunkt von Diagnose und Therapie rückt.

Literatur

1. ANLAUF, M. u. TROMMERSHÄUSER, M.: Tatsächliches und erwünschtes Verhalten bei der Hochdruckdiagnostik und -therapie des niedergelassenen Arztes.
In: Sozialmedizinische Probleme der Hypertonie in der Bundesrepublik Deutschland. Ein interdisziplinäres Gespräch. Essener Hypertonie-Kolloquium 24./25. Juni (1977).

2. BECKMANN, D.: Leiden und Teilnahme. Psychosozial, Heft 2 (1978).

3. BECKMANN, D. u. SCHEER, J. W.: Sozialpsychologie der Arzt-Patient-Beziehung. Klinik der Gegenwart, Urban und Schwarzenberg, Bd. X (1976) E 681.

4. BLACKWELL, B.: The drug defaulter. Clinical Pharmacology and Therapeutics 13, 841–848, (1978).

5. FRIEDRICH, H.: Familie und Krankheitsgeschehen bei chronischen Erkrankungen. Psychosozial, Heft 1 (1978).

6. HARTMANN, F.: Der erste Satz des Kranken im Gespräch mit dem Arzt. Therapiewoche 28, 8056, (1978).

7. JANUS, L.: Selbsterleben und Blutdruckverhalten im analytischen Interview beim Hyper- und Normotoniker. Therapiewoche 28, 8235, (1978).

8. RICHTER, H.-E. u. BECKMANN, D.: Herzneurose. 2. erweiterte Auflage, Thieme-Verlag, Stuttgart (1973).

9. ROSEMEIER, H. P.: Medizinische Psychologie. 2. völlig überarbeitete Auflage, Enke-Verlag, Stuttgart (1978).

10. SCHEELE, B.: Kognitions- und sprachpsychologische Aspekte der Arzt-Patient-Kommunikation.
Diskussionspapier Nr. 12 aus: Bericht aus dem Psychologischen Institut der Univ. Heidelberg, (1978).

11. SIEGRIST, J.: Arbeit und Interaktion im Krankenhaus. Enke, Stuttgart (1978).

Diskussion

Anlauf:

Ich habe an Sie, Herr Beckmann und an Herrn Vaitl die Frage, welche Rolle Bestrafung ggf. in diesem Arbeitsbündnis spielen kann.

Ich muß gestehen, daß ich in einigen Fällen bei Adipösen, vor allen Dingen Hypertonikern, zu gezielten Bestrafungsmaßnahmen in der Form übergehe, daß ich sage, ich kündige dieses Verhältnis auf, wenn unsere weiteren Bemühungen keinen Erfolg haben. Halten Sie so etwas für ungerechtfertigt?

Ich habe den Eindruck, daß die Wertigkeit, die Sie, Herr Vaitl, der Bestrafung geben, eine etwas andere ist als Ihre, Herr Beckmann.

Beckmann:

Bestrafung ist zunächst einmal Erzeugung von Angst beim Patienten. Es gibt ja sehr schöne Untersuchungen dazu, daß eben, bezogen auf eine erwünschte Verhaltensänderung, Bestrafung irrelevant ist. Andererseits werden jedoch Ängste erzeugt werden, die auf der emotionalen Ebene die Beziehung zwischen Arzt und Patient stören. Das ist mir sehr wichtig, daß dadurch indirekte Effekte erzielt werden, in dem die Angst des Patienten vor dem Arzt noch weiter gesteigert wird.

Es ist mir sehr wichtig, diesen Aspekt der Bestrafung herauszuheben. Deshalb würde ich sagen, Bestrafung sollte mit ärztlichen Maßnahmen überhaupt nichts zu tun haben.

Vaitl:

Die Wertigkeit – wenn ich Ihren Begriff, Herr Anlauf, aufgreifen darf – von Bestrafung ist unter verhaltenstheoretischem Gesichtspunkt eine rein funktionale und keine inhaltliche. Der inhaltliche Aspekt von Strafe bezieht sich stets auf etwas, das Schaden zufügt und den anderen bedroht. Der funktionale Aspekt dagegen bezieht sich völlig inhaltsfrei auf den Zusammenhang einer Verhaltensänderung in der Zeit und einem Ereignis bzw. einer Ereignisfolge. Die funktionale Abhängigkeit dieser beiden Variablen wird beschrieben. Daß man für einen bestimmten funktionalen Zusammenhang den Begriff „Bestrafung" gewählt hat, halte ich für einen Mißgriff. Einem Patienten z. B. mitzuteilen, „wenn Sie nicht mitmachen, kündige ich das Arbeitsbündnis auf", muß nicht unbedingt eine „Bestrafung" für ihn sein. Es kann ebenso für ihn eine positive Verstärkung sein, wenn er nämlich merkt, daß man sich plötzlich seinetwegen echauffiert, sobald er sich nicht an bestimmte Abmachungen hält. Die Folge ist: er kümmert sich noch weniger um das, was man von ihm verlangt, verhaltensanalytisch gesprochen muß man sich an der Richtung, der Geschwindigkeit und der Löschungsresistenz einer Verhaltensänderung orientieren, um entscheiden zu können, ob eine Maßnahme vom Patienten als eine positive Verstärkung oder als eine „Bestrafung" interpretiert wurde. Aufgrund inhaltlicher Aspekte zu postulieren, es habe sich bei einer therapeutischen Intervention um eine „Bestrafung" gehandelt, birgt die Gefahr eines Analogieschlusses in sich.

154

Bock:

Wir sehen gelegentlich, daß Patienten, die absolut nicht kooperativ sind, auf die Drohung hin, die Behandlung abzubrechen und sie sofort aus der Klinik zu entlassen, von Stund an mitarbeiten. Das wäre eine massive Drohung mit Bestrafung, die selbstverständlich nicht in lebensbedrohlichen Situationen oder bei fehlender Krankheitseinsicht in Betracht kommen kann.

Vaitl:

Dies würde ein Verhaltenstheoretiker nicht als die Folge einer „Bestrafung" ansehen, sondern als ein klassisches Vermeidungsverhalten. Der Patient versucht dadurch, daß er in einem Behandlungsprogramm weiter mitmacht, die negativen Konsequenzen zu vermeiden, daß er nämlich der therapeutischen Fürsorge verlustig geht. Bleibt die Kooperationsbereitschaft dieses Patienten nach einer derartigen Androhung relativ stabil, dann handelt es sich mit großer Wahrscheinlichkeit um ein Vermeidungsverhalten. Ist sie allerdings nur kurzfristig, dann hatte die geschilderte Androhung wahrscheinlich die Funktion einer „Bestrafung".

Hofmann:

Herr Beckmann, Sie haben bei der Darstellung des Arzt-Patienten-Bündnisses die Symmetrie bzw. die Gegenübertragung hervorgehoben. Ist die Bestrafung des Arztes nicht ein ganz wesentlicher Punkt, der bei der Compliance-Diskussion häufig übersehen wird?

Beckmann:

Es ist natürlich schwierig in der Kürze der Zeit die Symmetrie der Beziehungen in allen Bereichen auszuführen. Eine sehr typische Reaktion eines Arztes jedoch ist die narzißtische Kränkung, die er erleidet, wenn ein Patient nicht das macht, was der Arzt für wünschenswert ansieht. Er fühlt sich in den Erwartungen enttäuscht. Er fühlt sich vom Patienten betrogen und stößt eigentlich dann den Patienten selbst ab, wir hatten das gestern auch schon.
Die niedrigere Compliance liegt ja häufig daran, daß man als Arzt glaubt, daß der Patient sich entzieht. Wie weit ist es nicht häufig so, daß der Arzt selbst durch eigene emotionale Grundgestimmtheiten den Patienten so manipuliert, daß dieser ihn kränken muß? Dadurch, daß der Arzt sich z. B. gekränkt fühlt bei bestimmten Situationen, wo er aus seiner Sicht ein anderes Verhalten beim Patienten als wünschenswert ansieht, und der Patient ein ganz anderes Verständnis von seiner Krankheit hat, das der Arzt gar nicht aufgenommen hat, wird die Compliance wesentlich gedrückt.

Hofmann:

Konkret am Beispiel Hochdruck: Der Patient, weil vom Arzt nicht genügend verstärkt, nimmt die Tabletten nicht ein. – Durch die Rückkopplung auf den Arzt wird dieser wiederum weniger motivierend auf den Patienten einwirken usw. – Durch diese gegenseitige Verhaltensbeeinflussung müßte das Arzt-Patienten-Bündnis im Sinne der Symmetrie stets am Nullpunkt enden, wo Arzt und Patient gleichermaßen frustriert sind.

Hamm:

Der Patient geht dann zu einem anderen Arzt.

Wir kennen ja alle die Patienten, die dauernd die Ärzte wechseln. Wenn man die untersucht, sind das genau diejenigen Patienten, die ein relativ hohes Angstmaß haben.

Diese Allmachtsbeziehung, die im Hintergrund steht, versuchen nun Ärzte zu manipulieren. Es ist jedoch eine Realität, das muß man mal wahrnehmen, daß auch der Patient versucht, den Arzt zu steuern und nicht nur umgekehrt. Der Arzt hat zwar immer diese Phantasie aus seinem Expertentum heraus, er steuere den Patienten. Der Patient ist zunächst jedoch derjenige, der die Krankheit hat und von sich aus das Motiv, den Arzt zu manipulieren. Ich glaube, Sie lachen, jeder kennt das Problem ja genau. Man muß es aufnehmen können, dieses Motiv des Patienten.

Kallinke:

Wir haben von Kränkungen gesprochen, die vom Arzt ausgehen können, d. h. von Bestrafungen, die der Arzt mit kränkendem Verhalten verabreicht. Ich habe den Eindruck, hier denkt der praktisch tätige Kollege, was kann ich denn eigentlich machen, wenn ich nicht alles falsch machen will. In diesem Zusammenhang ist ein Aspekt Ihrer Frage, Herr Kollege Anlauf, noch nicht ausreichend herausgekommen in der Diskussion. Wenn wir vom Arbeitsbündnis sprechen und von Symmetrie der Beziehungen, dann beinhaltet dies natürlich, daß auch der Arzt dieses Bündnis aufkündigen kann. Dabei kommt es freilich ganz entscheidend auf den Ton an, der auch hier die Musik macht. Wenn der Arzt beleidigt reagiert und damit eine Zurückweisung und Bestrafung des Patienten impliziert, dann ist dies natürlich problematisch. Aber wenn der Arzt dem Patienten ganz einfach sagt, Du, hör mal zu, so kann ich jetzt einfach nicht mehr mit Dir arbeiten, hier bin auch ich ganz rat- und hilflos, vielleicht guckst Du Dich einmal bei einem anderen Arzt um, dann kann das, glaube ich, durchaus eine Lösung sein.

Beckmann:

Da kommt für mich ein sehr wichtiges Prinzip heraus, das man herausstellen muß: der Patient muß die Freiheit haben, dem Arzt unter bestimmten Bedingungen auch sagen zu können, „ich komme mit Dir nicht zurecht". Das ist der Hintergrund, weshalb überhaupt nur ein Arbeitsbündnis klappen kann, daß diese Freiheit auf beiden Seiten besteht. Dadurch ergibt sich erst eine persönliche Beziehung. Es muß natürlich nicht unbedingt der Arzt sein, es kann auch die Sprechstundenhilfe sein, aber zumindest irgendeine Person, die sich unmittelbar in den Affekten, die da zwischen beiden spielen, auch stellt.

Psychologische Methoden zur Hochdrucktherapie

von D. Kallinke

I. Schwierigkeiten bei der Realisierung einer medikamentösen Dauerbehandlung als Ausgangspunkt für psychologische Behandlungsansätze

Bei gelegentlichen Messungen in der ärztlichen Praxis wiederholt erhöhte Blutdruckwerte haben sich als guter Prädiktor für die Entwicklung eines dauerhaften Bluthochdrucks und die sich daraus ergebenden Folgekrankheiten erwiesen. Von ärztlicher Seite wird deshalb großer Wert darauf gelegt, daß Patienten mit „labilen" erhöhten Blutdruckwerten möglichst frühzeitig auf eine antihypertensive Dauerbehandlung eingestellt werden.

Es gibt genügend Belege dafür, daß die antihypertensive Medikotherapie eine wirksame und präventive bedeutsame Behandlungsform ist, die die gefährlichen Folgen einer dauerhaften Blutdruckerhöhung einzuschränken imstande ist.

Bis jetzt kommt dieser vernünftige Behandlungsansatz jedoch oft nicht zum Zuge, weil unerwünschte Nebenwirkungen oder die mangelhafte Bereitschaft des Patienten, die verordneten Medikamente regelmäßig einzunehmen (Compliance) eine dauerhafte Senkung des Blutdrucks unmöglich machen. Angesichts dieser Schwierigkeiten haben Mediziner in den letzten Jahren begonnen, nach psychologischer Unterstützung Ausschau zu halten. Zunächst hoffte man vor allem auf Anregungen, wie die Mitarbeit des Patienten zu verbessern sei, in jüngerer Zeit rückt das Interesse an nicht-medikamentösen Formen der Hypertonie-Behandlung in den Vordergrund.

II. Psychologische Möglichkeiten der Beeinflussung des Blutdrucks

Zur psychologischen Beeinflussung des Blutdrucks sind vor allem zwei Wege beschritten worden: die Beeinflussung des Blutdrucks durch eine psychologische Unterstützung der medikamentösen Behandlung bzw. die Beeinflussung des Blutdrucks durch Biofeedback und verschiedene Formen der Entspannungsbehandlung.

1. Die Beeinflussung des Blutdrucks durch Förderung der aktiven Mitarbeit des Patienten bei einer antihypertensiven Medikotherapie

Bis vor kurzem wurde der Psychologe vom Arzt vor allem mit der Frage konfrontiert, wie man gefährdete Patienten wirksamer als bisher dahingehend beeinflussen kann, daß sie *eigenverantwortlich* an der Erhaltung ihrer Gesundheit mitarbeiten und dabei ein möglichst hohes Maß an *Selbstkontrolle* entwikkeln, d. h. lernen, kleinere Belästigungen in der Gegenwart wie z. B. die Einnahme von Tabletten und Kontrolluntersuchungen des Blutdrucks, in Kauf zu nehmen, um in fernerer Zukunft drohende Gefahren zu verhüten.

1.1 Die Förderung von Eigenverantwortlichkeit beim Patienten

Eigenverantwortlichkeit bei chronisch Kranken oder bei Menschen, die aus präventiven Überlegungen dauerhaft behandlungsbedürftig sind, läßt sich dadurch fördern, daß Ärzte Medikamente nicht „verordnen", sondern lernen, den Patienten in einem persönlichen Gespräch über seine Situation aufzuklären und ihm zu erläutern, was er selbst für die Erhaltung seiner Gesundheit tun kann, um ihn sodann bei seinen Bemühungen zu bestärken, anstatt ihn für Versäumnisse zutadeln.

1.2 Die Förderung von Selbstkontrolle beim Patienten

Die Hinnahme von täglichen Unannehmlichkeiten im Interesse der Verhütung von schwer vorstellbaren, in ferner Zukunft drohenden Krankheiten erfordert ein hohes Maß an Selbstkontrolle, für das nur wenige Menschen erzogen worden sind. Die meisten Menschen neigen dazu, unmittelbar gegebenen Unannehmlichkeiten aus dem Wege zu gehen, d. h. ihre Krankheit zu verleugnen bzw. die Einnahme von Medikamenten, insbesondere von Medikamenten mit unangenehmen Nebenwirkungen, einfach zu vergessen. Gleichzeitig pflegen sie sich von weniger unmittelbar gegebenen Verhaltenskonsequenzen kaum beeindrucken oder beeinflussen zu lassen.

Angesichts dieser spontanen Verhaltenstendenzen werden wir mit großer Aufmerksamkeit antihypertensive Medikamente suchen müssen, deren Einnahme eher zu angenehmen Konsequenzen führt, wodurch die Wahrscheinlichkeit steigt, daß ein Patient die Tabletten zuverlässig einnimmt (dies könnte bei Beta-Rezeptorenblockern der Fall sein).

Ärzte müssen also lernen, die verhaltenswirksamen Aspekte der verwendeten Medikamente in Rechnung zu stellen, die Eigenverantwortlichkeit der Patienten zu fördern und zu Bemühungen um Selbstkontrolle zu ermutigen, indem sie eine persönliche Beziehung zwischen Arzt und Patient entstehen lassen und alles, was der Patient zur Therapie beiträgt (Protokolle über Blutdruckmessungen und Tabletteneinnahme) mit großer Aufmerksamkeit zur Kenntnis nehmen.

Um die Fähigkeiten zur „Krankenführung" bei Ärzten zu entwickeln, sind gezielte, problemorientierte psychologisch-psychotherapeutische Weiterbildungsangebote notwendig.

Nach diesem Ausblick auf Möglichkeiten der psychologischen Beeinflussung des Blutdrucks über eine Modifikation des Patientenverhaltens wenden wir uns der Frage nach Möglichkeiten der Blutdrucksenkung durch eine psychologische Beeinflussung relevanter physiologischer Prozesse zu.

2. Die Modifikation des Blutdrucks durch psychologische Beeinflussung relevanter physiologischer Prozesse

In jüngerer Zeit wächst das Interesse an medikamentenfreien Behandlungsformen im allgemeinen und zur Behandlung des Hypertonus im besonderen. Erschwerend für derartige Ansätze ist, daß die Höhe des Blutdrucks in der Regel weder erlebbar noch willkürlich beeinflußbar ist. Unmittelbar am physiologischen Prozeß ansetzende psychologische Interventionen setzen also voraus, daß die jeweiligen Veränderungen des physiologischen Prozesses dem Individuum praktisch ohne Zeitverzögerung zugänglich gemacht werden. Nur so kann das Individuum etwas tun, um spontane Veränderungen der Meßgröße in gewünschter Richtung beizubehalten bzw. in gewünschte Richtung zu verändern. Diese „Möglichkeit, einen physiologischen Prozeß (eine Serie physiologischer Signale) durch unmittelbare (kontingente) Rückmeldung des Prozesses in eine vom Individuum oder seiner Umwelt gewünschte Richtung zu modifizieren" (1), nennt man Biofeedback.

Rückgemeldet werden Biosignale in digitalisierter Form oder dadurch, daß das Individuum die Möglichkeit hat, durch erwünschte Veränderungen der Meßgröße z. B. ein angenehmes Geräusch zu intensivieren oder ein unangenehmes zu reduzieren.

Neben diesem relativ aufwendigen Ansatz der Blutdrucksenkung durch Biofeedback gibt es seit geraumer Zeit Verfahren, die den Blutdruck mittelbar über eine Senkung des Muskeltonus (Entspannung) beeinflussen. Diese einfachen Verfahren gewinnen an Aktualität, da sie wenig aufwendig und in ihren blutdrucksenkenden Effekten mindestens so interessant zu sein scheinen wie Biofeedback-Verfahren.

2.1 Die Beeinflussung erhöhter Blutdruckwerte durch Biofeedback

Biofeedback wurde in zwei verschiedenen Formen angewendet, durch Rückmeldung des Blutdruckes selbst bzw. durch Rückmeldung des vom m. frontalis abgeleiteten EMG. Begründung für diese zwei Biofeedbackformen ist, daß eine Entspannung des m. frontalis auf die gesamte Muskulatur des Oberkörpers zu generalisieren scheint, wodurch es mittelbar zu einer Blutdrucksenkung kommen

kann (3). Der Wirkungsmechanismus des zuletzt genannten Biofeedback ist also
dem der unten aufgeführten Entspannungsverfahren gleichzusetzen.

Ergebnisse:

In den von *Blanchard und Miller* (2) analysierten Arbeiten finden sich bei der
Mehrzahl der behandelnden essentiellen Hypertoniker in 10–30 Sitzungen Hinweise auf statistisch und klinisch interessante Blutdrucksenkungen, die in weiteren kontrollierten Gruppenstudien bestätigt werden müssen.
Die am besten gesicherten Ergebnisse entstammen einer Reihe von Arbeiten
von *Patel* und Mitarbeitern (8), bei denen neben der Rückmeldung des PGR die
Anwendung von Yogaübungen mit passiver Entspannung und Meditation eine
zentrale Rolle spielen (weshalb diese Arbeit unter 2.2 aufgeführt werden sollte).

Die nach 12 Sitzungen in 6 Wochen erreichten Blutdrucksenkungen betrugen
bei Messung durch einen „blinden Blutdruckmesser" im Durchschnitt 28 mmHg
systolisch bzw. 16 mmHg diastolisch, lagen jedoch in Abhängigkeit von den Aus-
gangswerten im Einzelfall deutlich höher.

2.2 Die Beeinflussung erhöhter Blutdruckwerte durch Entspannungsverfahren

Die bisher vorliegenden Arbeiten, in denen verschiedene Formen der Selbstentspannung (progressive Muskelrelaxation, Yoga-Entspannung und Meditation etc.) zur Anwendung kamen, werden u. a. von *Blanchard* und *Miller* (2)
bzw. von *Jacob* et al. (3) analysiert.

Bei etwa einem Dutzend unkontrollierter Arbeiten ließen sich durchschnittlich
Blutdrucksenkungen in den Größenordnungen beobachten, wie sie bei Biofeed-
back-Experimenten gemessen wurden (Abb. 1).
Besonders günstige Ergebnisse finden sich in den einzigen kontrollierten Grup-
penuntersuchungen, bei *Patel* (8) sowie bei *Taylor* et al. (9), wo die Behandlungs-
bedingung „Medikation und Entspannung" signifikant bessere Ergebnisse
brachte als die Medikation allein.

2.3 Probleme bei der psychologischen Behandlung des Blutdrucks

Ernstzunehmende Nachuntersuchungsdaten zur psychologischen Behandlung
des Hypertonus sind noch ausgesprochen selten. Um so bemerkenswerter ist,
daß die wenigen vorliegenden Daten anhaltende Effekte der psychologischen
Intervention nur dort zeigen, wo die Individuen ihre blutdrucksenkenden Übungen über Monate zuverlässig fortführen. Insofern hat „die psychologische Behandlung der Hypertonie zum Teil die gleichen Probleme, wie wir sie von der
Medikotherapie kennen" (2). Der Patient muß die Behandlung für den Rest seines Lebens fortführen, womit sich die von der Medikotherapie bekannten Compliance-Probleme einstellen.

160

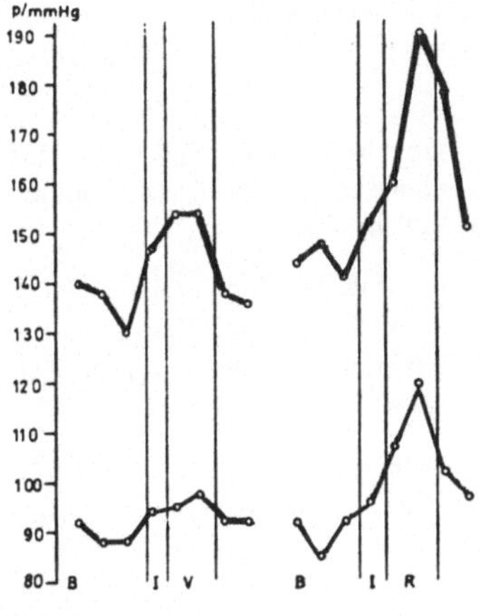

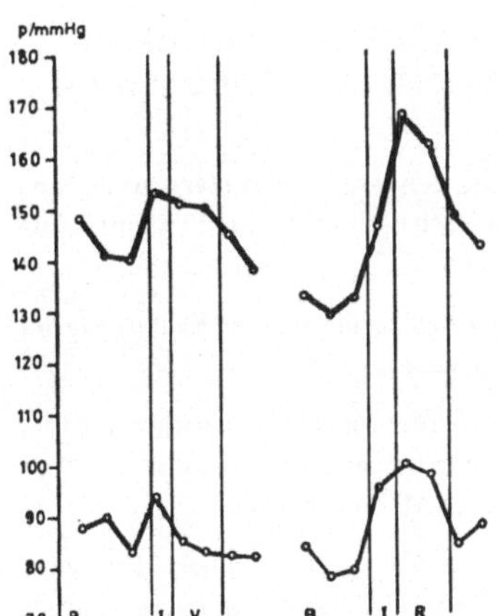

Abb. 1 Blutdruck-Verlaufskurven bei Vorstellung (V) und Rollenspiel (R) individueller Belastungssituationen (B: Basismessung Ruhewert, J: Instruktion)

2.4 Ansätze zur Verbesserung der blutdrucksenkenden Wirkung von Entspannungsverfahren

„Es ist möglich, daß die durch eine Entspannungsbehandlung induzierten Blutdrucksenkungen nicht auf Situationen außerhalb der Blutdruckmessung selbst generalisieren" (5). Dies ist u. E. sogar sehr wahrscheinlich, da die Patienten bei den berichteten Behandlungsansätzen in erster Linie lernen, ihren durchschnittlichen Ruheblutdruck zu senken bzw. sich über eine allgemeine symphatische Desaktivierung vor überschießenden Blutdruckreaktionen generell zu schützen.

Überschießende Blutdruckreaktionen im Alltag lassen sich jedoch dann vermeiden, wenn Individuen lernen, die Entspannungsreaktionen auch im Alltag einzusetzen.

Einzelne Untersucher haben ihre Patienten angehalten, beim Anblick eines auf der Armbanduhr befestigten farbigen Punktes oder beim Klingeln des Telefons eine kurze Entspannungsübung durchzuführen (*Patel* (8)).

Wir sind davon überzeugt, daß noch wirksamere Interventionen möglich sind, wenn wir nicht länger versuchen, den durchschnittlichen, gelegentlich gemessenen Blutdruck zu beeinflussen, sondern jene Situation im Tagesablauf, die den Blutdruck signifikant ansteigen lassen (Abb. 2).

Sobald wir mehr über diese Bedingungen wissen, werden wir psychologische Trainingsverfahren zur kreislaufschonenden Bewältigung von blutdrucksteigernden Situationen entwickeln können (10).

III. Spekulationen über die gegenwärtige und mögliche zukünftige Rolle von psychologischen Methoden zur Hochdrucktherapie

1. Psychologische Methoden zur Behandlung der essentiellen Hypertonie, insbesondere Entspannungsverfahren, können statistisch und klinisch signifikante Effekte bewirken, die sich prinzipiell noch wesentlich verbessern lassen.

2. Zum jetzigen Zeitpunkt stellen psychologische Verfahren eine Ergänzung der Medikotherapie dar, jedoch noch keine Alternative.

3. Psychologische Behandlungsverfahren entfalten, wie die Medikotherapie ihre Wirkung nur dann, wenn der Patient sie regelmäßig anwendet. Insofern ergeben sich ähnliche Compliance-Probleme wie bei der Medikotherapie.

4. Im Unterschied zur Medikotherapie erscheinen die Compliance-Probleme bei psychologischen Verfahren jedoch aus verschiedenen Gründen wesentlich geringer:
Bei der Einübung der Entspannungstechnik und bei gemeinsamen Überlegungen zum Einsatz von Entspannungsreaktionen in besonders belastenden Alltagssituationen tritt der Arzt in eine länger dauernde und persönliche Beziehung zu dem Patienten ein. Auf dieser Basis hat der Arzt mehr Möglichkeiten, eigenverantwortliche Aktivität und Selbstkontrolle des Patienten anzuregen und wirksam zu verstärken. Dem Patienten hingegen fällt größere Selbstdisziplin dadurch leichter, daß durch die Anwendung des „Medikaments" Selbstentspannung nicht unangenehm, sondern ausgesprochen angenehme Konsequenzen resultieren. Der Patient wird die Behandlung also allein deshalb bereitwilliger durchführen.

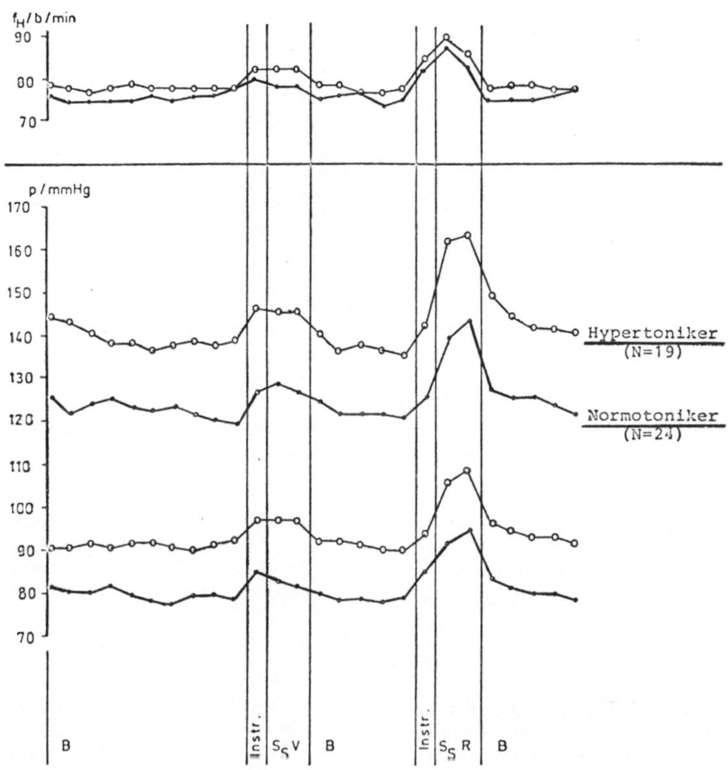

Abb. 2 Mittelwertverläufe der Rohdaten von Blutdruck und Herzfrequenz
B: Basismessung (Ruhewert)
SSV: Student stellt sich vor, er beschwere sich über ungerechte Benotung
SSR: Student beschwert sich über ungerechte Benotung (Rollenspiel)

5. Wenn sich die ermutigenden psychologischen Behandlungsergebnisse bestätigen lassen, werden wir bald die Medikation einschränken und die Compliance des Patienten erhöhen können, indem wir die Medikotherapie mit psychologischen Verfahren kombinieren.
Es ist nicht auszuschließen, daß die Basistherapie der Zukunft in psychologischen
Verfahren bestehen könnte und erforderlichenfalls medikamentös ergänzt wird,
wie dies von Ansätzen zur medikamentös unterstützten Verhaltenstherapie
bekannt ist (6, 7).

Literatur

1. BIRBAUMER, N.: Biofeedback. In: L. J. PONGRATZ: Handbuch der Psychologie. Klinische Psychologie, 2. Halbband. Verlag für Psychologie, Göttingen, Toronto, Zürich, 1978

2. BLANCHARD, E. B., MILLER, S. T.: Psychological treatment of cardiovascular disease. Arch. Gen. Psychiatry, 1977, 34, 1402 – 1413

3. BUDZYNSKI, T., STOYVA, J.: Biofeedbacktechniken in Verhaltenstherapie und im autogenen Training. In: N. Birbaumer (Hrsg.): Psychophysiologie der Angst. Urban & Schwarzenberg, München, Wien, Baltimore, 1977

4. BOCK, K. D.: Arterielle Hypertonie, Probleme der Pathogenese. Kurzmonographie Sandoz 21, Sandoz AG Nürnberg, 1978

5. JACOB, R. G., KRAEMER, H. C., AGRAS, W. S.: Relaxation therapy in the treatment of hypertension. A review. Arch. Gen. Psychiatry, 1977, 34, 1417 – 1427

6. KALLINKE, D.: Ausblick auf Möglichkeiten der Verhaltensmodifikation mit Medikamenten. In: J. C. Brengelmann, W. Tunner: Behaviour Therapy – Verhaltenstherapie. Urban & Schwarzenberg, München, Berlin, Wien, 1973

7. MARKS, J. M.: „Psycholopharmacology": The use of drugs combined with psychological treatment. In: R. L. Spitzer, D. F. Klein: Evaluation of psychological therapies. Psychotherapies, behavior therapy, drug therapies and their interactions. The Johns Hopkins University Press, Baltimore and London, 1976

8. PATEL, C. H.: Biofeedback – aided relaxation and meditation in the management of hypertension. Biofeedback and Selfregulation, 1977, 2, 1 – 41

9. TAYLOR, C. B., FARQUHAR, J. W., NEWSON, E., AGRAS, S.: Relaxation therapy and high blood pressure. Arch. Gen. Psychiatry, 1977, 34, 339 – 342

10. WEINER, H.: Psychobiology and human disease. Chapter 2, Essential Hypertension. Elsevier, New York, Oxford, Amsterdam, 1977

Diskussion

Bock:

Darf ich aus der Tatsache, daß Sie die psychoanalytischen Verfahren nicht erwähnt haben, schließen, daß Sie dieses Kapitel für abgeschlossen halten in der Therapie des Hochdrucks?

Kallinke:

Ich habe mich ganz einfach auf die Ansätze beschränkt, von denen ich etwas verstehe.

Bock:

Sehen Sie noch Ansätze, daß es sinnvoll sein kann, eine tiefenpsychologische Behandlung von Hypertonikern einzuleiten? Abgesehen von der höchst fraglichen Wirksamkeit stehen ja große praktische Schwierigkeiten entgegen, die lange Zeitdauer, die hohen Kosten und die Verfügbarkeit geeigneter Therapeuten.

Kallinke:

Für eine tiefenpsychologische Behandlung sehe ich keine Ansatzpunkte. Dafür sind die Theorien zur psychosomatischen Genese der Hypertonie viel zu kontrovers. Ich bin aber der Meinung, daß für den Umgang mit dem Patienten, für seine „Führung", genau die Aspekte zum Tragen kommen sollten, die Herr Beckmann vor seinem psychoanalytischen Hintergrund skizziert hat. Ich meine auch, daß die Behandlung von aktuellen Konflikten, die den Blutdruck situativ in die Höhe treiben, z. B. durchaus auch mit fokalen psychoanalytischen Interventionen angegangen werden könnten.

Dorst:

Herr Kallinke, warum meinen Sie, daß die Compliance bei psychologischen Methoden besser ist? Sie sagten, das sei leichter beeinflußbar.

Kallinke:

Das sage ich aus zwei Gründen. Der erste Grund ist der, daß die Behandlung nicht in einem Verordnungsgespräch besteht, sondern der Arzt mit dem Patienten Probleme bespricht und mit ihm Übungen macht. Dadurch wird eine persönlichere Beziehung entstehen, auf deren Basis der Patient auch eher etwas vom Arzt „annimmt", d. h. er wird weniger Angst haben, er wird eher Fragen stellen, er wird offener für Anregungen sein und wird sich auch eher vom Arzt verstärken lassen.

Das war der erste Punkt. Mein zweiter Punkt knüpft noch einmal bei der Debatte über Verstärkung an, die wir vorhin geführt haben. Wenn ich ein bitteres Medikament nehme, ist das eine unangenehme Konsequenz meines Compliance-Verhaltens. Ich folge dem Rat des Arztes und tue etwas für meine Gesundheit, aber dies ist unangenehm. Wenn ich mich jedoch entspanne, dann treten ausgesprochen wohlige, angenehme Gefühle auf, was meine Bereitschaft erhöht, diese Behandlung freiwillig zu wiederholen. Hinzu kommt, daß der Aufwand für solche Behandlungen nicht groß sein muß. Ganz beachtliche Effekte wurden dadurch erzielt, daß der Patient mehrmals am Tag eine kleine kurze Entspannungsübung einfügt.

So wurden die Patienten der *Patel*-Gruppe z. B. aufgefordert, einen bunten Punkt auf das Ziffernblatt der Uhr zu kleben und immer dann, wenn sie auf die Uhr schauen, eine kurze Entspannung einzuführen. Oder: das Telefon, das den Blutdruck bekanntlich in die Höhe treiben kann, wird kreativ in die Therapie einbezogen. Bevor der Patient den Hörer abnimmt, versucht er sich kurz zu entspannen. Das ist also unter Umständen eine Frage von 15 Sekunden.

Bock:

Was die angeblich bessere Compliance bei den sogenannten Entspannungsverfahren angeht, so ist sie vermutlich nur deshalb so gut, weil es sich um eine hochgradig selektierte Gruppe von Kranken handelt, die bereit ist, sich einem solchen Verfahren zu unterziehen. Hinzu kommt, daß die Praktikabilität dadurch limitiert wird, daß die Möglichkeiten zu einer solchen Behandlung, insbesondere auf dem flachen Lande, sehr gering sind.

Hensel:

Man sollte diese psychologischen Verfahren unbedingt weiter verfolgen, weil im Gegensatz zur jetzigen Lösung mit dem autogenen Training eben die Therapie in der Hand desselben Arztes läge bzw. der Patient nicht darauf angewiesen wäre, in die Volkshochschule zu gehen oder gar einen Therapeuten noch einmal speziell aufzusuchen.

Die große Chance liegt eben auch darin, dabei die Symmetrie, von der Herr Beckmann sprach, eher und besser zu erreichen. Das hat auch Auswirkungen auf die Behandlung der anderen Krankheitsbilder, die so ein Patient eventuell auch noch entwickelt. Das wäre sicher auch noch billiger, als Medikamente zu verbessern.

Beckmann:

Ich wollte noch etwas zu dem Verhältnis mehr psychoanalytischer gegenüber mehr verhaltenstherapeutischer Techniken sagen. Psychoanalytische Techniken sind ja letzten Endes sehr aufwendig und häufig auch sehr schwer erlernbar, so daß ich glaube, daß sie so in der ärztlichen Praxis eigentlich nicht viel bringen, wenn man sie als Therapieverfahren sieht. Dies im Unterschied zu verhaltenstherapeutischen Verfahren, wo man Programme erarbeiten kann, wo dann jeder auch die Anwendung lernen kann. Ein anderer Aspekt ist mir jedoch dabei sehr wichtig. Was sich zunehmend mehr in der Forschung herausgestellt hat, ist die Frage danach, wie die affektive Beziehung zwischen Arzt und Patient ist. Diese Beziehung – ich benutze auch die Begriffe Übertragung/Gegenübertragung – enthält durch die neurotischen Konflikte auch unbewußte Anteile. Insofern sind hier psychodynamische Aspekte in der Arzt-Patient-Beziehung sehr wichtig, indem man das Gespräch ernst nimmt,

166

auch bezogen auf die Selbstreflexion der eigenen Position, die man als Arzt in der Beziehung hat. Das enthält ganz klar ein psychoanalytisches Moment, das sehr leicht zu realisieren ist. Es geht um die Akzeptierung der emotionalen Wirklichkeit des Patienten, die der Arzt realisieren muß. Das ist jedoch so etwas, das dem Trend der Zeit etwas entgegen steht, weil man immerzu Instrumente sucht und vielleicht nicht so die Wirksamkeit dieser unmittelbaren Zuwendung zum Patienten betont. Das möchte ich doch mal klar herausstellen, denn das war mir ein Anliegen, weshalb ich hierher gekommen bin.

Kallinke:
Ich bin beim Kürzen meines Papiers nicht mehr auf das in der Rheumabehandlung bekannte Konzept der Krankenführung eingegangen. Aber ich bin der Meinung, daß man von praktischen Ärzten nicht auch noch die Beherrschung der Psychotherapie verlangen kann. Ich meine, sie müssen nur gewisse elementare psychotherapeutische Fertigkeiten erlernen: Ein psychotherapeutisches Gespräch zu führen, den Patienten kommen zu lassen, erwünschte Verhaltensweisen zu verstärken, rasch erlernbare Entspannungsverfahren zu vermitteln etc.. Wir dürfen also nicht länger schöne Worte über die Arzt-Patient-Beziehung machen, sondern müssen Wege suchen, um jene Fertigkeit zu vermitteln, die der praktische Arzt für den erfolgreichen Umgang mit seinen Patienten benötigt.

Hüttemann:
Ich würde mir eigentlich als Fortbildungsveranstaltung für niedergelassene Ärzte weniger Vorträge wünschen, sondern mehr Kurse oder Seminare, in denen man eine Gesprächsführung erlernen kann. Es wird also in den wenigsten Fällen so sein, daß jemand irgendwann einmal längere Zeit in einer neurologischen oder psychatrischen Klinik gearbeitet hat und das fast als Abfallprodukt mitbekommen hat. Das ist für mich fast das wichtigste Ergebnis, das ich mit nach Hause nehmen würde.

Haehn:
Das gibt es heute schon.

Hüttemann:
Gesprächsführung wird nicht gemacht.

Haehn:
Solche Veranstaltungen sprießen doch wie Pilze aus der Erde.

Anlauf:
Herr Kallinke, ich weiß nicht, ob es sehr lohnend ist, Programme zu entwickeln, in denen die Patienten lernen, in bestimmten Situationen geringe Blutdruckanstiege zu haben. Ich halte das zudem für eine relativ große Intervention, wenn man bedenkt, daß die Situationen, in denen Blutdruckspitzen auftreten, zum Teil ja einer großen Konzentration auf den Gegenstand bedürfen. Mir scheint, es hilft wenig, wenn man dabei ständig an seinen Blutdruck denkt. Zudem ist meines Wissens ein Langzeiteffekt von derartigen Manövern durchaus noch nicht belegt.

Kallinke:

Ich sprach nicht vom Vermeiden, sondern daß die Patienten lernen sollen, die Situationen, in denen sie sich so aufregen, daß sie einen hohen Blutdruck bekommen, besser zu bewältigen, so daß sie nicht den hohen Blutdruck kriegen.

Bock:

Mein persönlicher Eindruck ist, daß für die Praxis aus dieser Diskussion relativ wenig Konkretes herausgekommen ist. Von den angebotenen Ansätzen ist das Wenigste praxisreif, mit Ausnahme des ärztlichen Gesprächs, das, wenn ich einmal etwas provozierend formulieren darf, nun wirklich nichts Neues ist. Das wußten schon die Geheimräte der Jahrhundertwende, und ich zweifle, ob es fruchtbar ist, das ärztliche Gespräch in Teilfaktoren zu zerlegen und zu einer Wissenschaft auszuwalzen, die lehr- und lernbar ist.

v. Troschke:

Ich möchte darauf hinweisen, wie wichtig es ist, daß Medizinstudenten in ihrer Ausbildung lernen, ärztliche Gespräche zu führen. Bisher werden nur in einigen wenigen medizinischen Fakultäten hierzu entsprechende Unterrichtsveranstaltungen angeboten. Die Meinung ist immer noch weit verbreitet, daß man die Fähigkeit zur Führung ärztlicher Gespräche so nebenbei erwerben könne und daß es hierzu keiner systematischen Ausbildung bedarf. Wir sollten an dieser Stelle deutlich machen, wie falsch diese Einstellung ist, wie sehr die Komplexität der ärztlichen Gesprächsführung einer systematischen Aus- und Fortbildung bedarf.

Bock:

Nun wurde ja das ärztliche Gespräch schon immer gut geführt oder weniger gut geführt. Man hat das auch nicht in Vorlesungen oder Kursen gelernt, weil hier ja ohnehin künstliche Situationen bestehen. Man hat es sich sozusagen abgeguckt von den Kollegen und Lehrern in den Kliniken. Und vor allem: Manche können es einfach, und andere lernen es nie.

Beckmann:

Ich halte diese Diskussion jetzt nicht für gut. Wir vermischen zwei Dinge. Das eine, wie wird heute der Medizinstudent ausgebildet? Das ärztliche Gespräch ist eines der Hauptlernziele der Medizinischen Psychologie. Das geht von der Vorklinik bis hin zum praktischen Jahr, wo wir über Balint-Gruppen die Studenten ihre affektiven Reaktionen, die sie Patienten gegenüber haben, vearbeiten lassen.
Es ist jedoch ein ganz anderer Aspekt, wenn wir über Weiterbildung reden. Deshalb sitzen wir jetzt hier. Die alten Geheimräte als Modell, das hat überhaupt nichts zu tun mit all den Erkenntnissen, die man in dem Bereich gerade aus der großen Anzahl von Forschungen hat, wie Gespräche systematisch und erfolgreich geführt werden können. Die Erkenntnisse werden nur nicht in die Praxis umgesetzt.

Anlauf:

Herr Beckmann, ich glaube, es gibt einen Grund, warum Sie sich diese Vorwürfe gefallen lassen müssen, und zwar, weil Sie sich nicht der Mühe unterzogen haben, hier die quantitativen Beweise vorzulegen. Ich unterstelle Ihnen, daß Sie mit statistisch signifikanten Ergebnissen arbeiten. Aber wir wissen aus der somatischen Medizin, daß es eine ganze Menge von statistisch signifikanten Daten gibt, die praktisch völlig irrelevant sind.

Auf diese Weise sind Sie ungewollt in das Fahrwasser ganz unspezifischer Empfehlungen geraten.

Hensel:

Ich glaube aber trotzdem, daß man in bezug auf die Fortbildung und die Weiterbildung eben auch noch einen anderen Aspekt, der das ärztliche Gespräch direkt betrifft, ansprechen muß. Das ist die zeitliche Organisation.

Wir verstecken uns ja eigentlich dahinter, daß wir sagen: Wir müssen unseren Kontakt zu den Patienten verbessern, aber wir haben das volle Wartezimmer und so läuft nichts. Dazu gehört, daß in Richtung Kontaktverbesserung gerade diejenigen Kollegen, die jetzt mitten drin sind oder angefangen haben, lernen die Praxis eben so zu organisieren, daß sie diese Zeit haben. Denn wir haben gestern und heute wirklich feststellen müssen, daß der einzige Weg, Compliance-Verbesserung, Verbesserung Arzt-Patient-Verhältnis oder überhaupt eine Verbesserung der Behandlung zu erreichen, darin besteht, den Kontakt zum Patienten zu intensivieren und zeitlich zu verlängern; und dabei kann ich also mit Dia-Serien oder sonst etwas arbeiten. Aber wenn ich nicht selbst dabei bin und den Patienten mit den ganzen Hilfsmitteln allein lasse, dann passiert nichts und auch bei mir passiert nichts. Denn wichtig ist ja auch, um noch einmal auf Herrn Beckmann zurückzukommen, daß bei mir auch was passiert.

Hofmann:

Um abschließend noch einmal auf die zitierten Geheimräte zurückzukommen, glaube ich, daß sich seit dieser Zeit in der ärztlichen Praxis doch einiges geändert hat. *Schäfer* hat diese Veränderungen kürzlich im Funkkolleg „Umwelt und Gesundheit" sehr treffend beschrieben: Die Behandlung beim Arzt hat kaum noch etwas mit der Bedeutung dieses Wortes zu tun, denn die Hand des Arztes berührt uns nur noch selten, und aus der Sprech-Stunde ist eine Apparate-Stunde geworden.

„Wer soll das bezahlen?"

von K. Pabst

Bei den gesetzlichen Krankenkassen, auch RVO-Kassen genannt, und den Ersatzkassen sind insgesamt mehr als 90% der Bevölkerung der Bundesrepublik Deutschland versichert. Die Ausgaben dieser Krankenkassen werden wiederum zu mehr als 90% aus Beiträgen der Versicherten, der Arbeitgeber und der Rentenversicherungsträger finanziert.

Die Wünsche und Forderungen nach einem weiteren Ausbau der Leistungen in qualitativer und quantitativer Hinsicht und nach einer weiteren Perfektionierung des Versicherungsschutzes sind – wie langjährige Erfahrung beweist – unbegrenzt. Begrenzt sind hingegen die finanziellen Mittel, die der Krankenversicherung zur Verfügung stehen, um die Leistungen, d. h. um die Kosten zu finanzieren.

Dies zwingt einerseits dazu, den Rahmen der Leistungen einzugrenzen, zum anderen hinsichtlich des Leistungsangebots Prioritäten zu setzen. Ob dies immer in der richtigen Weise geschehen ist, mag dahingestellt bleiben.

Die Entwicklung der Ausgaben wird durch zahlreiche Faktoren – je nach Leistung unterschiedlich – beeinflußt, unter denen Art und Umfang des Leistungsangebots bzw. der Leistungsinanspruchnahme und die Preise, d. h. die Kosten für die einzelne Leistung insbesondere herausragen.

Deshalb ergeben sich für die Gesamtkosten Grenzen, die – abgesehen von den politischen Entscheidungen des Gesetzgebers – durch das Maximum der Belastbarkeit der Versicherteneinkommen einerseits und der Wirtschaft andererseits gezogen sind. Dabei können die Krankenversicherungsbeiträge nicht isoliert betrachtet werden, sondern sie sind im Zusammenhang zu sehen mit den Beiträgen zur Rentenversicherung und zur Bundesanstalt für Arbeit, die sich hinsichtlich der Gesamt-Beitragsbelastung als Soziallastquote oder anders ausgedrückt, als Sozialleistungsquote darstellt.

In Verbindung mit den Beiträgen zur Rentenversicherung und zur Bundesanstalt für Arbeit, für die wegen der in den letzten Jahren immer deutlicher sich zeigenden Imponderabilien nach meinem Dafürhalten noch ein gewisser Entwicklungsspielraum freigehalten werden muß, haben die Krankenversicherungsbeiträge inzwischen eine Höhe erreicht, die an die Grenzen der Belastbarkeit sowohl der Arbeitnehmereinkommen als auch der Wirtschaft stößt. Dies ist die Folge der Ausgabenentwicklung bei den Krankenkassen, bei denen relativ hohe Steigerungsraten seit den fünfziger Jahren bis 1975 zu verzeichnen waren.

Zu einem gewissen Teil ist das starke Ansteigen der Ausgaben in dem genannten Zeitraum auf eine Erweiterung des gesetzlichen Leistungsrahmens der Krankenversicherung bzw. auf die Auswirkungen höchstrichterlicher Rechtsprechung zurückzuführen, was jedoch zu einem nicht unbeachtlichen Teil durch den Wegfall der Krankengeldzahlung in den ersten 6 Wochen der Arbeitsunfähigkeit auch für Arbeiter durch das Lohnfortzahlungsgesetz ab 1970 kompensiert wurde.

Entscheidend wurde nicht zuletzt die Ausgabenentwicklung bis 1975 durch die z. T. sprunghaft gestiegenen Preise bzw. Kosten für die einzelnen Leistungen bedingt. Gemessen an den durch die Lohnentwicklung und durch die Anhebung der Beitragsbemessungsgrenze in der Krankenversicherung sich fortlaufend ergebenden höheren Einnahmen waren die Kosten stark überproportional gestiegen, wodurch die Krankenkassen gezwungen wurden, sich zusätzliche Einnahmen durch eine Anhebung der Beitragssätze zu verschaffen. Die Beitragserhöhungen erfolgten zu dieser Zeit fast schon mit einer gewissen Regelmäßigkeit, so daß die Beiträge einer zweifachen Dynamisierung unterworfen waren, nämlich einerseits in Mark und Pfennig durch die ständig steigenden Grundlöhne und andererseits durch die Veränderung der Beitragssätze nach oben.

Als auf breiter Front die 12%-Grenze bei dem allgemeinen Beitragssatz durchbrochen wurde, läuteten endlich bei fast allen an der Krankenversicherung Beteiligten schrill die Alarmglocken, weil sich nun plötzlich der Krankenversicherung die Frage der Finanzierbarkeit der Leistungen stellte.

Dabei kam eine öffentliche Diskussion über die Höhe der Kosten in Gang, die man in dieser Breite und in dieser Schärfe bis dahin nicht gekannt hatte. Gleichzeitig wurde der Ruf nach dem Gesetzgeber laut, der seinerseits gesetzliche Kostendämpfungsmaßnahmen für den Fall, daß auf anderem Wege eine Normalisierung der Ausgabenentwicklung nicht zu erreichen sei, in Aussicht stellte.

Daraufhin, und dies war ein Phänomen, flachte 1976 die bis dahin steil nach oben weisende Ausgabenkurve in der Krankenversicherung plötzlich ab, mit der Wirkung, daß sich nun bei der weitaus größten Zahl der Krankenkassen in den Jahren 1976 und 1977 völlig unerwartet relativ hohe Einnahmenüberschüsse ergaben.

Diese Überschüsse sind nicht etwa dadurch entstanden, daß die Ausgaben unter das bisherige Niveau absanken, sondern sind die Folge der gesetzlichen Vorgaben für die Beitragsfestsetzung.

171

Aufgrund gesetzlicher Vorschrift haben die Krankenkassen die Beiträge so festzusetzen, daß sie gemeinsam mit den übrigen Einnahmen der Kasse die Ausgaben decken. Da die Krankenkassen bei den Beitragsfestsetzungen im Laufe des Jahres 1975 und im ersten Halbjahr 1976 sich bei der Ermittlung der voraussichtlichen künftigen Ausgaben sachgerecht an den bisherigen Steigerungsraten orientierten, mußten sich bei dem plötzlichen Abflachen der Ausgabenkurve entsprechende Überschüsse der Beitragseinnahmen zwangsläufig ergeben, da die Beitragssätze stärker angehoben worden waren, als sich in Anbetracht der anders verlaufenden Entwicklung im Nachhinein als notwendig erwies. Hinzu kam, daß der Gesetzgeber mit dem ab 1. 7. 1977 in Kraft getretenen Krankenversicherungs-Kostendämpfungsgesetz zusätzlich Einfluß auf die Ausgabenentwicklung nahm.

Daß es notwendig war, die Kostenentwicklung im Gesundheitswesen und damit in der Krankenversicherung zu bremsen, läßt sich allein daran erkennen, daß trotz der relativ hohen Einnahmeüberschüsse in den Jahren 1976 und 1977 allein bei den Ortskrankenkassen 67 Kassen ihre Beiträge nach einem allgemeinen Beitragssatz von 11,5 bis 11,9%, 53 Ortskrankenkassen von 12 bis 12,4%, 39 Ortskrankenkassen Beiträge von 12,5 bis 12,9% und 12 Ortskrankenkassen ihre Beiträge nach einem Beitragssatz von 13 und mehr Prozent erhoben.

Hier ist bei dem Gedanken an eine erneute Vergrößerung der Wachstumsraten bei den Ausgaben der Krankenversicherung ernsthaft die Frage zu stellen: Wer soll das bezahlen? Dies gilt natürlich besonders, wenn neue Leistungen eingeführt werden sollen. Nun mehren sich erneut die Anzeichen, daß es wieder zu einem stärkeren Ansteigen der Ausgaben für Leistungen in der Krankenversicherung kommt. Sollten jetzt die Einflüsse, die das Abflachen der Ausgabenkurve zur Folge hatten, in ihrer Wirksamkeit nachlassen, bleibt die Frage zu stellen, ob nicht neue Wege beschritten werden müssen, um die Kostenentwicklung in den Grenzen zu halten, die bei gleichbleibenden Beitragssätzen durch Einnahmeerhöhungen infolge des Ansteigens der Grundlohnsumme gezogen werden.

Einer dieser Wege könnte ein Ausbau der Gesundheitssicherung, d. h. eine Verstärkung des Angebots an Leistungen der Prävention sein. Hier ergibt sich der unmittelbare Zusammenhang mit den Themen, die am gestrigen Nachmittag und heute abgehandelt wurden. Mit Krankheitsfrüherkennung hat dies – um keine Zweifel aufkommen zu lassen – nichts zu tun.

Die AOK für den Kreis Mettmann, deren Geschäfte ich führe, erprobt z. Z. in einem Modellvorhaben, ob sich auf diesem Wege eine Dämpfung des Kostenanstiegs auf Dauer erreichen läßt. Im Rahmen dieses Modellvorhabens soll versucht werden, durch Gesundheitserziehung, durch gesundheitliche Aufklärung eine Änderung des Gesundheitsbewußtseins der breiten Bevölkerung zu errei-

chen – dies ist von vielen Stellen mit hohem Aufwand seit Jahren ohne nennens-
werten Erfolg bisher bereits geschehen – und gleichzeitig – dies ist wohl der entscheidende Schritt – praktische Hilfen anzubieten, die es dem Einzelnen ermöglichen, bei entsprechender Motivation die gewonnenen Erkenntnisse in prakti-
sches Handeln umzusetzen.

Dies soll in den verschiedensten Bereichen geschehen, und zwar im Hinblick auf
eine gesündere Ernährung, den Bewegungsmangel u.ä.. Schließlich soll bei dem
Einzelnen die Erkenntnis geweckt werden, daß letztlich jeder zunächst einmal
selbst für seine Gesundheit verantwortlich ist und bei der Inanspruchnahme von
Leistungen der Versichertengemeinschaft ein entsprechendes Kostenbewußt-
sein an den Tag zu legen hat.
Sowohl die gesundheitliche Aufklärung als auch die praktischen Hilfen werden
nach Zielgruppen getrennt angeboten, wobei der Anfang bereits in den Kinder-
gärten gemacht wird, hinweg über alle Altersgruppen bis hin zu den Senioren.
Eine enge Kooperation mit den niedergelassenen Ärzten ist selbstverständlich.
Soweit bis jetzt zu übersehen ist, läßt sich mit einem relativ geringen Aufwand an
finanziellen Mitteln bereits ein beachtlicher Effekt erzielen.

Die AOK Mettmann setzt für diese Maßnahmen, die bereits einen erheblichen
Umfang angenommen haben, 0,5 v. H. der Ausgaben für Versicherungsleistun-
gen ein, d. h. jährlich einen Betrag von rd. 1,4 Millionen, für einen rd. 250.000
Personen umfassenden Kreis von Versicherten und Familienangehörigen. Es
wird erwartet, daß auf Dauer durch eine gesündere Lebensweise im weitesten
Sinne und durch den Abbau bereits erkennbarer Risikofaktoren vermeidbare
Kosten eingespart werden können, und zwar in einem Umfang, der nach einer
gewissen Zeit die eingesetzten Mittel erheblich übersteigt.

Wie ausgeführt wurde, handelt es sich hier um ein Modellvorhaben, bei dem die
einzelnen „Bausteine" des Modells erst erprobt werden. Die wissenschaftliche
Begleitung und die Effizienzkontrolle obliegt auf Anregung des Bundesarbeits-
Ministeriums dem Institut für Therapieforschung (IFT) – Prof. Brengelmann –
München.

Diskussion

Hamm:

Herr Pabst, es ist doch so, daß das Kostendämpfungsgesetz, bisher jedenfalls, und es war ja vorher schon freiwillig zu erkennen von seiten der Ärzteschaft, deutliche Ersparnisse nur zu Lasten der niedergelassenen Ärzte gebracht hat. Wenn Sie uns jetzt motivieren wollen, Vorsorgeleistungen – ich möchte es jetzt einmal so nennen – oder prophylaktische Leistungen noch zusätzlich, denn der Deckel ist oben zu – dazu zu leisten, ist die Motivation natürlich von uns aus nicht so unbedingt vorhanden, wenn gleichzeitig der andere Sektor, nämlich das Krankenhauswesen, überhaupt noch nicht in diese Kostenersparnisaktion hineinbezogen worden ist und wahrscheinlich auch nicht werden wird. Also ich würde sagen, die Motivation, solche Vorsorgemedizin in der Praxis zu leisten, wird uns ganz sicher genommen, denn eine deutliche Senkung unseres Honorars erfolgt schon für die kurativen Leistungen, die wir jetzt tun. Strukturveränderungen hin und her, das alleine bringt es nicht, denn jede technische Leistung ist teuer in den Unkosten und es ist nicht so, daß zur Zeit die technischen Leistungen ein ganz wesentlicher Einnahmefaktor für den Arzt sind oder vielleicht ein bequemer Faktor, davon kann überhaupt keine Rede sein.

Ich würde sagen, die Motivation für uns Niedergelassene wird sicher besser sein, wenn wir auch wirklich dort ein Entgelt erhalten für die Zeit und die Unkosten, die wir jetzt zusätzlich und seit Jahrzehnten leisten. Denn gerade in der Allgemeinpraxis wird prophylaktische Medizin nebenbei betrieben. Und ich würde sagen, dann sollte auch Gleichberechtigung herrschen und dann sollte auch bedacht werden, daß wir das schon lange tun und daß es eben schlecht gelohnt wird, daß wir es tun.

Haehn:

Herr Pabst, Sie haben gesagt, es war ein überraschender Anteil der Mitglieder, die nicht jährlich den Arzt aufsuchen. Wir haben mal ausgerechnet, daß 85% aller Mitglieder einer Krankenkasse im Jahr den Arzt aufsuchen. Stimmt das demnach nicht?

Pabst:

Wir haben kein festes Datenmaterial, aber mehr als 70% sind es in dem von mir unmittelbar überschaubaren Bereich nicht. Wir hatten zunächst auch mit einem Anteil gerechnet, der bei 90% lag.

Haehn:

Ich frage das deshalb, weil wir ja immer behaupten, daß die Arztpraxis eine Screening-Station ist, weil die meisten den Arzt eben einmal im Jahr aufsuchen.

Bock:

70% ist ja auch eine schöne Zahl.

v. Troschke:

Es gibt ja inzwischen in der Bundesrepublik eine Reihe ähnlicher gemeindezentrierter Aktionsmodelle zur positiven Beeinflussung des Gesundheitsverhaltens, Modellaktionen, wie sie in Cochem, Wiesloch, Eberbach oder von uns in Emmendingen durchgeführt werden.

Wie und in welchem Maße beteiligen sich die frei niedergelassenen Kassenärzte an derartigen Modellaktionen? Hierzu möchte ich kurz ein Ergebnis einer Repräsentativbefragung anführen, die wir für das Zentralinstitut für die kassenärztliche Versorgung in der Bundesrepublik Deutschland durchgeführt haben. 1.843 Kassenärzte repräsentativ für ca. 37.000 Kassenärzte der primär-ärztlichen Versorgung wurden über Einstellungen und Erfahrungen im Zusammenhang mit der Gesundheitsberatung in der kassenärztlichen Praxis befragt. Ca. 60% bezeichneten ihr persönliches Engagement in bezug auf die Verbesserung des Gesundheits- und Krankheitsverhaltens ihrer Patienten als stark bzw. sehr stark (Kategorien 7,8 und 9 auf einer 9stufigen Skala). Nur ca. 22% standen Modellaktionen von Gesundheitserziehungsorganisationen grundsätzlich skeptisch gegenüber. Interessant waren u. a. auch die Antworten auf die Frage, ob die Einführung einer besonderen Gebührenordnungsziffer zur Intensivierung.des kassenärztlichen Engagements im Bereich der Gesundheitsberatung führen würde. Nur 45% der Befragten äußerten sich zustimmend (1).

Wir fanden das sehr überraschend, denn wer sagt schon, daß er auf Geld verzichtet, wenn man ihm welches in Aussicht stellt. Grundsätzlich können wir also feststellen, daß die frei niedergelassenen Kassenärzte ein großes engagiertes Potential in bezug auf Maßnahmen zur positiven Beeinflussung des Gesundheitsverhaltens darstellen.

Welche Erfahrungen haben Sie, Herr Pabst, hinsichtlich der Kooperation mit frei niedergelassenen Kassenärzten in Mettmann gemacht?

Pabst:

Wir sind jetzt im Augenblick dabei, das ist die 2. Phase, die engere Verbindung zwischen ärztlicher Tätigkeit und dieser Aktion herbeizuführen.

Wir haben in Einzelfällen bisher Versuche im kleinen unternommen – beispielsweise in internistischen Praxen mit hohem Diabetikeranteil – zu regelmäßigen Zeiten Ernährungsberatung durch unsere medizinische Ernährungsberaterin in der ärztlichen Praxis durchzuführen.

Wir haben mit den einzelnen niedergelassenen Ärzten auch in der Weise kooperiert, daß zu den Gesundheitstrainingsabenden – für die wir besondere Übungsleiter über den Sportbund haben ausbilden lassen (die sollten sich ja nicht, wie das in Sportvereinen üblich ist, mit Leistungssport oder unter Trainingsvorstellung vom Leistungssport mit ihren Patienten beschäftigen) – Patienten von diesen Ärzten zugewiesen wurden, d. h. sie haben ihnen empfohlen, sich an diesen Maßnahmen zu beteiligen.

Vor etwa 3 Wochen hat ein Gespräch mit Herrn Dr. Muschallik und auch mit Herrn Dr. Schwartz vom Zentralinstitut stattgefunden, um die Kooperation in einen festen Rahmen einzubinden. Jetzt sollen alle die Möglichkeiten in einem weiteren gemeinsamen Gespräch oder in mehreren Gesprächen festgelegt werden, die sich für eine enge – und zwar ständige – kontinuierliche Kooperation ergeben können.

Wir hielten es zunächst einmal für notwendig, während der Motivationsphase den Boden generell durch eine sehr breitgestreute Öffentlichkeitsarbeit vorzubereiten, um jetzt gezielt arbeiten zu können. Die Aktions- oder Arbeitsphase läuft bereits und jetzt wird festgestellt, inwieweit im einzelnen oder in einzelnen Bereichen eine enge Kooperation mit den niedergelassenen Ärzten herbeigeführt werden kann. Bisher waren es Einzelfälle, in denen wir jeweils den Versuch unternommen haben, je nach Interessenlage des Arztes, das eine oder andere miteinander durchzuführen. Systematisiert wird dies auf Grund der noch zu treffenden Absprachen mit der kassenärztlichen Vereinigung.

Hofmann:
Herr Pabst, Frage 1: Kann das Mettmanner Modell die Compliance z. B. beim hohen Blutdruck verbessern?
Frage 2: Die Diskussion, die wir hier geführt haben, um eventuell erweiterte Leistung von seiten des Arztes anzubieten, wir haben Gruppendiskussionen angesprochen, den Diätbereich, Abspecken und so weiter, ist denn für die praktischen Ärzte seitens der Kassen tatsächlich in absehbarer Zeit konkrete Hilfe zu erwarten, indem Sie sagen, jawohl, wir bezahlen, auch das ist ja Leistung.

Pabst:
Herr Hofmann, es wird einiger Zeit bedürfen, bis die Gebührenordnung, die ja von der Bundesregierung erlassen wird, in dieser Hinsicht geändert werden kann. Zu beachten ist auch, daß die Zahl der Ärzte, die mit solchen Vorstellungen, wie sie hier entwickelt worden sind und wie sie von mir dargestellt wurden, absolut nicht einverstanden sind, nicht gering ist. Das habe ich in sehr vielen Gesprächen feststellen müssen. Mit harten Aussagen wurde zum Ausdruck gebracht, daß ich zunächst einmal nachweisen müsse, welche Erfolge aus dieser Arbeit resultieren.
Lassen sich entsprechende Erfolge nachweisen, wird dies die zuständigen Organe der Ärzteschaft und auch das für die Gebührenordnung zuständige Ministerium von der Notwendigkeit einer Änderung der Gebührenordnung überzeugen; dann wird mit Sicherheit auch dort dieser Entwicklung Rechnung getragen werden. Das wird nicht von heute auf morgen geschehen, aber dieser Modellversuch wird mit dazu beitragen, daß eine solche Entwicklung eingeleitet wird.

v. Koerber:
Für Vorsorgeuntersuchungen für Männer und Frauen sind doch Mittel in beträchtlicher Höhe bereitgestellt worden. Die sind von den Männern nur zu 10% abgerufen worden und von den Frauen zu 30%. Da sind doch Gelder übrig, wo sind die geblieben?

Pabst:
Die Mittel werden ja nicht von irgendeinem anonymen Geldgeber zur Verfügung gestellt, sondern sie sind im Haushalt einer jeden Krankenkasse vorgesehen, und zwar in der Höhe, wie sie auf Grund der Erfahrungen aus der zurückliegenden Zeit voraussichtlich benötigt werden. Und da die Inanspruchnahme in der Vergangenheit schon nicht groß war, vielleicht noch etwas abgesunken ist, ergeben sich natürlich bei diesen bestimmten Positionen hier und da schon mal Überschüsse. Da aber gegenseitige Deckungsfähigkeit bei den Haushalts-

positionen besteht, werden Unterdeckungen, die sich in anderen Bereichen ergeben, damit ausgeglichen. Denn bei dem Haushalt der Krankenversicherungsträger handelt es sich jeweils um einen Gesamthaushalt.

Eisenhut:

Es lief ein Modellversuch mit der Unterteilung der Vergütungsziffer BMÄ 1 in fünf verschiedene Rubriken: 1a, 1b, 1c usw. Es bedeutet 1a: Rezeptausstellung, telef. Beratung, 1b: Beratung mit Blutdruckmessung, 1c: Beratung mit Untersuchung der Thoraxorgane usw. Die Vergütung der einzelnen Ziffern sollte unterschiedlich entsprechend dem vermehrten Leistungsaufwand erfolgen. Die Ergebnisse liegen mir nicht vor; ich finde diese Unterteilung jedoch sehr wünschenswert, denn hier könnten die zeitaufwendigen Führungen der Patienten mit eingebaut werden.

Und dann wollte ich noch einmal den engen Weg aufzeigen, auf dem sich der Praktiker eigentlich befindet. Es ist ein schmaler Steg, der 2 Abgründe hat nach beiden Seiten. Ich habe letzte Woche erst in der KV-Versammlung gehört, daß der erste Strafantrag gegen einen Praktiker ergangen ist. Und zwar kam ein Patient in die Praxis und klagte über Schmerzen beim Urinieren. Der Kollege stellte einen Harnröhreninfekt fest und verordnete Supracillin. Der Infekt wurde nicht besser; der Patient ging in die Klinik. Dort wurde eine bakteriologische Testung gemacht und es wurde festgestellt, daß die Keime auf Supracillin nicht ansprachen, worauf der Patient Strafantrag gegen den Arzt stellte. Er kam damit durch, denn es wurde eine Schädigung des Patienten durch die verlängerte Krankheitsdauer nachgewiesen.

Jetzt ist unser Steg hier nach der einen Seite begrenzt durch die Wirtschaftlichkeit, die wir beachten müssen im Rahmen des Kostendämpfungsgesetzes mit den ganzen Gefahren des Regresses, mit den Kürzungen – es wird jetzt auch die Überweisungstechnik in die Wirtschaftlichkeit mit einbezogen –, auf der anderen Seite die erforderliche Diagnostik und Therapie. Wenn ich bei jedem, der einen Harnwegsinfekt hat, ein Antibiogramm erstellen lasse, dann rutsche ich da sofort von meinem Steg ab, dann sagt mir die Kasse, es spricht gegen die Wirtschaftlichkeit. Auf der anderen Seite droht mir dann aber vom Patienten her ein Abgleiten vom Steg durch eine Strafverfolgung. Ich finde das sehr bedauerlich.

Haehn:

Ich kann mir nicht vorstellen, daß dieser Kollege wirklich verurteilt worden ist, denn es ist eine Lehrmeinung, daß es berechtigt ist, bei einem Harnwegsinfekt zunächst einmal Ampicillin oder Oxytetracillin zu benutzen und erst wenn das nichts hilft, das Antibiogramm zu erstellen.

Eisenhut:

Aber allein die Tatsache, daß der Strafantrag rausging, allein die Tatsache reicht schon.

Haehn:

Ich habe nie eine Kürzung erhalten im Rahmen der kassenärztlichen Verordnung, obgleich ich alles, was ich an der Hochschule lehre, anwende. Mehr möchte ich eigentlich dazu nicht sagen.

Pabst:

Darf ich noch einige zusammenfassende Feststellungen machen? Die Vorsorgemedizin ist im großen und ganzen nicht teuer, wenn sie unter Inanspruchnahme all der Hilfen praktiziert wird, die sich uns anbieten. Beispielsweise die Sportvereine als Träger dieser körperlichen Aktivierungsgruppen. Wir haben z. B. eine sehr großzügig ausgestattete Ernährungsberatung laufen, in der nur medizinische Ernährungsberaterinnen tätig sind, also solche, die den höchsten Ausbildungsstand in dem Düsseldorfer Institut unter Leitung von Prof. Gries erlangt haben.

Wir haben im übrigen eine Pressearbeit in Gang gesetzt, die sich auf die Wochenblätter erstreckt, die hier in unserem Bezirk jeder Familie wöchentlich ins Haus gebracht werden. Ich weiß nicht, ob es die überall gibt, hier bei uns im Rheinland werden sie verteilt. Dadurch haben wir einen sehr großen Verbreitungskreis, der sich nicht nur auf die Zeitungsbezieher beschränkt. Wir haben insgesamt im Jahr 0,5% unserer Leistungsausgaben für die „Aktion Gesundheit" der AOK Mettmann verwandt. Das ist für einen Personenkreis von rd. einer Viertelmillion – so groß ist die Zahl unserer Versicherten und der anspruchsberechtigten Familienangehörigen – nicht viel, denn der Gesamtbetrag, der dabei herauskommt, ist rund 1,4 Mio. DM pro anno.

Es wird natürlich teurer, wenn systematisch jeder Patient einer gründlichen Untersuchung unterzogen werden soll und einer gründlichen Kontrolluntersuchung, um festzustellen, wie effektiv die Teilnahme an diesem Programm war.

Dann würde man nämlich bis zu der Labormedizin hin alles einsetzen können oder einsetzen müssen, und dann würde in der Tat eine solche Maßnahme unbezahlbar. Wir waren der Meinung, daß wir uns zunächst einmal schrittweise vortasten sollten, um zu ermitteln, wo die Grenze des finanziell Tragbaren liegt – wo ein optimaler Erfolg unter Berücksichtigung der wirtschaftlichen Belastung der Krankenkasse noch feststellbar ist und welche Möglichkeiten sich anbieten, um einen möglichst großen Effekt bei einer möglichst großen Zahl von Versicherten herbeizuführen.

Bock:

Die Effizienzkontrolle wird sicher ein ganz entscheidender Punkt sein. Wir kennen ja Beispiele, wo derartige Programme gänzlich erfolglos verlaufen sind, unter anderem deswegen, weil die Bevölkerung nicht mitgemacht hat.

Literatur

1. TROSCHKE, J. V. u. SCHWARTZ, F. W.
   (Hrsg.): Medizinsoziologische Untersuchung
   zum Gesundheits- und Krankheitsverhalten.
   Enke Verlag, Stuttgart (im Druck)

Ethische Aspekte der therapeutischen Beratung und des Patienten-Arzt-Verhältnisses

von U. Eibach

A. Schweitzer sah die erste wesentliche Aufgabe der Ethik darin, Unruhe zu stiften gegen eine Gedankenlosigkeit, die sich als Sachlichkeit ausgibt. Die folgenden Ausführungen werden auch in erster Linie in kritischen Anfragen an das bestehen, was viele für selbstverständlich erachten.

I. Medizin und Gesundheit in der heutigen Gesellschaft

Die Erfolge der naturwissenschaftlich-technisch orientierten Medizin und die Wandlungen der Lebensweisen und Lebenseinstellungen in der Industriegesellschaft haben eine veränderte Einstellung zu Krankheit und Gesundheit mit sich gebracht. Die WHO definierte Gesundheit als den „Zustand vollständigen körperlichen, geistigen und sozialen Wohlbefindens". *S. Freud* verstand unter Gesundheit „Arbeits- und Genußfähigkeit" und unter Genußfähigkeit primär „Liebesfähigkeit". Auch in dieser Definition ist die Möglichkeit der Entsagung und des Leidens nicht als notwendig zur Leistungs- und Glücksfähigkeit komplementären Dimension des Lebens vorgesehen. Die Vermutung liegt nahe, daß solche Definitionen von Gesundheit Ausdruck von Ideologien oder Utopien sind, die Gesundheit als uneingeschränkte Leistungsfähigkeit für die höchste Norm und die Gesundheit wie alles andere in der Industriegesellschaft für technisch *machbar* und als Ware kaufbar halten. Der Ideologie der dauernden uneingeschränkten Leistungs- und Genußfähigkeit einerseits entspricht andererseits genau die Erwartungshaltung an die Ärzte und das gesamte Gesundheitswesen, bei Verlust dieser Fähigkeiten, diese möglichst schnell wieder herzustellen, den aufgetretenen Defekt möglichst so zu reparieren, daß er keine weiteren Folgen für Individuum und Gesellschaft hat, also auch ohne zu fragen, was die wahren Ursachen der Krankheit sind, wo sie in den Lebens- und Arbeitsbedingungen begründet sein können und welche Änderungen sie für das Individuum, seine Lebensführung und auch für die Arbeits- und Umweltverhältnisse nach sich ziehen müßten. Überspitzt formuliert heißt das: Unsere Gesellschaft hat eine Einstellung zu Leben, Krankheit und Gesundheit entwickelt, in dem der Mensch für Arbeit, Leistung und Genuß da ist; wenn die Fähigkeiten dazu verloren gehen oder auch nur eingeschränkt werden, wendet man sich an diejenigen, die die Gesellschaft mit der Wiederherstellung der Gesundheit beauftragt hat. Der

179

mögliche Verlust der Gesundheit ist in der Lebenseinstellung des Einzelnen und der Arbeitsökonomie der Gesellschaft ebensowenig eingeplant, wie die Verantwortlichkeit aller Glieder der Gesellschaft für ihre Gesundheit den Menschen bewußt ist. Dabei darf nicht übersehen werden, daß das Individuum heute mehr denn je Zwängen in Arbeits- und Umweltverhältnissen ausgeliefert ist, die abweichendes und selbstverantwortliches Verhalten überhaupt nicht zulassen. Von daher gesehen ist dem Aufruf zum gesundheitsbewußten Leben meist nur ein geringer Erfolg beschieden. Eine Krankheit wie die Hypertonie hat nicht nur eine multifaktorelle Genese, sondern ist eine Zivilisationskrankheit. Die Medizin von heute ist ebenso ein Produkt dieser Zivilisation. Ob man den Schäden, die die technische Zivilisation mit den in ihrem Gefolge auftretenden Wandlungen der Lebenseinstellungen, der Arbeits- und Lebenserfordernisse hervorruft, durch ein Instrument dieser Zivilisation wirklich beikommen kann, ist zu bezweifeln. Die Medizin als Produkt dieser Zivilisation wird die Schäden vielleicht hier und da eindämmen, sie aber nicht beheben und beseitigen können. Dazu müßte man tiefer, nämlich bei einer grundlegenden Änderung der Arbeits-, Umwelt- und Lebensbedingungen und den Lebenseinstellungen der Menschen ansetzen.

Die Medizin hat bis jetzt wenigstens der Einstellung Vorschub geleistet, daß Krankheit ein Defekt *am* Organismus ist und daß Gesundheit eine kaufbare Ware ist. Die Fähigkeit zum selbstverantwortlichem Umgang mit Leben und Gesundheit und die Fähigkeit zum Leben mit der Krankheit hat sie kaum gefördert. Um dies zu erreichen, wäre ein anderes Verständnis von Leben, Gesundheit und Krankheit zu entwickeln, dessen Zentrum das Subjekt ist, das für sich, sein Leben und das Leben der Mitmenschen selbst Verantwortung trägt. Leben ist ein *Geschehen*, das sich ständig in der Polarität zwischen Gesundheit und Krankheit abspielt. So kann es keine scharfe Grenze zwischen Gesundheit und Krankheit geben. Gesundheit kann also nicht als Zustand vollkommenen Wohlbefindens definiert werden, sondern allenfalls als das Geschehen der erfolgreichen Abwehr von störenden Einflüssen, die zur Krankheit führen können, durch den Organismus selbst (auf der vorbewußten Lebensebene) oder durch das Ich, die Person. Gesund wäre dann auch die Person, der es gelingt, eine vielleicht unabänderliche Störung körperlichen, psychischen oder sozialen Wohlbefindens so in ihr Leben zu integrieren, daß sie mit ihr leben kann und trotz dieser Hemmung der vollen Verwirklichung der Person auf allen Lebensgebieten ihr Selbstwertgefühl nicht verliert und als Person gesund bleibt. Zeichen für den Grad der Gesundheit der Person wäre dann, wieweit sie zum eigenverantwortlichen Umgang mit dem Leben fähig ist und ob sie und wie sie mit einem vielleicht unvermeidlichen Maß an Entsagungen und Leiden leben kann, ohne ständig in äußerer und innerer Abhängigkeit vom Therapeuten zu stehen und Objekt von Therapie zu sein.

Ein derartiges Verständnis von Gesundheit der Person geht davon aus, daß der Mensch selbst fähig ist oder doch dazu befähigt werden kann, verantwortlich mit seiner Krankheit zu leben, Einblick und Einsicht in die Ursachen der Krankheit und die notwendigen Lebensänderungen zu gewinnen und sein Leben aufgrund dieser Einsichten selbsttätig zu führen und den Arzt und den Therapeuten nur in den Punkten in Anspruch zu nehmen, wo dies unbedingt notwendig ist, weil die eigenen Fähigkeiten und Möglichkeiten zur Hilfe, also zur Selbsthilfe ihre Grenzen erreicht haben. Eigentliches ethisches Ziel einer jeden therapeutischen Bemühung müßte also die Heilung und die Befähigung zum eigenverantwortlichen Umgang mit einer Krankheit sein, letzteres besonders dann, wenn es sich um ein chronisches Leiden handelt. Anders ausgedrückt heißt das: Ziel der therapeutischen Bemühung muß es sein, die therapeutische Beziehung überflüssig zu machen. Negativ ausgedrückt heißt das: Eine therapeutische Beziehung darf nicht zur Abhängigkeit der *Person* vom Therapeuten führen und keinesfalls dabei stehen bleiben; auch wenn der Patient auf die medizinische Hilfe angewiesen bleibt, muß die *Person frei* sein von der Bindung an den Therapeuten. Erst wenn sie diese Freiheit erlangt, wird sie wissen, wann es wesentlich ist, die Hilfe des Fachmanns in Anspruch zu nehmen.

Wenn der Arzt diese Grundsätze beachtet, führt er den Menschen nicht nur zum selbsttätigen Umgang mit seiner Krankheit und zu einem eigenverantwortlichen Leben mit der Krankheit, sondern er setzt damit auch beim Patienten erst die kritische Denk- und Veränderungshaltung in Gang, die nach den Ursachen der Krankheit fragt und danach, wie sie geändert werden können. Bindet der Arzt den Kranken an sich, macht er ihn abhängig von seinem Können, so bewirkt er eine Stabilisierung der krankmachenden Faktoren beim Individuum und in den gesellschaftlichen Bedingungen des Lebens. Anders ausgedrückt heißt das: Er behandelt nur Symptome, setzt aber nicht das kritische Potential frei, das auf die Veränderung der Ursachen drängt. Der Mensch wird also angepaßt an das bestehende System, dessen krankmachende Faktoren werden nicht benannt, nicht kritisiert und nicht verändert.

Die Medizin muß sich, besonders als kurative Medizin, diese Frage gefallen lassen, ob sie nicht zur Stabilisierung eines Systems von Lebenshaltungen beiträgt, das ständig neue Patienten als wehrlose Opfer produziert und sie dann von den Ärzten abhängig werden läßt. Soweit Medizin sich als prophylaktische Medizin betätigt, dürfte und sollte sie bei der Befähigung des Individuums zum eigenverantwortlichen Umgang mit der Gesundheit und der Krankheit ansetzen, müßte aber ganz konsequent auch die im transindividuellen Bereich der Arbeits- und Umweltverhältnisse liegenden Ursachen aufzeigen und auf ihre Veränderung hinarbeiten.

II. Medizinische und psychologische Behandlung zwischen Manipulation und Befähigung zur Eigenverantwortung

1. Beratung und Wertvorstellungen

Die gezeichnete Sicht vom Umgang mit Gesundheit und Krankheit bleibt auch dann gültig, wenn der Mensch nur eine medizinische Behandlung wünscht. Wir müssen uns darüber klar sein, daß die Vorstellungen von einem wünschenswerten Leben sehr verschieden sind. Nicht jeder Mensch wird, um sein Leben um einige Jahre hinauszuschieben, auf alle Annehmlichkeiten des Lebens verzichten wollen. Sicherlich wollen die Menschen beides, ein langes Leben und ein beschwerdefreies und entsagungsfreies Leben. Wenn alle das wollen und beanspruchen, warum soll ausgerechnet derjenige auf viele Annehmlichkeiten verzichten, der ohnehin schon nicht mehr gesund ist. Die Vorstellung, an einem Herzinfarkt plötzlich zu sterben, erscheint vielen Mernschen wünschenswerter als der Gedanke, ein langes beschwerliches Altern durchstehen zu müssen. Ein Hirnschlag mit anschließender Lähmung und vielleicht langem Siechtum erscheint den meisten als lebensunwert machendes Geschick. Doch wer garantiert mir, als Bluthochdruckspezialist, daß ich dann, wenn ich alle medizinischen Maßnahmen sorgfältig beachte und meine Lebensgewohnheiten ganz entsprechend den Ratschlägen der Ärzte ausrichte, daß nicht nur meine Lebenstage länger, sondern daß sie auch angenehmer sind, daß ein Apoplex auf keinen Fall eintritt? Und selbst wenn die Statistik das wahrscheinlicher macht, bei mir kann es eben anders sein. Die Voraussetzungen, auf deren Hintergrund der Arzt den Patienten zum gesundheitsbewußten Verhalten, zum Verzicht auf Annehmlichkeiten des Lebens motivieren möchte, sind also sehr vage, und was dem Arzt überzeugend erscheint, ist für den Patienten vielleicht durchaus nicht überzeugend, weil er andere Wert- und Lebensvorstellungen hat. Vielleicht hat aber der Arzt auch nur die unreflektierte gängige Wertvorstellung des neuzeitlichen Medizinethos zur Grundlage seiner therapeutischen Ratschläge gemacht, nämlich die Idee vom Tod als oberstem Feind des Lebens, der mit allen Mitteln zu bekämpfen ist, also die Idee der Verlängerung der Lebenstage, ohne zu fragen, ob dies eine sinnvolle Verlängerung des Lebens ist für den, der sie bestehen und durchstehen muß. Wenn man die Erfolge in den Statistiken der Medizin nach Tagen zählt, dann kann man auch die qualitativen Mißerfolge noch als quantitative Erfolge verschleiern. Geht man von einem quantitativen Lebensbegriff ab, setzt statt dessen einen qualitativen Lebensbegriff ein, so stellen sich Erfolge und Mißerfolge oft anders dar. Ein qualitativer Lebensbegriff bemißt sich daran, ob im Leben Sinn erlebt werden kann, ob einem Menschen das Leben sinnvoll und wünschenswert erscheint. Dies zu entscheiden, kann aber nur Sache dessen sein, der das *Leben* führen muß. Zu entscheiden, was für den Patienten ein erträgliches, ein zumutbares und ein relativ *sinnvolles Leben* ist, welches Maß an Entsagung, Versehrtheit und Leiden er zum Zweck der Verlängerung der Lebenszeit auf sich nehmen will und kann, das hängt von den subjektiven Lebenseinstellungen des Betroffenen ab, und das zu entscheiden ist in erster Linie nicht Sache des Arztes, sondern des Patienten selbst. Der Arzt kann die notwendigen Sachinformationen geben, er kann mit dem Patienten die Chancen und Risiken, die Entsagung und den Gewinn abwägen, aber nur dann, wenn er die subjektiven Wertvorstellungen des Patienten kennt und zur Grundlage seiner wertbestimmten Therapie macht. Eine Entscheidung kann und darf der Arzt dem Patienten letztlich deshalb nicht abnehmen, weil nicht er, sondern der Patient die Folgen dieser Entscheidung tragen muß.

Es zeigt sich, daß selbst dann, wenn die Wertvorstellungen von Arzt und Patient in etwa gleich sind und wenn sie sich auf eudämonistische Werte, also auf die Frage des höchstmöglichen psychologischen Glücks des Individuums und das Eigeninteresse beschränken, eine Abwägung der Chancen und Risiken nur statistischer Art sein kann. Eine Entscheidung des Betroffenen und die Übernahme der Verantwortung, die aus dieser Entscheidung resultiert, ist also auch dann nötig. Das Problem ist nicht so zu quantifizieren, daß eine einfache Abwägung von Chance und Risiko die Entscheidung überflüssig macht. Viel komplizierter wird dieser Abwägungs- und Entscheidungsprozeß aber noch dann, wenn nicht nur eudämonistische Gesichtspunkte und nicht nur das individuelle Wohl des Patienten bei den Überlegungen eine Rolle spielen. So kann der Arzt z. B. die Wertauffassung vertreten, daß der Patient auch eine Verantwortlichkeit gegenüber der Gesellschaft hat oder doch wenigstens gegenüber seiner Familie. Er kann daher der Meinung sein, daß es moralisch nicht vertretbar sei, eine kostspielige Behandlung zu beanspruchen, ohne daß der Patient auch alles subjektiv Mögliche tut, daß daraus der bestmögliche Erfolg wird. Die moralische Frage, ob der Patient zur Solidarität mit Mitmenschen und der Gesellschaft verpflichtet ist, mag er für sich beantwortet haben, er darf seine Antwort auf diese Frage aber nicht zur Grundlage des therapeutischen Verhältnisses machen, ohne daß er darüber mit dem Patienten gesprochen hat, sie ihm so dargelegt hat, daß er sie voll versteht, sie daraufhin annimmt oder auch ablehnt.

2. Offenheit und Wahrhaftigkeit in der Beratung

Es steht außer Frage, daß der Arzt und der Psychotherapeut bei den Beratungen ihrer Patienten von persönlichen Wertvorstellungen mitbestimmt sind. Wer dies leugnet, beweist damit nur, daß er seine eigene Beratungspraxis noch nicht überdacht hat oder Prinzipien folgt, die er für allgemein anerkannt hält, wie z. B. den Gedanken, daß Gesundheit und lange Lebenszeit die obersten Güter sind. Die normale Kommunikation ist auch in der ärztlichen Beratung von drei Momenten bestimmt, dem Arzt, dem Patienten und von der *Sache*, derentwegen der Patient zum Arzt geht. Will der Arzt nicht nur einen Defekt an einem Organ oder einem Organsystem therapieren, so kann er die Sache nicht von der Person trennen. Die Gefahr für den Arzt besteht nun erstens darin, daß er seine Sachkompetenz in der Behandlung eines Defekts mit eigenen Wertanschauungen vermischt, ohne daß dem Patienten dies klar wird oder werden kann. Dies ist um so bedenklicher, als der Arzt schon allein aufgrund seiner medizinischen Sachkompetenz dem Patienten überlegen ist und eine Autorität für ihn darstellt. Wird diese Position ausgenutzt, um sich damit auch Kompetenz in ethischen Fragen zuzulegen, so gewinnt das Verhältnis zwischen Arzt und Patient leicht autoritäre Züge; der Patient hat undiskutiert Anordnungen hinzunehmen, auch wenn er sie nicht verstanden hat, wenn sie ihn nicht überzeugen. Wenn er nur unter diesem Druck handelt, ist er im allgemeinen wenig motiviert, die Befehle auch ohne Kontrolle auszuführen. Zudem kommt er sich, wenn er ansonsten zu eigenständigem Entscheiden und Handeln befähigt ist, dann leicht manipuliert vor. Der Weg, die eigenen Wertvorstellungen mit Sachkompetenz in medizinischen Fragen zu vermischen und zu kaschieren, stärkt zwar die eigene Position in der Beratung, gibt die Möglichkeit, Herrschaft auszuüben, mißachtet aber die Würde des Partners, weil der Arzt ihn dann nicht auch als eine Person mit eigenen Überzeugungen und Wertvorstellungen gelten läßt.

In der Gefahr, den Menschen zu beherrschen und zu manipulieren, stehen mehr oder weniger alle Kommunikationsstrukturen, bei denen sich Experte und Laie gegenüberstehen. Auch psychotherapeutische Methoden sind davon nicht ausgenommen. Als Beispiel sei hier die *Verhaltenstherapie* erwähnt, weil mir bei dieser Therapieform die Gefahr der Manipulation der Patienten groß zu sein scheint. Zwar betonen Verhaltenstherapeuten, daß sie vor Beginn einer Behandlung eine explizite Zielabsprache mit dem Patienten durchführen, daß es also zu einer vertraglichen Regelung kommt zwischen Therapeut und Patient. Das Problem liegt nun aber darin, daß der Patient in der Situation einer Hilfsbedürftigkeit, wie sie zu Beginn einer Behandlung meist sehr stark ist, am meisten vom Therapeuten abhängig ist und am wenigsten in der Lage ist, eigene Zielbestimmungen zu formulieren, und sei es nur, weil er den Vorstellungen des Therapeuten nicht widersprechen möchte. Ist das Verfahren der Verhaltenstherapie auf der Basis einer Konditionierung von Verhaltensweisen aber einmal angelaufen, so ist eine Zielrevision schwerlich möglich. Der Patient wird Kontrollmechanismen unterworfen, die er nicht mehr hinterfragen kann und darf, weil dies den Erfolg stört oder gefährdet. Der Patient wird einer Fremdkontrolle unterworfen, aber es ist fraglich, ob er auf diese Weise nicht nur zu einem ein- und angepaßten Wesen wird oder ob er irgendwann diese Fremdkontrolle durch eine auf Einsicht beruhende Selbstkontrolle ersetzen kann. Der Übergang von der Fremd- zur Selbstkontrolle ist ja etwas anderes als das automatische Ablaufen von Verhaltensweisen. Selbstkontrolle basiert auf *Einsicht*, die begründet ist mit und vermittelt durch eigene Überzeugungen und Wertvorstellungen. Andere Therapiemethoden zielen mehr auf die Gewinnung von *Einsicht* und auf die Befähigung

184

zum eigenverantwortlichen Umgang mit dem Leben. Bei ihnen ist die Gefahr, daß der Patient den Wertvorstellungen des Therapeuten angeglichen wird, von daher doch geringer. Diese Therapieformen haben auch den Vorteil, daß sie einen Menschen auch dazu befähigen können, die Einsicht zu gewinnen, daß er sich mit seinem Geschick abfinden muß, daß er es lernen muß, sein Leiden anzunehmen, ohne es resignativ hinzunehmen, sondern vielleicht, um die wahren Ursachen zu erkennen und gegen sie anzugehen, auch wenn ihm das selbst keine Hilfe mehr bringt.

Es soll hier kein ethisches Verdikt über die Verhaltenstherapie ausgesprochen werden, sondern darauf aufmerksam gemacht werden, daß medizinische Behandlungen mitbestimmt sind durch Wertentscheidungen, daß diese Wertentscheidungen problematisch gebraucht werden, wenn sie dem Patienten mit medizinischen Sachentscheidungen vermischt und mit der Autorität des medizinischen Fachmanns auferlegt werden, ohne daß vorher mit dem Patienten über seine eigenen Lebensauffassungen gesprochen wurde, ihm die Chancen und Risiken offen dargelegt wurden. Problematisch ist dies um so mehr, je weniger die Behandlungen zu einer Heilung führen werden, je mehr sie mit wesentlichen Entbehrungen für den Patienten verbunden und je weniger gewiß ihre Erfolgsaussichten sind. Um so mehr wäre es aber nötig, daß der Patient selbst einen Einblick in seine Behandlung und ihre Sinnhaftigkeit gewinnt und dazu befähigt wird, eigenverantwortlich zu entscheiden, was für ihn das Beste ist. Damit soll nicht die Forderung erhoben werden, daß der Arzt seine eigenen Überzeugungen und Wertauffassungen vollständig zurückstellen soll, sondern nur, daß er sie so wahrhaftig und offen wie möglich in den Dialog mit dem Patienten einbringt, ihn damit konfrontiert, ihm die Gelegenheit zur Diskussion gibt und ihm die Möglichkeit eröffnet und die Freiheit läßt, sie abzulehnen. Das setzt auf seiten des Arztes voraus, daß er sich über seine eigenen Wertvorstellungen Klarheit verschafft, daß er den anderen als in ethischen Fragen seines eigenen Lebens kompetenten Partner akzeptiert. Das wird nicht immer gleich zu Anfang eines Patienten-Arzt-Verhältnisses zu erreichen sein, aber der Arzt müßte immer darauf bedacht bleiben, das Machtgefälle zwischen ihm und seinem Patienten abzubauen und immer mehr zugunsten einer offenen zweiseitigen Kommunikation gleichrangiger Partner zu gestalten, in der er auch immer wieder seine eigenen Wert- und Zielvorstellungen zur Diskussion stellt, soweit sie für die Therapie relevant sind. Dies ist nur dann gegeben, wenn das Gebot der *Wahrhaftigkeit*, sowohl bei der Information über die Sachfragen als auch bei dem Einsatz therapierelevanter kommunikativer Mittel und Wertungen, beachtet wird. Dann ist auch die Voraussetzung dafür geschaffen, daß es nicht zu einer wachsenden psychischen Abhängigkeit des Patienten vom Arzt, sondern zu einem zunehmenden eigenverantwortlichen Umgang mit Leben und Gesundheit kommt. Dies kann dann auch dazu führen, daß der Patient aus Einsicht und Überzeugung Therapievorschläge des Arztes ablehnt oder gar die Behandlung abbricht.

3. Kann der Patient in der Beratung auf die Solidarität mit der Gesellschaft angesprochen werden? – Hat Gemeinwohl Vorrang vor Eigeninteresse?

Wir haben dargelegt, daß der Arzt und der Psychotherapeut sich bewußt machen sollen, inwiefern ihre Therapie und ihre Beratung des Patienten durch Werturteile mitbestimmt sind, daß sie diese Bestimmtheit ihres Handelns und Redens dem Patienten nicht verschweigen, sondern wahrheitsgemäß unterbreiten sollen und den Patienten dazu hinführen, daß er nicht nur kooperationsbereit wird, sondern daß er zu einem eigenständigen, auf Einsicht beruhenden Urteil und zur Mitbestimmung des therapeutischen Vorgehens gelangt. Nicht erwartet werden kann vom Arzt, daß er seine eigenen Werturteile und Überzeugungen ganz zugunsten der Vorstellungen des Patienten preisgibt oder verschweigt. Er darf den Patienten durchaus mit seinen Werturteilen und Lebensvorstellungen konfrontieren, soweit sie therapierelevant sind, denn auf diese Weise wird der Patient mit Ansichten konfrontiert, die nicht in seinem Blickfeld liegen, die aber für sein Leben bedeutsam sein können. Die Frage stellt sich, ob der Arzt dabei auch Gesichtspunkte zur Sprache bringen darf, die nicht auf das Wohl des einzelnen Patienten abzielen und die der Patient aufgrund seines Eigeninteresses nicht ohne weiteres für sich als verpflichtend anerkennen wird. Anders ausgedrückt lautet die Frage, ob der Arzt auch Anwalt des Allgemeinwohls sein darf, ob er den Patienten auf seine Verpflichtung zur Solidarität mit den übrigen Menschen ansprechen darf. Es steht außer Frage, daß die Leichtfertigkeit, mit der heute Menschen ihrer Gesundheit schaden, ethisch und sozialethisch unverantwortlich ist. Bisher sind die meisten Menschen zu Entsagungen und zum Verzicht um der Erhaltung der Gesundheit willen erst bereit, wenn sie diese verloren haben.

Es kann ethisch voll gerechtfertigt werden, daß der Mensch zur Solidarität mit anderen und zur Rücksichtnahme auf das Allgemeinwohl moralisch verpflichtet ist. Es kann von daher gesehen nicht an sich bedenklich sein, daß der Arzt auch übergeordnete Gesichtspunkte des Allgemeinwohls geltend macht: entscheidend ist aber, wie er sie einbringt. Solidarität mit der Allgemeinheit kann nicht erzwungen werden, denn daß die Gesellschaft als Ganzes mehr wert sei als das einzelne Individuum, daß viele Menschen mehr wert sind als ein einzelner, da ist ethisch nicht zu begründen, wenn man den Wert und die Würde des Menschen nicht nach seinem Nutzen berechnen will. Die Rücksichtnahme auf das Allgemeinwohl und der Verzicht auf eigenes Wohlergehen und Wohlleben um anderer Menschen willen darf nicht erzwungen werden, sondern sollte aus ehtischer Einsicht und Verantwortung geschehen. Wenn der Arzt Gesichtspunkte des Allgemeinwohls geltend macht, sollte er dies dem Patienten gegenüber so begründen und rechtfertigen, daß dieser zur Auseinandersetzung mit diesen Argumenten gezwungen wird. Gerade hier kommt es dann aber wiederum darauf an, daß der Patient die Freiheit behält, diese Anschauungen abzulehnen. Auf offene und geheime Drohungen ist also ebenso zu verzichten wie auf die dem Patienten verdeckte Einführung solcher therapiebestimmender Wertgesichtspunkte. An dem Gesichtspunkt des freien Akzeptierens muß deshalb festgehalten werden, weil der einzelne sonst allzu schnell den sich von selbst durchsetzenden mächtigen gesellschaftlichen Interessen ausgeliefert wird, nicht aber weil er mehr wert ist als die Gesellschaft als Ganzheit. Der einzelne muß Zweck und Maßstab des Gesellschaftssystems bleiben, soweit dieser Grundsatz nicht als Freibrief zur individualistischen Willkür und Ausnutzung von Mitmenschen verstanden wird. Zusätzlich ist auch zu bedenken, daß die Krankheiten dieser Menschen ja häufig auf krankmachende Faktoren in der Arbeits- und Umwelt, nicht aber auf individuelles Versagen in der Lebensgestaltung zurückzuführen sind. Verantwortliches Handeln kann nicht erzwungen werden, und zum verantwortlichen Handeln gelangt der Mensch nur in Freiheit. Wo die Freiheit des Patienten in der Behandlung nicht berücksichtigt wird, wird diese zur Manipulation.

Literatur

1. U. EIBACH: Medizin und Menschenwürde.
   Brockhaus. Wuppertal 1976, S. 349 - 405

2. H. STRAUSS: Beratung zwischen Manipulation und engagiertem Dialog. In: Wege zum Menschen, 30. Jahrg. 1978, S. 134 – 147

Diskussion

Bock:

Ihr Beitrag, Herr Eibach, hat wohl uns allen einen Stachel ins Fleisch gesetzt, ein Stachel, der sehr nützlich ist und der uns immer wieder weh tun sollte.

Vaitl:

Hier möchte ich doch das, was Sie über die Verhaltenstherapie gesagt haben, ins rechte Licht rücken. Sie haben recht, wenn Sie sagen, daß der Mensch durch verhaltenstherapeutische Maßnahmen manipuliert werden kann. Im Buch Skinners „Beyond Dignity and Freedom" ist sehr eindrucksvoll geschildert worden, in welchem Ausmaß Manipulation mit diesen Verfahren betrieben werden kann. Daß dies möglich ist, kann prinzipiell diesen Verfahren nicht angelastet werden. Es ist eher ein Beweis für die prinzipielle Manipulierbarkeit des Menschen. Die Verhaltenstherapie hat sich aber in der Zwischenzeit weiterentwickelt. Im heutigen Stadium dieses Entwicklungsprozesses ist es keineswegs so, wie Sie es geschildert haben, daß die Normen eines Individuums außer acht gelassen werden und ihm die freie Entscheidung entzogen wird. Betrachtet man den Verlauf einer Verhaltenstherapie, so beginnt man zunächst mit einer Verhaltensanalyse. Es wird bei dieser explorativen Methode versucht herauszubekommen, unter welchen Bedingungen ein Individuum so und nicht anders reagiert. Dabei spielen natürlich Wertvorstellungen und Sozialisationsprozesse eine entscheidende Rolle. Diese werden aber nicht als etwas Gegebenes und somit Unveränderbares angenommen, wie dies von nicht verhaltens orientierten Disziplinen getan wird, sondern sie sind unter bestimmten Bedingungen veränderbar. Die Verhaltenstherapie trägt dem in ihrer Praxis Rechnung.

Die einzelnen Therapieschritte werden im Dialog mit dem Patienten festgelegt. Es wird mit ihm besprochen, in welchem Bereich seines Verhaltens mit welcher Methode eine Änderung angestrebt wird. Darunter fallen auch solche Bereiche, von denen Sie annehmen, daß sie von der Verhaltenstherapie übersehen werden: Normvorstellungen, Wünsche, Phantasien. Während der ganzen Verhaltenstherapie läuft als diagnostisches Instrument die Verhaltensanalyse: der Patient gibt Rückmeldungen darüber, inwieweit die verwendeten Methoden zur gewünschten Verhaltensänderung (und dieser Wunsch geht vom Patienten aus!) den gewünschten Erfolg haben. Insofern ist Verhaltenstherapie keineswegs eine Methode externer Manipulation, sondern ein systematisches, sowohl vom Patienten als auch vom Therapeuten empirisch überprüfbares Interventionsverfahren.

Beckmann:

Ich glaube, daß das Problem nicht ganz so einfach ist. Ich kenne eine Reihe von psychotherapeutischen Forschungen, wo nachgewiesen worden ist – also jetzt nicht im Bereich der Verhaltenstherapie, sondern mehr von anderen Richtungen, daß die impliziten Erwartungen, d. h. im Grunde die Wertorientierung der Therapeuten doch einen großen Teil dessen ausmachen, wohin sich der Patient im Laufe einer Therapie bewegt. Insofern ist dieser Faktor immer enthalten, und ich habe das Referat auch so verstanden, daß man zunächst die Machtposition reflektieren sollte, die der Arzt hat. Bei modernen Formen der Verhaltenstherapie, die ja im wesentlichen in Richtung der Selbstkontrolle gehen, ist dieser Vorwurf deshalb etwas einseitig. Der Vorwurf würde sich für mich sehr viel mehr gegen die vielen manipulativen Maßnahmen auch im organischen Bereich richten, die an Patienten vollzogen werden, ohne daß man überhaupt mit dem Patienten, wie Sie das ja auch dargestellt haben, darüber geredet hat, wie er selbst das eigentlich bewertet, und welche Matrix an Werten er im Hintergrund hat. Das führt ja heute in der Medizin zu grotesken Extremsituationen. Jeder kennt z. B. die Probleme der Intensivstation, wo man dann zeigen kann, daß das, was Sie beschrieben haben, auch das Problem des Selbstverständnisses der Medizin unserer Zeit ist, indem man die Mündigkeit des Patienten unterdrückt.

Eibach:

Ich möchte zugeben, daß bei allen psychotherapeutischen Behandlungen eine Angleichung des Klienten an das Wertsystem des Therapeuten stattfindet. Dies ist offenbar schwer zu vermeiden. Es gibt schlimmere Formen der Abhängigkeit als diese, die auch in der ärztlichen Praxis sich abspielen können, wenn z. B. autoritär verfügt wird und überhaupt nicht gefragt wird. Sicherlich hat die Verhaltenstherapie mittlerweile andere Therapieformen, wie die Gesprächstherapie usw. in ihr Konzept etwas integriert.

Ich war eine zeitlang Krankenhausseelsorger an einer Universitätsklinik und habe ein halbes Jahr pflegerisch gearbeitet auf der chirurgischen Intensivstation. Ich kann mir ein sehr gutes Bild machen, welcher Mangel an Aufklärung und Kommunikation gerade im Bereich der technisierten Medizin herrscht und wie hier über Menschen verfügt wird

Bock:

Auch über die Möglichkeiten, diesen Mängeln abzuhelfen?

Eibach:

Die Schwierigkeit ist ganz klar. Ich habe ja auch Punkte angegeben, das sollte man beachten, wo es besonders wesentlich ist. Da, wo eine Heilung nicht zu erreichen ist, wird dieses wichtiger, als da, wo sie zu erreichen ist. Ich kann einem Patienten durch eine medizinische Behandlung zusätzliche Leiden auferlegen, die er dulden muß, weil die Behandlung ein Erfolg wird. Ist dieses grundsätzlich nicht mehr möglich, kehrt sich die Rangordnung um, und hier wird es dann um so wichtiger, daß die Vorstellung des Patienten berücksichtigt wird, daß Wahrhaftigkeit den Umgang mit den Patienten bestimmt.

Daß das sehr schwer ist, vielleicht von einer Person nicht zu leisten ist, sondern der Rückkopplung über andere Personen bedarf, das ist keine Frage.

Ich sehe aber keine andere Möglichkeit, die Würde des Menschen festzuhalten, als über diesen Weg der Selbstbestimmung und Selbstentscheidung.

Bock:

Gerade auf der Intensivstation, die Sie ja kennen, besteht ja oft das Problem, daß eine Kommunikation mit dem Patienten erheblich erschwert oder sogar unmöglich sein kann, damit natürlich auch die Rückkopplung und Information über die Wertvorstellungen des Patienten. Wir werden dann in eine Herrschaftssituation hineingedrängt und müssen wohl oder übel für den Patienten entscheiden. Der andere kritische Fall sind die unheilbaren Krankheiten. Hier kann der Patient eine wirkliche Entscheidung ja nur bei rückhaltloser Aufklärung über die Therapiemöglichkeiten oder -unmöglichkeiten treffen, ganz abgesehen davon, daß selbst für uns Ärzte häufig genug die prognostische Beurteilung mit vielen Unsicherheitsfaktoren belastet ist. Und hier sind wir dann immer schon bald in einem Bereich, wo wir letztlich doch für den Patienten entscheiden müssen, weil eine rückhaltlose Aufklärung unter Umständen deletäre Folgen hat.

Anlauf:

Zwei Anmerkungen, Herr Eibach. Zum ersten: Die Weltgesundheitsorganisation definiert Gesundheit als Zustand des vollkommenen geistigen, sozialen und physischen Wohlbefindens und nicht nur als die Abwesenheit von Krankheit oder Gebrechen.

Eibach:

Ganz richtig, als Zielvorstellung ist sie genauso utopisch und hat keine Relevanz für die Praxis.

Anlauf:

Zum zweiten, Herr Eibach. Ich fürchte, daß mit der Werte- und Grundwertediskussion der ärztliche Alltag und die ärztliche Praxis in einer ungeheuren Weise befrachtet werden könnte und habe Bedenken in bezug auf die Effizienz, weil wesentliche Entscheidungen im Hinblick auf die Werte, die Sie ansprechen, in einem prämorbiden Stadium gefällt werden sollten. Wenn die Ausnahmesituation Krankheit oder sogar Todesnähe eingetreten ist, können Wertvorstellungen bestenfalls neu überdacht werden. Ich meine deshalb, die Forderungen, die Sie an die Ärzte stellen, kommen ein bißchen auf Sie als Theologen zurück. Sie müßten meines Erachtens nach neuen Wegen suchen, einen besseren Kontakt, entfrachtet von konfessionalistischen Dingen, zu unserer Bevölkerung zu finden, damit diese wesentlichen Entscheidungen und Diskussionen stattfinden können, und zwar:
1) außerhalb der vielen Notwendigkeiten der Praxis und
2) eben in einem prämorbiden Stadium.

Hensel:

Diese Entscheidungen werden häufig gar nicht so spät vom Patienten gefällt. Gerade im Hinblick auf den Tod wird die Entscheidung oft recht früh gefällt. Der Patient kommt zu einem, gerade wenn man mit sehr vielen alten Patienten zu tun hat, und sagt: „Also gell, Herr Doktor, Sie tun mich nicht auf die Intensivstation, wenn mir was passieren sollte, lassen Sie mich in Ruhe sterben". So daß man für ihn die Entscheidung in seinem Sinne fällt, wenn es soweit ist.

190

Eibach:
Wir müssen ja zunächst einmal davon ausgehen, daß der Patient eigene Wertüberzeugungen hat. Welcher Art die sind, das kann mal dahingestellt sein. Sie müssen auf jeden Fall ermitteln, was sind seine Überzeugungen. Daß der Patient den Schritt meist nicht geleistet hat, was diese Überzeugungen für eine Behandlung bedeuten, das ist verständlich, und dazu muß der Arzt die entscheidenden Anstöße und Hilfen geben.

Eine Einstellung zu Leben und Gesundheit einzuüben, in der auch die Möglichkeit des Leidens, der Entsagung und des Todes wieder mitberücksichtigt wird, ist in der heutigen Gesellschaft, in der Kontakt mit Sterbenden, Toten, schwerer Krankheit erst dann auf mich zukommt, wenn es mich selbst trifft, fast nicht mehr möglich.

Sie sehen, welche Schwierigkeiten Sie haben, diese Dimensionen in das Leben von Jugendlichen hineinzubringen. Wenn man mit Jugendlichen in unsere Pflegeheime, Anstalten, Landeskrankenhäuser usw. geht, sind sie erschreckt darüber, daß es so etwas gibt. Häufig fühlen sie sich abgestoßen von dem Elend.

Die Kirche, die ja auch am Verfall der Werte partizipiert, kann in einer an Leistung und Genuß allein orientierten Gesellschaft nicht verhindern, daß die Dimensionen des Leidens überhaupt immer mehr aus dem Blickfeld gehen. Sich auf Krankheit und Altern einzustellen und damit zu leben, wird für den einzelnen in Zukunft immer größer werden, weil er diesen Gegebenheiten tatsächlich in seinem Leben nicht mehr ausgesetzt wird.

Andererseits: Ich komme gerade von einer Tagung über Alten- und Pflegeheime und habe dort eine Bildbetrachtung über das Sterben eines Menschen gemacht. Die Leute waren teils echt erschüttert, obgleich sie in dem Bereich mit dem Altern und Sterben ständig konfrontiert werden. Es erstaunt mich immer wieder, wie man das Problem rationalisiert, wenn man professionell mit den Dingen umgeht; wie wenig es Rückkoppelung hat auf die eigenen Wert- und Lebensvorstellungen. So erzeugt gerade eine ständige Konfrontation mit schwerer Krankheit und Sterben abstumpfende Abwehrmechanismen. Eine Professionalisierung des Umgangs mit Krankheit, Altern und Sterben verhindert gerade notwendige Veränderungen in der Einstellung der Menschen zu diesen Gegebenheiten des Lebens.

Podiumsdiskussion mit niedergelassenen Ärzten: „Was ist übertragbar in die Praxis ?"

v. Troschke:

Das Ziel dieser Veranstaltung war, die Ergebnisse wissenschaftlicher Arbeit für die Praxis ärztlichen Handelns nutzbar zu machen. Insbesondere das, was an wissenschaftlicher Arbeit geleistet wurde zur Klärung von Kommunikationsaspekten im Zusammenhang mit der Behandlung des Bluthochdruckes in der freien Praxis. Um dieses Ziel zu erreichen, scheint es mir notwendig, klare und eindeutige Empfehlungen, die wissenschaftlich begründbar und in der Praxis durchführbar sind, aufzustellen. Dieses Symposium wurde veranstaltet, um die Ausführungen der Theoretiker in kritischer Diskussion mit den Praktikern zu überprüfen.

Als ich gefragt wurde um meine Mitarbeit bei diesem Seminar und gebeten wurde, ein Referat zu halten, habe ich den Vorschlag gemacht, daß es sinnvoll wäre, das Ritual von Vortrag und Diskussion zu durchbrechen und eine dem gestellten Ziel angemessene Form zu finden, die vielleicht darin liegen könnte, daß die Praktiker sich während der Tagung hinweg überlegen, was eigentlich wirklich verwendbar ist, so daß man dann zum Schluß in einer Podiumsdiskussion zu praxisrelevanten Ratschlägen oder Empfehlungen kommt.

Wir haben im Verlauf dieses Seminares gesehen, wie schwierig es ist, Theoretiker und Praktiker miteinander ins Gespräch zu bringen. Das zeigt allein die Zahl der Wortmeldungen in den Diskussionen, bei denen die Theoretiker eindeutig überrepräsentiert sind. Zum anderen wurden nur relativ wenige, kritisch konfrontierende Fragen zur Umsetzbarkeit der aufgestellten Forderungen in die alltägliche Praxis gestellt.

Mit diesem abschließendem Podiumsgespräch haben wir uns eine schwierige Aufgabe gestellt. Da das Programm sehr voll war, haben wir während des Seminars nur sehr wenig Zeit zur begleitenden Reflektion der Vorträge und ihrer Diskussion gehabt. So kommen die Gesprächsteilnehmer weitgehend unvorbereitet in diese Abschlußdiskussion. Damit wir trotzdem der uns gestellten Aufgabe gerecht werden, habe ich versucht, auf dem Hintergrund der gehaltenen Referate und ihrer Diskussion 6 Empfehlungen zu formulieren. Wir haben vereinbart, daß ich diese Empfehlungen nacheinander vortrage, die in unserem Podium versammelten Praktiker diese kommentieren, ergänzen oder korrigieren.
Stimmen Sie mit mir darin überein, daß wir den Kollegen in der primärärztlichen Versorgung auf dem Hintergrund unserer Tagungsarbeit folgende Empfehlungen geben können?

Erste Empfehlung:

Die Erkrankungswahrscheinlichkeit an Hochdruckkrankheiten kann durch geeignete Maßnahmen der primären Prävention in der ärztlichen Praxis positiv beeinflußt werden. Dabei kommt es vor allem darauf an, die Motivation der Patienten zum verantwortungsbewußten Umgang mit der eigenen Gesundheit zu erhöhen. Die angemessene Methode hierfür ist das ärztliche Gespräch. Die dazu notwendigen Kenntnisse und Fähigkeiten sollten in entsprechenden Aus- und Fortbildungsveranstaltungen vermittelt werden.

Halten Sie eine derartige Empfehlung für angemessen?

Hüttemann:
Ich meine, daß diese Empfehlung ausgesprochen werden kann. Wir sollten uns bemühen, von einem Schwarz-Weiß-Denken (d. h. der Unterscheidung zwischen entweder krank oder gesund) abzukehren. Wir sollten unsere Gesprächsführung mehr darauf ausrichten, beim Patienten das Risikobewußtsein zu fördern. So wie wir das aus dem täglichen Leben kennen, z. B. bei der Kraftfahrzeugversicherung. Ein gutes Beispiel hierfür ist das Anlegen von Sicherheitsgurten als vorbeugende Maßnahme. An diesem Beispiel können wir den Patienten sehr gut die Notwendigkeit zu präventivem Verhalten deutlich machen.

v. Troschke:
Das heißt also, daß wir lernen müssen, die von *Baric* postulierte „risk role" zu akzeptieren. Es ist also wichtig, daß wir unseren Patienten begreiflich machen, daß eine Versicherung immer nur die finanziellen Folgen einer Erkrankung abdecken kann. Deshalb sollte man auch besser von Krankheitsfolgenversicherung sprechen. Die Beeinflussung des Erkrankungsrisikos kann aber nur durch jeden selber geschehen. Ein wesentlicher Schritt dazu ist es, sich bewußt mit dem Erkrankungsrisiko auseinanderzusetzen und sein eigenes Verhalten diesbezüglich zu kontrollieren.

Zweite Empfehlung:

Der niedergelassene Kassenarzt in der Primärversorgung sollte dazu beitragen, daß möglichst viele Hochdruckkranke möglichst frühzeitig erkannt werden (sekundäre Prävention). Hierzu sind regelmäßige Blutdruckmessungen bei allen Patienten notwendig. Diese Aufgabe kann auch an besonders dazu ausgebildetes Hilfs- oder Assistenzpersonal delegiert werden.

Rosenbaum:
Ich würde das sogar noch erweitern und sagen: es kann in jeder Allgemeinpraxis, in freien Räumen und freien Zeiten der Blutdruck laufend vom Hilfspersonal gemessen werden.

Fast möchte ich sagen, daß das für jeden gelten kann, der an dieser Praxis vorbeikommt. Das ist eine Dienstleistung, die der Allgemeinpraktiker erbringen kann.

Eisenhut:

Es sollte auch die Zusammenarbeit mit anderen Stellen, wo der Blutdruck gemessen werden kann, erweitert werden. So besteht bisher noch zu wenig Zusammenarbeit mit den Werksärzten. Dazu ist eine systematische Dokumentation von Blutdruckwerten und deren Weitergabe an den Hausarzt notwendig. Für die Beurteilung des Blutdruckes ist es wichtig, ob sich die Werte bei Schicht- oder Nachtarbeit verändern. Ich habe Patienten, die in Schicht arbeiten, zu verschiedenen Zeiten einbestellt und Blutdruck gemessen. Dabei habe ich extreme Unterschiede festgestellt zwischen Normalschicht und Nachtschicht. Eine Verbesserung der Zusammenarbeit mit Betriebs- und Werksärzten ist also indiziert.

Haehn:

Ich wollte dazu eine Information geben, die bisher weitgehend unbekannt ist. Die Kassenärztliche Bundesvereinigung hat beschlossen, daß alle Kassenärzte sich verpflichten, bei jedem Bürger, der in ihre Praxis kommt, auf dessen Wunsch hin kostenlos den Blutdruck zu messen.

Hensel:

Wenn man das Assistenzpersonal an der Blutdruckmessung beteiligt, ist es wichtig darauf zu achten, daß auch der Arzt den Patienten regelmäßig sieht. Ich sehe eine Gefahr darin, daß aus Bequemlichkeitsgründen z. B. die Kontrolle der Hochdrucktherapie dem Assistenzpersonal allein überlassen wird.

Höhfeld:

Ich glaube, wir wären schon einen wesentlichen Schritt weiter, wenn in allen Praxen alle Patienten gemessen würden. Das ist nach meinen Erfahrungen sicherlich nicht der Fall.

v. Troschke:

Es wäre schön, wenn wir mit unseren Empfehlungen erreichen könnten, daß diese Zahl größer wird.

Dritte Empfehlung:

Der Arzt sollte bei mehrfach erhöhten Blutdruckwerten die Empfehlungen zur Basisdiagnostik des Hochdrucks der Deutschen Liga zur Bekämpfung des hohen Blutdruckes anwenden.

Ich bin im übrigen der Meinung, daß es nicht ausreicht, wenn die Liga allen Ärzten ein Merkblatt verteilt, in dem die Empfehlungen zur Basisdiagnostik aufgeführt sind. So ein Papier wird bestenfalls einmal gelesen und dann fortgeworfen. Da in der primärärztlichen Versorgung die Mehrzahl der Patienten dem Arzt über einen längeren Zeitraum hinweg bekannt sind, wird bei der Feststellung eines erhöhten Blutdruckes nicht mehr die gesamte

Basisdiagnostik notwendig sein. Damit der Arzt trotzdem nichts vergißt, würde ich empfehlen, ein Formblatt nach Art einer Checkliste zu erstellen, nach der der Arzt bei erhöhten Blutdruckwerten überprüfen kann, über welche diagnostischen Werte er schon verfügt und welche er neu erheben muß.

Hüttemann:

Ich würde dieses Blatt so anlegen, daß es in eine normale, üblicherweise verwendete DIN A 5 Karteikarte eingelegt werden kann. Auch sollte dieses Formblatt mehrspaltig sein, damit nicht für jedes durchgeführte Basisprogramm ein neues Formblatt angelegt werden muß.

Höhfeld:

Ich habe seit etwa 10 Jahren in meiner Praxis Blutdruckkarteikarten angelegt; auf der einen Seite steht der Blutdruck, auf der anderen Seite Laborwerte, EKG usw. Das hat sich sehr gut bewährt.

Eisenhut:

Dazu gehört auch unbedingt die psycho-soziale Diagnostik. Die fehlt bisher im Basisprogramm der Hochdruckliga.

v. Troschke:

Ich halte das für eine sehr wesentliche Ergänzung, die wir berücksichtigen sollten. Dann zur nächsten Empfehlung.

Vierte Empfehlung:

Bei erhöhten Blutdruckwerten sollte der Arzt die behandlungsbedürftigen Patienten auswählen. Als Kriterien wurden hierfür genannt: ein diastolischer Blutdruck von 100 und ein systolischer von 160. Ab 70 Jahren sollte der Wert 100 + Alter des Patienten gelten. Maligne Hypertonien sollten möglichst schnell und umgehend zur stationären Behandlung überwiesen werden.

Gibt es hierzu Ergänzungen?

Hüttemann:

Ein Punkt vielleicht. Beim malignen Hypertonus ist ja die Augenhintergrundbeurteilung von großer Bedeutung. Insofern sollte man in Zweifelsfällen zu einer augenärztlichen Kontrolle überweisen.

v. Troschke:

Ein entsprechender Hinweis auf der zu entwickelnden Karteikarte wäre sicherlich angebracht.

Nachdem wir die ersten 4 Empfehlungen so schnell abhaken konnten, werden wir mit den nächsten mehr Schwierigkeiten haben.

Fünfte Empfehlung:

Ein wesentlicher Teil einer langfristigen und wirkungsvollen Therapie ist die Information des Patienten über die Diagnose, die Krankheit, ihre Folgen und die Notwendigkeit und Art der Behandlung.

Zur Information des Patienten sind im Laufe der Tagung viele Ratschläge und Empfehlungen gemacht worden. Es wäre gut, wenn Sie auf dem Hintergrund Ihrer Erfahrungen in der alltäglichen ärztlichen Praxis sagen würden, was Ihrer Meinung nach davon verwendbar ist.

Rosenbaum:

Ich würde es so formulieren: Bei der Behandlung des Hochdruckkranken in der Praxis müßte mit dem Einsatz aller personellen und instrumentellen Hilfen begonnen werden mit einer klaren Zielabsprache zwischen Arzt und Patient. Dabei ist es wichtig, sich einig zu werden über die Aufgaben des Arztes sowie die des Patienten.

Hüttemann:

Ich habe aus all den unterschiedlichen Vorträgen herausgehört, daß das Complianceverhalten dann verbessert werden kann, wenn der Arzt Zeit hat, sich mit jedem Patienten persönlich zu beschäftigen. Deshalb möchte ich empfehlen, daß in jeder Praxis die Arbeitsabläufe analysiert werden mit dem Ziel, die Organisation zu vereinfachen und damit Zeit für ärztliche Gespräche zu gewinnen. Dazu sollten möglichst Organisationsfachleute hinzugezogen werden. Ich bin fest davon überzeugt, daß dabei noch erhebliche Zeitreserven mobilisiert werden können. Normalerweise hat kein Arzt gelernt, die Arbeitsabläufe einer Praxis angemessen zu planen. Die Erfahrungen aus dem Krankenhaus werden oft unreflektiert übernommen. Durch die angemessene Organisation der Arbeitsabläufe in der Praxis könnte viel Zeit gewonnen werden, die dann für ärztliche Gespräche zur Verfügung steht. Dazu ist es wichtig festzustellen, welche Tätigkeiten an Hilfs- und Assistenzpersonal delegiert werden können.

v. Troschke:

Damit haben Sie noch einmal die Bedeutung des ärztlichen Gespräches unterstrichen.
Was halten Sie von den unpersönlichen Formen der Patienteninformation, z. B. durch Informationsschriften, Videobänder, Tonbildschauen u. ä.?

Rosenbaum:

Ich würde vorschlagen, alles schriftliche Informationsmaterial persönlich zu gestalten, z. B. indem man den Namen des Patienten oder eine Widmung draufschreibt. Ich habe die Erfahrung gemacht, daß die Patienten sich dadurch persönlicher angesprochen fühlen und die Information eher annehmen.

Weiterhin möchte ich anregen, daß die Praktiker draußen sich informieren, wie und wo sie ihre Fähigkeiten zur Gesprächsführung trainieren können.

Hensel:

Ich glaube, daß diese ganzen Hilfsmittel wirklich nur Hilfsmittel sein können. Man darf nicht dem Fehler verfallen, den man ja auch manchmal in der Kindererziehung tut, daß man den Patienten vor den Fernseher setzt und ihn sich dann selbst überläßt.

Wichtig ist auch noch ein anderer Gesichtspunkt. Wir sollten nicht sofort medikamentös behandeln. Der Patient könnte dann denken: „ach, jetzt nehme ich die Tablette, der Hochdruck ist eh weg, wozu soll ich jetzt noch dünner werden." Wenn die Schwere und der Zeitpunkt der Krankheit es zulassen, sollte man anfänglich auf die Tablette verzichten und den Patienten zur Veränderung seiner Lebensführung motivieren.

Hüttemann:

Der Einsatz technischer Hilfsmittel sollte nie als Ersatz, sondern nur als Hilfe verstanden werden. Wenn man technische Hilfsmittel anwendet, dann sollten aber alle Möglichkeiten ausgeschöpft werden, d. h. nicht nur die Tonbildschau allein, sondern dazu auch eine personalisierte oder programmierte Unterweisung, die der Patient zu Hause nacharbeiten kann.

v. Troschke:

Können Sie auf dem Hintergrund Ihrer Praxiserfahrung zustimmen, daß die non-verbalen technischen Informationsmittel als gute Basis dienen können für das folgende intensive ärztliche Gespräch? Schriftliches Informationsmaterial kann nützlich sein, damit der Patient zu Hause nachlesen kann, was der Arzt gesagt hat. Gewissermaßen als wiederholende Verstärkung.

Hüttemann:

Ja, ich kann ein Beispiel dazu geben. In meiner Praxis läuft eine Tonbildschau für Diabetiker. Seitdem diese läuft, ist der Anteil der mit Medikamenten zu behandelnden Diabetiker auf 18% zurückgegangen. Ich muß also seitdem weniger mit Euglucon behandeln. Ich habe auf diese Weise erreicht, daß die Patienten nur mit ihrer Diät alleine hinkommen. Inwieweit das langfristig hält, kann ich noch nicht beurteilen, da das Programm erst seit einem halben Jahr läuft.

v. Troschke:

Die Information des Patienten ist ja gerade im Sinne der von Herrn Eibach aufgeführten Probleme von ganz besonderer Bedeutung, um den Patienten überhaupt so etwas wie Entscheidungskompetenz zu vermitteln und damit die Voraussetzung zu geben, eigenverantwortlich mit dem Arzt zusammenarbeiten zu können. Ein weiterer Aspekt einer wirkungsvollen Behandlung – nicht nur des Hochdruckes, aber hier sicherlich ganz besonders – ist die Form der Motivierung des Patienten zur Kooperation bei der Behandlung im Sinne der von Herrn Vaitl genannten primären Ziele. Es ist im Rahmen dieses Kolloquiums viel gesprochen worden über Möglichkeiten der Motivation des Patienten zur Kooperation. Was scheint Ihnen auf dem Hintergrund Ihrer praktischen Erfahrungen davon verwertbar zu sein?

Hilgert:
Ich weiß nicht, ob ich rückschrittlich bin. Es ist mir sehr unwohl, hier zwischen Herrn Hütte-mann und Herrn Rosenbaum. Aus meiner Erfahrung kann ich nur eindeutig feststellen, daß das Beste und das Sicherste doch das persönliche Gespräch ist. Als ich meine Praxis über-nommen habe, waren viele schlecht behandelte Hypertoniker da, die in der Folgezeit dann alle zu normalen oder zu gut eingestellten Hypertonikern wurden. Warum? Durch das per-sönliche Gespräch und nicht durch die Überwachung des Blutdrucks durch das Personal. Obwohl auch das sicher diskutabel ist, auch die Überwachung durch Selbstkontrolle, z. B. als Unterstützung. Aber ich glaube, das bessere ist doch, wenn der Patient von mir den Blutdruck gemessen bekommt und ich dann mit ihm sprechen kann.

Hüttemann:
Dann muß man ja davon ausgehen, daß Sie keine Compliance-Probleme mit Ihren Patienten haben.

Hilgert:
Wenig.

v. Troschke:
Da stellt sich natürlich die Frage der Evaluation, d. h. wie Sie das überprüfen.

Hilgert:
Sie mögen das als Wissenschaftler kritisch beurteilen oder bezweifeln. Ich möchte mich zu dieser Behauptung hinreißen lassen, aufgrund meiner nachweisbaren Erfolge, die schrift-lich fixiert sind.

v. Troschke:
Vielleicht können wir noch konkreter werden, noch mehr Beispiele nennen, mehr Anre-gungen sammeln zur Verbesserung der Motivation des Patienten.

Rosenbaum:
Ich möchte noch einmal sagen, Herr Hilgert, es geht ja nicht darum, daß wir das Gespräch zugunsten der Maschine, der instrumentellen Hilfen vernachlässigen. Sondern es geht darum, daß wir das Gespräch effektiver machen wollen durch die Vorbereitung mit instrumentierten Hilfen, die den Wissensstand und das Kooperationsvermögen der Patienten anheben. Es kommt nicht nur darauf an, die Kooperationsbereitschaft zu wecken, sondern die Voraus-setzungen zur Kooperation, das Kooperationsvermögen herzustellen. Wenn mangels Infor-mation kein Kooperationsvermögen da ist, dann gibt es keine Kooperation. Wofür Herr Hüttemann und ich plädieren, ist, daß wir Instrumentalhilfen überall da einsetzen, wo wir der Überzeugung sind, daß das Kooperationsvermögen nicht in angemessenem Ausmaße

vorhanden ist. Wenn man dem Hypertoniker zu einem Compliance-Verhalten verhelfen will, muß man ihn über Information zur Motivation bringen, damit er unsere Therapie annehmen kann.

Hilgert:
Ich gebe zu, daß man durch diese Art Unterweisung des Patienten oder vorhergehende Information das Gespräch mit dem Arzt erleichtern bzw. intensivieren kann. Warum? Weil der Patient schon etwas weiß und dann gezielt den Arzt fragen kann. Aber ich meine, übrig und nötig bleibt doch auf alle Fälle das anschließende persönliche Gespräch, und ich übe das immer wieder.

v. Troschke:
Ich glaube, wir stimmen alle darin überein, daß das ärztliche Gespräch eine ganz zentrale Bedeutung hat und nicht ersetzbar ist. Es kann und sollte nur durch entsprechende Maßnahmen unterstützt werden. Ich habe Herrn Hüttemann auch so verstanden, daß er diese Hilfsmittel einsetzen will, um mehr Zeit zu schaffen für das ärztliche Gespräch, das dann mehr auf die individuellen Probleme der Patienten eingehen kann, da die allgemeinen Standardinformationen schon vorher vermittelt wurden.

Hüttemann:
Wir wissen ja aus der Lernpsychologie, daß man mit einer einmaligen Information nur wenig erreichen kann. Eine gewisse Redundanz ist notwendig. Wenn ich also versuche, eine einfache Informaton in verschiedenen Medien anzubieten, dann bleibt schon ein bißchen hängen. Dann habe ich Zeit für das Gespräch gewonnen.

v. Troschke:
Vielleicht noch eine Empfehlung zur regelmäßigen selbstkritischen Evaluation der ärztlichen Arbeit. Dazu wäre es sicherlich hilfreich, wenn die Lehrbeauftragten für Allgemeinmedizin entsprechende konkrete Empfehlungen ausarbeiten würden. Herr Anlauf hat ja am Anfang unserer Tagung über die sehr unterschiedlichen Standards an Diagnostik und Therapie am Beispiel der Hochdruckkrankheit berichtet. Die im Bereich der Labordiagnostik durchgeführte Selbstkontrolle könnte sicherlich auf andere Bereiche ausgeweitet werden.
Zur Motivation des Patienten möchte ich noch ein anderes Problem ansprechen: Die Frage der Selbstmessung des Blutdruckes durch den Patienten. Wie ist da die Meinung der Praktiker. Halten Sie die Selbstmessung für alle Patientengruppen geeignet oder sind da bestimmte Einschränkungen notwendig?

Eisenhut:
Ich empfehle die Selbstmessung wirklich nur bei sehr schwerem Hochdruck. Ich habe festgestellt, daß der emotionelle Effekt bei mittleren Hypertonien oder bei leichteren Hypertonien gesteigert wird durch die Selbstmessung. Der Patient beobachtet sich zu stark, es wird oft eine Hypochondrie erzeugt bei jemand, der vorher nicht hypochondrisch veranlagt war. Ich habe eigentlich keine guten Erfahrungen gemacht und speziell die elektronischen Geräte wieder aus der Praxis verbannt. Der Patient ist zu sehr auf die Technik fixiert und wartet

auf den Ton oder das Aufleuchten des Lämpchens. Die Werte unterscheiden sich von denen, die man mißt, wenn man mit dem Patienten spricht und er entspannt ist.

Höhfeld:

Die Selbstmessung habe ich eigentlich nur in ganz ausgesuchten Fällen bei Patienten angewandt, die intelligent genug sind, zu messen. Bei denen sicher keine Neurotisierungstendenz besteht. Bei mir besteht das Schreckgespenst der Blutdruckparty, bei der abends eingeladen wird, einen Schluck zu trinken, und können wir dabei auch mal den Blutdruck messen. Das sind keine Einzelfälle.

v. Troschke:

Das könnte ja ein ganz lustiges Gesellschaftsspiel sein. Dem Gruppendynamiker, dem lacht ja gleich das Herz bei der Vorstellung, was da alles passieren kann. Wenn ich Sie richtig verstehe, würden Sie die Gefahr der Hypochondrisierung durch Selbstmessung höher einschätzen als die positiven Effekte?

Rosenbaum:

Bei mir in der Praxis wird jetzt seit 7 Jahren der Blutdruck selbst gemessen. Es besteht die Möglichkeit, ihn in der Praxis mittags zu messen, in der praxisfreien Zeit. Ich habe die Feststellung gemacht, daß der systolische Wert um etwa 15 mm Quecksilber und der diastolische um 5–10 mm Quecksilber niedriger liegen als die während der Sprechstundenzeit gemessenen Werte, die sich ergeben, wenn der Patient aus dem vollen Wartezimmer zu mir kommt mit dem Bewußtsein, „ich sitze jetzt hier 2 Stunden, nur um den Blutdruck gemessen zu bekommen.“ Nachdem ich in der Praxis die Selbstmessung eingeführt habe – natürlich nach gründlicher Unterweisung des Patienten durch mich selbst – habe ich nur gute Erfahrungen gemacht.

Höhfeld:

Das ist etwas ganz anderes, wenn der Patient in der Praxis seinen Blutdruck selber mißt. Wenn er ihn zu Hause mißt, dann mißt er nicht nur einmal oder vielleicht zweimal am Tag, sondern da mißt er bei dem leichtesten Druck in der Herzgegend.

Rosenbaum:

. . . und er stellt ein Profil her und das bringt er mit. Das Profil wird von mir mit ihm in der Praxis besprochen. Ich frage ihn bei auffallendem Wert: „Was hast Du da gemacht, was ist da gelaufen, da stimmt doch etwas nicht.“ Und wenn er sagt: „Ich weiß es nicht“, dann fordere ich ihn auf, das nächste Mal aufzuschreiben, was los war, wenn er einen besonders hohen Wert hatte. Damit bekommt der Patient einen Bezug auf die Situationen in seinem Alltag, die seinen Blutdruck hochschnellen lassen. Das hat sich ganz tadellos bewährt. Die Patienten stellen ein Tagesprofil her. Besonders diejenigen, die gerne viel messen. Viele sind durch das Profil davon abgekommen, zu viel zu messen. Sie haben festgestellt, es genügt eine Messung am Morgen und eine am Abend, die möglichst zum gleichen Zeitpunkt stattfinden sollten.

Hüttemann:
Ich bin mehr oder weniger zum Selbstmessen gezwungen worden durch die Patienten selbst. Wenn sie bei mir sitzen und ich messe den Blutdruck und der ist beim nächsten Mal, wenn sie kommen,nur um 10 oder 5 mmHg anders, dann fragen sie sofort: „Wieso ist das denn heute anders?" Also war das für mich der Einstieg zu erklären, in welchem Rahmen sich das normalerweise bewegt. Deswegen wird auch bei mir in der Praxis gemessen.

Wenn ich eine gründliche körperliche Untersuchung mache, dann lege ich die Manschette an, messe den Wert, setze mich dann noch einmal an meinen Schreibtisch und mache meine Aufzeichnungen. Der Patient sitzt noch eine zeitlang dabei und mißt selber. Er wird also mit den unterschiedlichen Blutdruckwerten vertraut gemacht, und wir stellen dann beide gemeinsam fest, wenn wir uns eine Viertelstunde miteinander beschäftigt haben, ist der Blutdruck völlig anders als in den ersten 2 Minuten. Deswegen hat der Patient gar keine Angst. Und wenn er einen wirlichen labilen Hypertonus hat, dann verordne ich z. B. unter anderem auch ein Blutdruckgerät zum Selbstmessen zu Hause. Dann wirkt das nicht neurotisierend. Er kennt die Schwankungen und weiß, es kommt nur auf den tiefen Wert an, den ich mit ihm gemeinsam bespreche. Und vielleicht auf den maximal höchsten Wert.

Eisenhut:
Man darf nie eine Stadtpraxis mit einer Stadtrandpraxis oder mit einer Landpraxis vergleichen. Wir haben schon gesprochen über die Kommunikationsangst im Wartezimmer, die in der Stadt besteht, auf dem Land nicht. Sie bekommen hier ganz andere Werte, wenn sie in der Stadt messen.

Man muß auch mal die Kosten der Blutdruckapparate diskutieren. Wir tun uns mit unseren AOKs in Bayern nicht so leicht, daß wir so ohne weiteres ein Gerät aufschreiben können. Ich muß immer eine Bestätigung dazu schreiben. So einfach ist das nicht, wir kriegen es wirklich nur für extreme Hypertonien. Wenn man dem Patienten empfiehlt, sich ein Gerät selbst zu kaufen, dann kaufen sich gerade die Patienten das Gerät, die sowieso schon hypochondrisch veranlagt sind.

v. Troschke:
Ich glaube, wir können das Problem hier in der Kontroversität nicht so ganz lösen. Lassen wir das mal so stehen, daß gegensätzliche Positionen vertreten werden. Mir scheint es wichtig, noch auf einen weiteren Aspekt einer wirkungsvollen Behandlung einzugehen, nämlich die Durchführung eines systematischen und diagnose-adäquaten Therapieplans. Herr Bock hatte uns in seinem Einführungsreferat ja Orientierungsmaßstäbe gegeben. Die Frage an Sie: Könnten Sie das so akzeptieren? Dann die Fragen: Wie geht es mit dem Übergewichtsabbau? Welche Möglichkeiten räumen Sie der Verhaltenstherapie ein? Welche Möglichkeiten sehen Sie in der Gruppenarbeit? Arztzentrierte Gruppen oder Selbsthilfegruppen? Welche Möglichkeiten sehen Sie, psychologische Verfahren in die Behandlung einzubauen? Ich erinnere da an die Anregung bezüglich der Entspannungsübungen.

Rosenbaum:
Der auf der Diagnose aufbauende Therapieplan war der Punkt, der unser Team bewogen hat, das therapeutische Gespräch schriftlich festzulegen. Da wird dem Patienten – bezogen auf seine Diagnostik – erklärt, weshalb die Therapie erforderlich ist, welche Risiken für ihn

bestehen,wenn er nichttherapiert, welche möglichen Risikien die Therapie hat, welche möglichen Nebenwirkungen. Dann wird ihm immer dazu gesagt – und das ist eigentlich die Grundlage all unseren Tuns: entscheiden mußt du selbst.

Wir können dir nur die Information liefern, die Sachinformation. Wir können dir auch raten, wenn du dies tust, wird wahrscheinlich dieses geschehen, und wenn du das läßt, jenes. Das ist die Voraussetzung zur Einstimmung in eine Dauertherapie, die ja wohl ein Leben lang anzuhalten hat. Das braucht sehr lange Zeit und viele Gespräche. Deswegen führen wir auch das erste therapeutische Gespräch mit dem Angebot, in eine individuelle Therapie oder eine Gruppentherapie einzusteigen. Besonders, wenn Therapiewiderstände erkennbar sind, und das ist bei den chronischen Langzeitkranken oft der Fall.

Hensel:

Das Therapiekonzept, das wir von Herrn Bock bekommen haben, ist sicher sehr gut und praktikabel. Ich möchte betonen, daß man auch die Begleitumstände beachten sollte, trotz der wenig ermutigenden Ergebnisse hierzu. Aber wie wir ja auch von Frau Thienhaus gehört haben. tauchen dabei auch noch andere Aspekte auf, die sich verwerten lassen für eine Therapie. Zumal Gruppenunterricht oder Selbsthilfegruppen unter finanziellen Gesichtspunkten sehr viele Vorteile haben. Da lohnt sich allemal ein Versuch. Das gilt auch für die Diätberatung. Auch wenn nicht alle Ergebnisse sehr ermutigend sind, sollten wir weitermachen und die Methoden weiter verfeinern.

v. Troschke:

Herr Hilgert, Sie haben besonders die Bedeutung des ärztlichen Gespräches betont. Sehen Sie das auf die Dualbeziehung zwischen Arzt und Patient begrenzt, oder würden Sie auch Gruppengespräche für sinnvoll und nützlich halten?

Hilgert:

Ich kann zu Gruppengesprächen nicht viel sagen, weil ich da keine persönlichen Erfahrungen habe.

v. Troschke:

Sie fühlen sich aber nicht motiviert durch die positiven Erfahrungen, die nicht zuletzt von Frau Thienhaus dargestellt wurden, so etwas in Ihrer Praxis auch mal selber zu versuchen?

Hilgert:

Nein.

Hüttemann:

Es liegt mir fast auf der Zunge zu sagen, warten wir mal 1½ oder 2 Jahre ab, was aus diesen Gruppen geworden ist. Kommt etwas dabei heraus, bin ich gerne bereit, mir beibringen zu lassen, wie man solche Selbsthilfeinitiativgruppen startet. Dann sehe auch ich das als sinnvoll an. Aber aus meiner bisherigen klinischen Erfahrung heraus, hat es so viele Versuche, so viel Methoden gegeben, die Dicken mal endlich in den Griff zu bekommen. Das verschwindet alles nach einem Jahr wieder, weil im Endeffekt nichts dabei herauskommt.

Höhfeld:
Ich glaube, man sollte bei der Gruppenbildung zunächst einmal mit der Ehefrau, Mutter oder
Köchin anfangen. Denn wenn die Ehefrau sagt, „nun nimm dir noch ein Stückchen" und
dann vorwurfsvoll blickt oder „schmeckt es dir nicht" sagt, so ist doch der gesamte Therapieplan schon wieder durchkreuzt.

v. Troschke:
Sie weisen also daraufhin, wie wichtig es ist, die Bezugspersonen insbesondere der Familie
miteinzubeziehen. Das muß ja nicht gleich zur Familientherapie werden. Es genügt die
Einbeziehung des Partners in die therapeutische Betreuung des Patienten. Die Erfahrung,
die man mit derartigen Paargesprächen macht, können dann motivieren, es auch einmal mit
größeren Kleingruppen zu versuchen.
Wir Ärzte haben immer nur gelernt, mit einzelnen Patienten umzugehen und dabei auch die
notwendigen Verhaltenssicherheit gewonnen. Wenn wir dann mit vielen Patienten und
ihren Fragen in einer Gruppe konfrontiert werden, dann ist das sicherlich nicht nur unge-
wohnt, sondern auch verunsichernd. Dabei muß man erst einmal Erfahrungen sammeln und
die notwendige Verhaltenssicherheit gewinnen.
Nun noch zu einer letzten 6. Empfehlung:

Sechste Empfehlung:

Der Arzt sollte die Wirksamkeit seiner Behandlung, insbesondere die Pa-
tienten-Compliance, genau kontrollieren

Dabei stellt sich natürlich die Frage, welche Möglichkeiten wir dabei haben. In der Diskussion wurde vorgeschlagen, die Hochdruckpatienten zu festen Terminen einzubestellen.
Wenn der Patient dann nicht kommt, kann man schriftlich nachfragen und zur Verabredung
eines neuen Termines auffordern. Auch die Erstellung von Blutdruckprofilen mittels
Selbstmessung sowie die Dokumentation der eingenommenen Medikamente sind Möglichkeiten der Kontrolle, wieweit der Patient sich wirklich an die ärztlichen Verordnungen hält.
Dabei sollte vermieden werden, daß der Patient dem Arzt gegenüber Schuldgefühle bekommt, was sich auf die Compliance sicherlich negativ auswirkt.
Es stellt sich also die Frage, welche Möglichkeiten der Therapie und Verhaltenskontrolle es
in der Praxis gibt.

Rosenbaum:
Ich möchte noch einmal auf den gestern vorgestellten Patientenpaß hinweisen, den wir entwickelt haben. Darin sind neben der Eigenanamnese, Blutdruckpaß, Laborparameter,
Quickwerte u. a. zusammengefaßt. Der Patient trägt die Werte selber ein. Auch die Blutdruckwerte werden eingetragen. Anhand dieses Passes kann man mit dem Patienten die
Meßwerte diskutieren: Veränderungen des Blutdrucks, der Laborparameter, des Gewichtes
etc..Man kann mit dem Patienten die Ursachen diskutieren und klären, ob es an der unregel-
mäßigen Einnahme von Medikamenten liegt. Man bleibt so im permanenten Gespräch
besonders mit den Langzeitpatienten. Auch kommt man so der Wahrheit etwas näher, was
die Tabletteneinnahme betrifft.

v. Troschke:
Die Beziehungen zwischen Arzt und Patient sind sicherlich sehr komplex. Wenn ich z. B. Ihr Patient bin und Sie als liebenswerter Vaterarzt weisen mir nach, daß ich mich an Ihre klugen Ratschläge nicht gehalten habe, dann werde ich sicherlich Schuldgefühle entwickeln. Besonders wenn ich den Eindruck habe, daß Sie sich mit mir viel Mühe geben. Gerade bei einer positiven Patient-Arzt-Beziehung wird der Patient seinen Arzt nicht enttäuschen wollen und deshalb die Nichtbefolgung ärztlicher Verordnungen leugnen. Hier kommt es darauf an, Offenheit zu ermöglichen dadurch, daß man als Arzt den Patienten darin bestätigt, daß es gar nicht so einfach ist, sich immer regelmäßig an die Verordnungen zu halten. Daß man aber als Arzt den Patienten nur dann optimal behandeln kann, wenn man genau weiß, wieviele Medikamente eingenommen wurden.

Höhfeld:
Ich bin der festen Überzeugung, daß ein wesentlicher Teil meiner Patienten den Therapieempfehlungen folgt. Meine Patienten sind so programmiert, daß sie mir sagen, wenn sie mal irgendwann etwas vergessen haben. Das kann man natürlich auch noch kontrollieren, z. B. mit einem Paß, wie ihn Herr Rosenbaum vorgeschlagen hat.

Zusammenfassung

v. Troschke:
Wir kommen zum Schluß. Wenn Sie als Praktiker zusammenfassend bedenken, was hier diskutiert wurde, was würden Sie einem Kollegen als Ergebnis dieser Tagung empfehlen?

Eisenhut:
Was ich mitgenommen habe ist, daß trotz aller zusätzlichen Methoden, die möglich sind, das Individualgespräch im Vordergrund steht und stehen bleiben muß. Das kann in jeder Praxis durchgeführt werden, egal ob Stadt oder Land. Damit kann eine gezielte Führung des Patienten erreicht werden. Man muß sich Zeit nehmen, man braucht viel Zeit für den Langzeitpatienten. Das Individualgespräch steht im Vordergrund.

Höhfeld:
Ich stimme dem zu und würde nur sagen, daß man zunächst einmal abwarten soll, wie alle neuen Methoden, die jetzt auf uns zugekommen sind, sich bewähren. Wenn solche Methoden übernehmbar sind in die Allgemeinpraxis, und das ist mehr oder weniger eine Zeitfrage, dann sollte man sie langsam einführen.

Hensel:
Mir ist besonders aufgefallen, und das nehme ich als Eindruck mit, daß eigentlich die Diskussion weniger um die Hypertonie ging, sondern daß wir immer wieder in der Diskussion auf das grundsätzliche Problem kamen: die Compliance-Verbesserung. Die Hypertonie ist insofern nur interessant, weil da die Compliance sehr schlecht ist. Ansonsten würde ich sagen: Therapieschwierigkeiten gibt es eigentlich nicht. Es gibt gute Medikamente. Wir haben Möglichkeiten, den Patienten auch von anderen Seiten anzugehen. Das einzige Problem ist das der Compliance, und das ist das generelle Problem in der niedergelassenen Praxis.

Hüttemann:

Für mich sind zwei Empfehlungen wesentlich, die ich weitergeben möchte:

1. den Mut haben, die Hilfe von Fachleuten in Anspruch zu nehmen, um die Organisations-
   struktur der eigenen Praxis zu überprüfen, und zwar ständig. Mit dem Ziel, Zeit zu gewinnen, um den Patienten eine verlängerte Gesprächsphase anbieten zu können.
2. Ich würde gerne Hilfen in Anspruch nehmen beim Trainieren und Ausbauen der Gesprächsführung, besonders unter den Aspekten, die Herr Vaitl skizziert hat. Man sollte
   allmählich lernen, nicht nur intuitiv das Richtige zu tun. Ich würde gerne noch daran
   arbeiten.

Hilgert:

Ich arbeite in einer Landpraxis oder besser gesagt in einer Stadtrandpraxis und war sehr erstaunt, daß die Compliance bei den Hypertonikern so sehr schlecht sein soll im Vergleich zu
anderen Patienten. Ich kann das nicht bestätigen. Für mich waren die interessantesten Vorträge die von Herrn Vaitl, Herrn Beckmann und vor allem auch von Herrn Kallinke, in
denen die Möglichkeit der Verbesserung der Therapie durch nichtmedikamentöse Methoden behandelt wurde.

Rosenbaum:

Ich habe auch zwei Punkte:

1. Optimierung des Gespräches und Maximierung der Informationsübermittlung durch
   Zeitorganisation in der Praxis.
2. Mehr themenzentrierte Gruppenarbeit in der Allgemeinpraxis.

v. Troschke:

Ich bedanke mich ganz herzlich bei Ihnen dafür, daß Sie sich am Schluß der so inhaltsreichen
Tagung der schwierigen Aufgabe gestellt haben, ein Resümee zu ziehen.

Schlußwort

Bock

Meine Damen und Herren, wir sind am Ende unseres Gesprächs angelangt.
Ich denke, daß wir alle voneinander gelernt haben, und wenn wir Meinungs-
verschiedenheiten hatten, auch solche, die nicht ausgeräumt werden konnten,
so halte ich das keineswegs für nachteilig. Sie sollten vielmehr Anlaß sein zum
Überdenken unserer Standpunkte. Denn die Rektifizierung und Falsifizierung
unserer Hypothesen im Experiment und am Krankenbett, in der Praxis, ist die
Voraussetzung jeder lebendigen Wissenschaft. Vielleicht gestatten Sie mir aber
noch eine kritische Anmerkung: Wir haben viel von Psychologie, Psychotherapie,
Verhaltenstherapie gehört, und ich bin erfreut über die vielfältigen Anregungen,
die gegeben wurden. Aber wenn man 30 Jahre Hochdrucktherapie übersieht,
muß man sagen, daß ein wesentlicher Beitrag dieser Richtungen für die praktische Betreuung des Hypertonikers noch aussteht. Ich hoffe sehr, daß er
kommen wird. Leider existieren auch für die erwiesenermaßen wirksamen
nicht-medikamentösen Behandlungsverfahren wie die Entfettungs-Therapie
und den Kochsalzentzug keine nennenswert effektiven und praktikablen Methoden, und es wäre ein großer Fortschritt, wenn solche entwickelt würden. Ob es
hier nicht sinnvoll wäre, einmal ganz andere Ansätze zu versuchen, statt immer
wieder mit denselben zu arbeiten, die sich offensichtlich als weitgehend wir-
kungslos erwiesen haben?

Ihnen allen danke ich für Ihre Beiträge und die lebhafte Diskussion, unseren
Gastgebern, der Firma Beiersdorf AG, für die großzügige Gastfreundschaft, die
dieses Gespräch in schöner Umgebung ermöglicht hat, Herrn Dr. Hofmann für
die ausgezeichnete Organisation, und nicht zuletzt unseren Sekretärinnen, Frau
Spantig und Frau Schale, für ihre unermüdliche und gewissenhafte Mitarbeit.

Sachverzeichnis